老科学家学术成长资料采集工程 丛书

U0189395

继承与创新

五二三任务与青蒿素研发

张大庆 黎润红 饶 毅◎著

老科学家学术成长资料采集工程 丛书

继承与创新

五二三任务与青蒿素研发

张大庆 黎润红 饶 毅◎著

中国科学技术出版社

上海交通大学出版社

图书在版编目（CIP）数据

继承与创新：五二三任务与青蒿素研发／张大庆，
黎润红，饶毅著．—北京：中国科学技术出版社，2017.3
（老科学家学术成长资料采集工程丛书）
ISBN 978-7-5046-7363-3

Ⅰ．①继⋯　Ⅱ．①张⋯　②黎⋯　③饶⋯　Ⅲ．①青蒿－
抗疟药－研制－史料－中国　Ⅳ．① R282.71

中国版本图书馆 CIP 数据核字（2016）第 324076 号

责任编辑	余　君	
责任校对	刘洪岩	
责任印制	张建农	
版式设计	中文天地	

出　　版	中国科学技术出版社　上海交通大学出版社	
发　　行	科学普及出版社发行部	
地　　址	北京市海淀区中关村南大街 16 号	
邮　　编	100081	
发行电话	010-62173865	
传　　真	010-62179148	
网　　址	http://www.cspbooks.com.cn	

开　　本	787mm×1092mm　1/16	
字　　数	273 千字	
印　　张	18.5	
版　　次	2017 年 3 月第 1 版	
印　　次	2017 年 3 月第 1 次印刷	
印　　刷	北京市华联印刷有限公司	
书　　号	ISBN 978-7-5046-7363-3 / K·202	
定　　价	68.00 元	

老科学家学术成长资料采集工程
领导小组专家委员会

主　任：杜祥琬

委　员：（以姓氏拼音为序）

　　　　巴德年　　陈佳洱　　胡启恒　　李振声

　　　　王春法　　王礼恒　　张　勤

老科学家学术成长资料采集工程
丛书组织机构

特邀顾问（以姓氏拼音为序）

　　　　樊洪业　　方　新　　齐　让　　谢克昌

编委会

主　编：王春法　　张　藜

编　委：（以姓氏拼音为序）

艾素珍	董庆九	韩建民	胡化凯	黄竞跃
廖育群	林兆谦	刘晓勘	吕瑞花	秦德继
任福君	苏　青	王扬宗	夏　强	杨建荣
张柏春	张大庆	张　剑	张九辰	周德进

编委会办公室

主　任：许向阳　　张利洁

副主任：许　慧　　刘佩英

成　员：（以姓氏拼音为序）

崔宇红	董亚峥	冯　勤	韩　颖	何素兴
李　梅	刘如溪	刘　洋	罗兴波	沈林芑
王传超	王晓琴	肖　潇	徐　婕	言　挺
余　君	张海新	张佳静		

老科学家学术成长资料采集工程简介

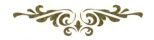

　　老科学家学术成长资料采集工程（以下简称"采集工程"）是根据国务院领导同志的指示精神，由国家科教领导小组于 2010 年正式启动，中国科协牵头，联合中组部、教育部、科技部、工信部、财政部、文化部、国资委、解放军总政治部、中国科学院、中国工程院、国家自然科学基金委员会等 11 部委共同实施的一项抢救性工程，旨在通过实物采集、口述访谈、录音录像等方法，把反映老科学家学术成长历程的关键事件、重要节点、师承关系等各方面的资料保存下来，为深入研究科技人才成长规律，宣传优秀科技人物提供第一手资料和原始素材。按照国务院批准的《老科学家学术成长资料采集工程实施方案》，采集工程一期拟完成 300 位老科学家学术成长资料的采集工作。

　　采集工程是一项开创性工作。为确保采集工作规范科学，启动之初即成立了由中国科协主要领导任组长、12 个部委分管领导任成员的领导小组，负责采集工程的宏观指导和重要政策措施制定，同时成立领导小组专家委员会负责采集原则确定、采集名单审定和学术咨询，委托中国科学技术史学会承担具体组织和业务指导工作，建立专门的馆藏基地确保采集资料的永久性收藏和提供使用，并研究制定了《采集工作流程》、《采集工作规范》等一系列基础文件，作为采集人员的工作指南。截至 2014 年年底，已启动 304 位老科学家的学术成长资料采集工作，获得手稿、书信等实物原件资料 52093 件，数字化资料 137471 件，视频资料 183878 分钟，音频资料 224825 分钟，具有重要的史料价值。

采集工程的成果目前主要有三种体现形式，一是建设一套系统的"老科学家学术成长资料数据库"（本丛书简称"采集工程数据库"），提供学术研究和弘扬科学精神、宣传科学家之用；二是编辑制作科学家专题资料片系列，以视频形式播出；三是研究撰写客观反映老科学家学术成长经历的研究报告，以学术传记的形式，与中国科学院、中国工程院联合出版。随着采集工程的不断拓展和深入，将有更多形式的采集成果问世，为社会公众了解老科学家的感人事迹，探索科技人才成长规律，研究中国科技事业的发展历程提供客观翔实的史料支撑。

总序一

中国科学技术协会主席　韩启德

　　老科学家是共和国建设的重要参与者，也是新中国科技发展历史的亲历者和见证者，他们的学术成长历程生动反映了近现代中国科技事业与科技教育的进展，本身就是新中国科技发展历史的重要组成部分。针对近年来老科学家相继辞世、学术成长资料大量散失的突出问题，中国科协于2009年向国务院提出抢救老科学家学术成长资料的建议，受到国务院领导同志的高度重视和充分肯定，并明确责成中国科协牵头，联合相关部门共同组织实施。根据国务院批复的《老科学家学术成长资料采集工程实施方案》，中国科协联合中组部、教育部、科技部、工业和信息化部、财政部、文化部、国资委、解放军总政治部、中国科学院、中国工程院、国家自然科学基金委员会等11部委共同组成领导小组，从2010年开始组织实施老科学家学术成长资料采集工程。

　　老科学家学术成长资料采集是一项系统工程，通过文献与口述资料的搜集和整理、录音录像、实物采集等形式，把反映老科学家求学历程、师承关系、科研活动、学术成就等学术成长中关键节点和重要事件的口述资料、实物资料和音像资料完整系统地保存下来，对于充实新中国科技发展的历史文献，理清我国科技界学术传承脉络，探索我国科技发展规律和科技人才成长规律，弘扬我国科技工作者求真务实、无私奉献的精神，在全社会营造爱科学、学科学、用科学的良好氛围，是一件很有意义的事情。采集工程把重点放在年龄在 80 岁以上、学术成长经历丰富的两院院士，以及虽然不是两院院士、但在我国科技事业发展中作出突出贡献的老科技工作者，充分体现了党和国家对老科学家的关心和爱护。

自 2010 年启动实施以来，采集工程以对历史负责、对国家负责、对科技事业负责的精神，开展了一系列工作，获得大量反映老科学家学术成长历程的文字资料、实物资料和音视频资料，其中有一些资料具有很高的史料价值和学术价值，弥足珍贵。

以传记丛书的形式把采集工程的成果展现给社会公众，是采集工程的目标之一，也是社会各界的共同期待。在我看来，这些传记丛书大都是在充分挖掘档案和书信等各种文献资料、与口述访谈相互印证校核、严密考证的基础之上形成的，内中还有许多很有价值的照片、手稿影印件等珍贵图片，基本做到了图文并茂，语言生动，既体现了历史的鲜活，又立体化地刻画了人物，较好地实现了真实性、专业性、可读性的有机统一。通过这套传记丛书，学者能够获得更加丰富扎实的文献依据，公众能够更加系统深入地了解老一辈科学家的成就、贡献、经历和品格，青少年可以更真实地了解科学家、了解科技活动，进而充分激发对科学家职业的浓厚兴趣。

借此机会，向所有接受采集的老科学家及其亲属朋友，向参与采集工程的工作人员和单位，表示衷心感谢。真诚希望这套丛书能够得到学术界的认可和读者的喜爱，希望采集工程能够得到更广泛的关注和支持。我期待并相信，随着时间的流逝，采集工程的成果将以更加丰富多样的形式呈现给社会公众，采集工程的意义也将越来越彰显于天下。

是为序。

总序二

中国科学院院长　白春礼

　　由国家科教领导小组直接启动，中国科学技术协会和中国科学院等12个部门和单位共同组织实施的老科学家学术成长资料采集工程，是国务院交办的一项重要任务，也是中国科技界的一件大事。值此采集工程传记丛书出版之际，我向采集工程的顺利实施表示热烈祝贺，向参与采集工程的老科学家和工作人员表示衷心感谢！

　　按照国务院批准实施的《老科学家学术成长资料采集工程实施方案》，开展这一工作的主要目的就是要通过录音录像、实物采集等多种方式，把反映老科学家学术成长历史的重要资料保存下来，丰富新中国科技发展的历史资料，推动形成新中国的学术传统，激发科技工作者的创新热情和创造活力，在全社会营造爱科学、学科学、用科学的良好氛围。通过实施采集工程，系统搜集、整理反映这些老科学家学术成长历程的关键事件、重要节点、学术传承关系等的各类文献、实物和音视频资料，并结合不同时期的社会发展和国际相关学科领域的发展背景加以梳理和研究，不仅有利于深入了解新中国科学发展的进程特别是老科学家所在学科的发展脉络，而且有利于发现老科学家成长成才中的关键人物、关键事件、关键因素，探索和把握高层次人才培养规律和创新人才成长规律，更有利于理清我国科技界学术传承脉络，深入了解我国科学传统的形成过程，在全社会范围内宣传弘扬老科学家的科学思想、卓越贡献和高尚品质，推动社会主义科学文化和创新文化建设。从这个意义上说，采集工程不仅是一项文化工程，更是一项严肃认真的学术建设工作。

中国科学院是科技事业的国家队，也是凝聚和团结广大院士的大家庭。早在1955年，中国科学院选举产生了第一批学部委员，1993年国务院决定中国科学院学部委员改称中国科学院院士。半个多世纪以来，从学部委员到院士，经历了一个艰难的制度化进程，在我国科学事业发展史上书写了浓墨重彩的一笔。在目前已接受采集的老科学家中，有很大一部分即是上个世纪80、90年代当选的中国科学院学部委员、院士，其中既有学科领域的奠基人和开拓者，也有作出过重大科学成就的著名科学家，更有毕生在专门学科领域默默耕耘的一流学者。作为声誉卓著的学术带头人，他们以发展科技、服务国家、造福人民为己任，求真务实、开拓创新，为我国经济建设、社会发展、科技进步和国家安全作出了重要贡献；作为杰出的科学教育家，他们着力培养、大力提携青年人才，在弘扬科学精神、倡树科学理念方面书写了可歌可泣的光辉篇章。他们的学术成就和成长经历既是新中国科技发展的一个缩影，也是国家和社会的宝贵财富。通过采集工程为老科学家树碑立传，不仅对老科学家们的成就和贡献是一份肯定和安慰，也使我们多年的夙愿得偿！

鲁迅说过，"跨过那站着的前人"。过去的辉煌历史是老一辈科学家铸就的，新的历史篇章需要我们来谱写。衷心希望广大科技工作者能够通过"采集工程"的这套老科学家传记丛书和院士丛书等类似著作，深入具体地了解和学习老一辈科学家学术成长历程中的感人事迹和优秀品质；继承和弘扬老一辈科学家求真务实、勇于创新的科学精神，不畏艰险、勇攀高峰的探索精神，团结协作、淡泊名利的团队精神，报效祖国、服务社会的奉献精神，在推动科技发展和创新型国家建设的广阔道路上取得更辉煌的成绩。

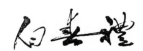

总序三

中国工程院院长　周　济

　　由中国科协联合相关部门共同组织实施的老科学家学术成长资料采集工程，是一项经国务院批准开展的弘扬老一辈科技专家崇高精神、加强科学道德建设的重要工作，也是我国科技界的共同责任。中国工程院作为采集工程领导小组的成员单位，能够直接参与此项工作，深感责任重大、意义非凡。

　　在新的历史时期，科学技术作为第一生产力，已经日益成为经济社会发展的主要驱动力。科技工作者作为先进生产力的开拓者和先进文化的传播者，在推动科学技术进步和科技事业发展方面发挥着关键的决定的作用。

　　新中国成立以来，特别是改革开放 30 多年来，我们国家的工程科技取得了伟大的历史性成就，为祖国的现代化事业作出了巨大的历史性贡献。两弹一星、三峡工程、高速铁路、载人航天、杂交水稻、载人深潜、超级计算机……一项项重大工程为社会主义事业的蓬勃发展和祖国富强书写了浓墨重彩的篇章。

　　这些伟大的重大工程成就，凝聚和倾注了以钱学森、朱光亚、周光召、侯祥麟、袁隆平等为代表的一代又一代科技专家们的心血和智慧。他们克服重重困难，攻克无数技术难关，潜心开展科技研究，致力推动创新发展，为实现我国工程科技水平大幅提升和国家综合实力显著增强作出了杰出贡献。他们热爱祖国，忠于人民，自觉把个人事业融入到国家建设大局之中，为实现国家富强而不断奋斗；他们求真务实，勇于创新，用科技为中华民族的伟大复兴铸就了辉煌；他们治学严谨，鞠躬尽瘁，具有崇高的科学精神和科学道德，是我们后代学习的楷模。科学家们的一生是一本珍贵的教科书，他们坚定的理想信念和淡泊名利的崇高品格是中华民族自强不息精神的宝贵财富，永远值得后人铭记和敬仰。

通过实施采集工程，把反映老科学家学术成长经历的重要文字资料、实物资料和音像资料保存下来，把他们卓越的技术成就和可贵的精神品质记录下来，并编辑出版他们的学术传记，对于进一步宣传他们为我国科技发展和民族进步作出的不朽功勋，引导青年科技工作者学习继承他们的可贵精神和优秀品质，不断攀登世界科技高峰，推动在全社会弘扬科学精神，营造爱科学、讲科学、学科学、用科学的良好氛围，无疑有着十分重要的意义。

中国工程院是我国工程科技界的最高荣誉性、咨询性学术机构，集中了一大批成就卓著、德高望重的老科技专家。以各种形式把他们的学术成长经历留存下来，为后人提供启迪，为社会提供借鉴，为共和国的科技发展留下一份珍贵资料。这是我们的愿望和责任，也是科技界和全社会的共同期待。

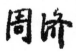

目 录

老科学家学术成长资料采集工程简介

图片目录

导　言

　　疟疾是人类最古老的疾病之一，至少从更新纪起，无数代人类祖先都一直遭受疟原虫的侵袭。罗马帝国时期，疟疾流行猖獗、极具破坏力，被认为是导致罗马帝国衰落的重要原因之一。欧洲殖民者发现新大陆后，把疟疾带给了西半球，而西半球的回赠却是治疗疟疾的药物。17世纪30年代，一位西班牙牧师发现秘鲁当地土著以金鸡纳树的树皮治疗发热。后来，他将这些树皮作为草药带回欧洲，成为治疗发热疾病的良药。到17世纪末，金鸡纳树皮已成为秘鲁的一种重要出口产品，它对间歇热的疗效也得到了确切的验证。1693年，康熙帝罹患疟疾，太医束手无策，广征良方，均未得愈。有来华传教士获知后向朝廷进贡金鸡纳皮一磅，康熙服后病愈。康熙由此对西方医学发生兴趣，令人用满文翻译西方解剖学书，亲自审校并命名为《钦定格体全录》。

　　19世纪初，用化学方法提取植物药有效成分的方法取得了重大进展。1820年，法国化学家佩尔蒂埃（P. J. Pelletier）和药物学家卡文图（J. B. Caventou）合作，从金鸡纳皮中提取出了奎宁（quinine）。19世纪晚期，英国医生曼松（P. Manson）来华任海关医生，期间对丝虫病和疟疾开展了深入研究，后来又与罗斯（R. Ross）合作确定了蚊子是疟原虫的宿主，疟疾由蚊子叮咬而传播。罗斯因此荣获1902年诺贝尔生理学或医学奖，曼松因在寄生虫病研究领域的贡献而被誉为"热带医学"之父。

20 世纪 30 年代出现的人工合成抗疟药物进一步增强了对疟疾的控制能力，这些药物不仅可以用于治疗还可以作预防用。1939 年，瑞士化学家米勒（P. Müller）合成了杀虫剂 DDT。40 年代，DDT 在疟疾防治计划中派上用场。1948 年，米勒获诺贝尔生理学或医学奖。由于使用长效喷雾方法在消灭局部地区的疟原虫方面取得了一定的成效，1955 年世界卫生组织决定开展灭疟运动。世界卫生组织促使很多国家大力开展灭疟行动，并为部分不发达国家提供数目可观的资金以及顾问支持。到 70 年代初，已有相当多国家成功消灭地方性疟疾，但遗憾的是，许多不发达国家和地区疟疾仍旧肆虐。尤其是按蚊对杀虫剂的抗药性和疟原虫对抗疟药物的抗药性都使疟疾控制与治疗工作越发复杂。时至今日，疟疾依然是全球广泛关注的重要公共卫生问题之一，尤其是在一些不发达地区，疟疾的流行是亟需解决的重大问题。

疟疾也曾是严重危害我国人口健康和影响社会经济发展的主要疾病之一。新中国诞生之前，我国缺少系统的疫情统计报告资料，从现有的文献记载可以看出我国近代疟疾流行范围很广，华南、华中、华北乃至东北、新疆等地都有相关的疟疾发病记载①。中华人民共和国成立后，提高人民的健康水平成为党和国家的重要任务，其中疟疾等传染病、寄生虫病的防治成为当时卫生工作的主要任务。据不完全统计，20 世纪 50 年代初全国有疟疾流行的县市达 1829 个，占当时县市数的 70%—80%②。据云南、贵州、广东、广西、江西、湖南、四川、河南等 8 省疫情不完全统计，1955 年疟疾的发病人数占 19 种传染病患者总数的 60% 左右。1956 年，我国颁布的《1956—1967 全国农业发展纲要（草案）》提出，在一切可能的地方基本消灭包括疟疾在内的危害人民健康最大的几种疾病。同年 8 月卫生部召开全国疟疾防治会议，制定了防治疟疾规划③。通过综合防治措施，我

---

① 朱师晦编著，梁伯强校正：《热带病学丛书之一·最新疟疾学》。1947 年。
② 《中国疟疾的防治与研究》编委会编著：《中国疟疾的防治与研究》。北京：人民卫生出版社，1991 年。
③ 中华人民共和国卫生部：《疟疾防治手册》。1957 年。

国的疟疾发病率由 1955 年的 102.8/ 万下降至 21.6/ 万。

与此同时，中医药学研究成为国家卫生发展的一个重要领域。毛泽东主席提出，"中国医学是一个伟大的宝库，应当努力发掘，加以提高。"1955年中医研究院的建立，使得中医药研究成为国家卫生发展的一部分。20 世纪 60 年代抗氯喹恶性疟在东南亚流行，也延及我国南方部分地区，国家虽然采取多种防治措施，但也时有反复。每年还有 1000 万左右疟疾病人，1970 年甚至达到近 3000 万病人的记录。为此，寻找新结构类型的抗疟药成为全球棘手的热点和难点，各国对此进行了大量研究工作。我国各地医疗卫生机构及科研单位除了研制新的化学药物之外，也积极开展收集、整理民间治疗疟疾的偏方验方，主要涉及常山、胡椒粉、小柴胡、青蒿等 [1]-[3]，不过，此时尚未明确青蒿的治疗价值。

五二三任务与青蒿素研发历史背景介绍

20 世纪 60 年代越南战争期间，抗氯喹恶性疟在越南流行。美越双方部队的战斗力均因为疟疾的流行而受到极大危害。中国政府一方面支援越南的抗美斗争，另一方面准备应对战火燃烧到中国的可能性。应越南领导人的请求，我国自 1964 年起开展了抗疟研究，组织力量研制新的抗疟药物。毛泽东主席、周恩来总理指示有关部门"把解决热带地区部队遭受疟疾侵害，严重影响部队战斗力，影响军事行动的问题，作为一项紧急援外、战备重要任务立项"[4]。其中最主要的任务就是在较短时间内重点研究解决抗药性疟疾的防治药物、抗药性疟疾的长效预防药以及驱蚊剂等三个问题 [5]。由于出现了抗药性疟原虫，防治疟疾的常用药物大多已不能奏效，急需研制出新的能治疗抗药性恶性疟疾的药物。为此，中国人民解放军军

---

[1]　中医研究院革命委员会编：《常见病验方选编》。北京：人民卫生出版社，1970 年。

[2]　北京军区后勤部卫生部：《常见病单验方》。1969 年。

[3]　陕西省中医研究所革命委员会编：《陕西中医验方选编》。西安：陕西人民出版社，1972年。

[4]　张剑方：《迟到的报告》。广州：羊城晚报出版社，2006 年，第 1 页。

[5]　中华人民共和国科学技术委员会、中国人民解放军总后勤部联合通知：（67）科十字第 118 号、后科字第 388 号，下达《疟疾防治药物研究工作协作会议纪要》及《疟疾防治药物研究工作协作规划》，附件一。1967-6-16。见：原全国五二三办公室：《五二三与青蒿素资料汇集（1967—1981）》。内部资料，2004 年。

事医学科学院草拟了一个 3 年研究规划①，经专家讨论和有关领导部门审定后，国家科委和解放军总后勤部于 1967 年 5 月 23 日至 5 月 30 日在北京饭店召开了有关部委、军委总部直属和有关省、市、自治区、军区领导及有关单位参加的全国协作会议，讨论并确定了这个 3 年研究规划②。根据会议的日期，这项战备任务被简称为"五二三任务"，后也称为"五二三项目"。现有的资料显示，首次出现"五二三项目"的官方文件是 1979 年 9 月 4 日国家医药管理总局文件（79）国药工字第 387 号，时间较晚，为便于理解，本书中均统一采用"五二三任务"的提法。

在我国开展全国大协作研究抗疟药物的同时，美国也在大力研究疟疾的防治问题。从越南战争开始到 1967 年，美军因为疟疾而退出战争的士兵比因战伤退出的还要多。虽然美军在战场上使用了头罩和驱虫剂等预防措施，而且也使用了大量抗疟药物，但效果都不佳。一方面，美国疾病控制中心（CDC）大力防治士兵带回国内的疟疾③；另一方面，美国成立了专门的疟疾委员会，投入大量人力、物力来研究抗疟问题，尤其是寻找新型的抗疟药物。据《迟到的报告》所载，仅 1972 年美国华尔特里德陆军研究所（Walter Reed Army Institute of Research，WRAIR）就初筛了 21.4 万种化合物④。世界卫生组织专家出版的《疟疾的化学治疗》（*Chemotherapy of Malaria*）一书提到，美国华尔特里德陆军研究所在 12 年中，共筛选了 25 万个化合物⑤。

五二三任务是中国为了抗美援越而进行的一项战备任务，该任务先后组织了全国上下上百家单位、上千人参与研究，并且是一项军队与地方大协作的科研活动。经过 14 年的研究，五二三任务获得了颇为丰硕的成果，

---

① 吴滋霖访谈，2009 年 10 月 7 日，北京。资料存于采集工程数据库。

② 张剑方：《迟到的报告》。广州：羊城晚报出版社，2006 年，第 6 页。

③ ［美］伊丽莎白·W·伊瑟莉姬著：《健康的哨兵》。李立明主译。北京：中国协和医科大学出版社，2005 年，第 171-175 页。

④ 张剑方：《迟到的报告》。广州：羊城晚报出版社，2006 年，第 4 页。

⑤ L.J. Bruce-Chwatt：*Chemotherapy of Malaria*. World Health Organization（Geneva and Albany，N，Y，），1981 年，第 18 页。

比如"防疟片 1 号""防疟片 2 号""防疟片 3 号"[①] 以及从传统和民间的中药中分离到鹰爪甲素等抗疟活性成分，和对常山乙碱进行结构改造，不过鹰爪甲素的植物资源缺乏且性质不甚稳定，常山乙碱改造后也难以克服其致呕吐的副作用，因此难以达到临床应用的要求而影响其进一步的研究。此外，还研制了包括现在常用的数十种驱蚊灭蚊药物等[②][③]。五二三任务的标志性成果是从传统中药青蒿中分离出的抗疟有效成分青蒿素。由于其在治疗恶性疟和间日疟中表现出的高效、速效、低毒和与其他抗疟药物无交叉抗药性，青蒿素的发现是五二三任务最为突出的科研成果。迄今青蒿素及其衍生物已成为国际上广泛应用于治疗疟疾的首选抗疟药，是我国医药科学研究者对人类健康事业做出的一项重大贡献。

目前，对五二三任务的历史研究尚不充分，对其在我国现代医药发展史上的历史地位也缺乏深入的讨论。有关青蒿素发现的历史已有较多的研究，但也还留有许多不一致的说法。在实施五二三任务的过程中，各研究单位之间、研究单位与科研人员以及研究单位与管理部门之间的关系错综复杂，由此在科研成果的归属与分享中也出现了一些分歧。因此，系统、深入地研究五二三任务并将其置于当时复杂的社会、政治和文化情境中加以考察，对于人们更加全面地认识这段历史、厘清有关青蒿素发明问题上的不同观点，具有重要的学术价值与历史意义。

有关五二三任务历史研究之概况

如前所述，五二三任务是 1967 年由于战备需要而进行的全国疟疾防治研究工作大协作任务的简称，然而就目前所掌握的文献来看，人们对五二三任务究竟是什么，怎么开展的，却有多种说法。主要集中在以下几个方面。

---

① "防疟片 1 号"后简称为"防 1"，为口服疟疾预防复方，每片含氨苯砜 100mg，乙胺嘧啶 20mg；"防疟片 2 号"后简称为"防 2"，为口服预防疟疾复方，每片含周效磺胺 250mg，乙胺嘧啶 17.5mg；"防疟片 3 号"后简称"防 3"，为口服长效（一个月）预防药，同时也可作为治疗药，每片含四磷酸喹哌 250mg，周效磺胺 50mg。

② 全国疟疾防治研究领导小组办公室：《疟疾研究·化学合成药与临床观察专集》，1975-7。

③ 全国疟疾防治研究领导小组办公室：《疟疾研究资料汇编·蚊虫防治专集》，1973-5。

1. 对五二三任务、五二三办公室成立以及相关任务的介绍。张剑方主编的《迟到的报告》较详细地介绍了五二三任务的背景，总结了五二三任务中取得的一些主要研究成果，侧重介绍了青蒿素的研发历史[①]。《中国军事医学史》一书在讲述疟疾的章节用很大篇幅描述了这段历史及其成果，侧重介绍了军队系统的科研成果[②]。《中国疟疾的防治与研究》在介绍新中国成立后进行疟疾防治工作时，有一段文字对五二三任务来源和成果做了一个简单的梳理，书中从抗疟药的研究历史来分析，将 1967—1980 划归为我国抗疟药发展的第二阶段，是全面开展寻找抗疟新药的研究阶段，也是由仿制走向创制的发展阶段[③]。但该书并未对五二三任务进行详细完整的描述，只是零星地提及，而且也有记载不准确的地方。《青蒿素与疟疾治疗》（*Artemisinins in Malaria Therapy*）一书对五二三任务和五二三办公室也有介绍，但对五二三办公室成立的时间和领导小组的介绍均有误，例如在书中说五二三办公室是 1969 年成立的 China Science Institute[④]，时间与性质都不准确。

2. 关于青蒿素发现历史的研究与评价。目前对青蒿素发现的历史主要有以下几种观点：

（1）集体大协作的成果。此观点主要强调青蒿素的发现是一个集体大协作的成果，但不否认个人的贡献，并对某些个人的贡献也有记述，比如张剑方主编的《迟到的报告》，由于这本书的编写成员主要是五二三办公室的领导人员，对整个五二三任务了解比较详细，而且在写这本书之前，他们走访了当年参与五二三任务的研究单位，收集了不少的资料，总体来说书中对五二三任务的开展及青蒿素发现过程的描述脉络清晰。不过书中对一些事件的描述不够明细，很多语言表达比较隐晦，需要读者对整个

---

① 张剑方：《迟到的报告》。广州：羊城晚报出版社，2006 年。

② 《中国军事医学史》编审委员会：《中国军事医学史》。北京：人民军医出版社，1996 年，第 542 页，第 687 页。

③ 《中国疟疾的防治与研究》编委会编著：《中国疟疾的防治与研究》。北京：人民卫生出版社，1991 年，第 156 页。

④ Qigui Li，Wilbur K.Milhous，Peter J.Weina：*Artemisinins in Malaria Therapy*. New York: NOVA，2007 年，第 5 页。

五二三任务有比较清晰的了解之后才能够将文章所暗含的意思读懂，而大部分读者都是难以做到的。该书列举了整个大协作的主要研究成果，文中大篇幅是对青蒿素的研究，包括对青蒿素的发现、进一步的结构测定、临床验证、结构改造以及国际化的过程都进行了一个简单概括的梳理。吴毓林强调青蒿素来自于中药，它是从中国传统药物这一宝库研发成功的杰出范例[①]。青蒿素及青蒿素类药物研发成果是一个团队协作的成果，是在当时艰苦的条件下多学科、多单位通力协作的结果[②]。《中国疟疾的防治与研究》一书相关章节的作者认为青蒿素及其衍生物蒿甲醚等是由中医研究院中药研究所、军事医学科学院、中国科学院药物研究所等单位协作研制成功的[③]，该书的作者试图强调青蒿素是各单位协作的成果，但由于没有对一些史实加以核实，其论据并不充分。1994年随着多种报刊报道抗疟新药青蒿素的发明单位为中医研究院中药研究所之后，同年9月，有不少参与单位分别给国家科委写信表明自己是主要研究发明单位之一并对曾经做过的工作做了相应的陈述，主张这是全国数百位科技工作者（包括科技管理工作者）积极参与而共同努力的结果[④-⑥]。

（2）在五二三任务的前提下，强调个人在青蒿素发现过程中的贡献。

第一，屠呦呦编著的《青蒿素及青蒿素类药物》一书在前半部分集中讲述了青蒿素的发现过程，该书主要突出了屠呦呦的工作，对其他科研人员的工作论及不多，对五二三任务的组织者五二三办公室的工作也很少提及[⑦]。"创新中的社会关系：围绕青蒿素的几个争论"一文从五个方面分

---

① 吴毓林：青蒿素——中药奇葩，疟疾克星。《大学化学》，2010，25，增刊。

② 吴毓林：青蒿素——历史和现实的启示。《化学进展》，2009，21（11）：2365-2371。

③ 《中国疟疾的防治与研究》编委会编著：《中国疟疾的防治与研究》。北京：人民卫生出版社，1991年，第296页。

④ 山东省中医药研究所写给国家科委的信（1994.9.26）。见：原全国五二三办公室：《五二三与青蒿素资料汇集（青蒿素知识产权争议材料1994年）》。2004年。

⑤ 云南省药物研究所高级工程师梁钜忠写给国家科委的信（1994.9.27）。见：原全国五二三办公室：《五二三与青蒿素资料汇集（青蒿素知识产权争议材料1994年）》。2004年。

⑥ 广州中医学院李国桥写给国家科委的信（1994.9.23）。见：原全国五二三办公室：《五二三与青蒿素资料汇集（青蒿素知识产权争议材料1994年）》。2004年。

⑦ 屠呦呦编：《青蒿素及青蒿素类药物》。北京：化学工业出版社，2009年。

析了青蒿素的几个争论。文中首先突出讲述屠呦呦在青蒿素、双氢青蒿素研究中所做的贡献以及一些有关青蒿素衍生物的研究；然后讲述青蒿素及双氢青蒿素所引发的一些专利权之争；第三个部分强调青蒿素发现的优先权，并且从几个人的言论中得出结论青蒿素的发明人为屠呦呦；第四个部分是针对青蒿素到底应该单方还是复方使用做了相应的总结；最后一部分主要是引用几位学者和领导的观点针对青蒿素到底是中药还是西药做了一个概述。该文是在忽略了五二三任务的背景下介绍相关工作的 [①] 。国外也有书中会出现对青蒿素发现历史的介绍，比如《青蒿素与疟疾治疗》（*Artemisinins in Malaria Therapy*）中介绍青蒿素的发现时，提到两种说法：一、青蒿素是山东中医药研究所魏振兴于 1970 年 10 月提取出来的，这种说法没有实际的根据。二、青蒿素是五二三办公室的另一位研究人员屠呦呦于 20 世纪 70 年代早期发现的 [②] 。关于青蒿素发现的历史过程，从70 年代末以来就有一系列的报纸杂志报道，而且有众多不同的结论。比如有关青蒿素研制历程的第一篇国内报道是 1978 年《光明日报》记者王晨写的"深入宝库采明珠——记抗疟新药'青蒿素'的研制历程" [③] ，文章相对客观地简要讲述了早期青蒿素的发现过程以及临床验证情况，尽可能地使用了单位的名字，不过也提到了个人名字，相对侧重个人研究成果，但同时也可以看到其中团队协作的影子 [④] 。"青蒿素发明发现的方法学研究" [⑤] "抗疟新药青蒿素传奇" [⑥] "中国科学院院士周维善：青蒿素结构的

---

① 张文虎：创新中的社会关系：围绕青蒿素的几个争论。《自然辩证法通讯》，2009，31（184）：32–40。

② Qigui Li，Wilbur K.Milhous，Peter J.Weina：*Artemisinins in Malaria Therapy*. New York: NOVA, 2007 年，第 5 页。

③ 王晨：深入宝库采明珠——记抗疟新药"青蒿素"的研制历程。《光明日报》，1978 年 6月 18 日。

④ Elisabeth Hsu：Reflections on the 'discovery' of the antimalarial, qinghao. *British Journal of Clinical Pharmacology,* 2006，61: 6, 666–670。

⑤ 杨光华，饶淑华：青蒿素发明发现的方法学研究。《医学与哲学》，1997，18（12）：641–643。

⑥ 奇云：抗疟新药青蒿素传奇。《健康天地》，1995（5）。

测定与全合成经过"[1] 等文中在谈到青蒿素的发现时大部分都强调是由中医研究院中药研究所屠呦呦发现的，而且最后这一篇根据访谈整理的报道除了讲述青蒿素的发现者，还讲述其结构测定过程，这个过程有部分内容因为没有经过核实已经有人在网上进行过相应的评论[2]，不过，通过核实相关档案后发现这个报道确实有不确切之处。"漫话青蒿素"[3] 一文虽未指名，但是也是强调是由中医研究院学者、教授于1971年从中药黄花蒿中提取出抗疟活性成分青蒿素。90年代中期，中医研究院中药研究所与四川武陵山制药厂发生了一起青蒿素侵权纠纷，随后便出现了大量的相关报道，在报道案件纠纷的同时不可避免地会提及青蒿素的研发史相关的内容。有些报道完全忽略青蒿素研发时的历史背景，甚至出现错误报道，比如1994年8月31日的《法制日报》一篇文章忽视青蒿素研制时的国际国内背景，写道"屠呦呦在1962年2月接受了组织上交给的中草药抗疟新药研究的任务，经过无数次试验，终于在1971年掌握了青蒿抗疟的有效实质"。该文描述的时间与真实情况相差甚远[4]。而同年的《中国中医药报》在写屠呦呦为青蒿素发明人的同时，对其获奖情况进行介绍时并未做任何的考证，错误地写到屠呦呦获得了世界文化理事会颁发的"阿尔伯特·爱因斯坦世界科学奖"[5][6]。有关"阿尔伯特·爱因斯坦世界科学奖"的事宜在方舟子的新语丝网站上已有过相应的说明[7]。其实屠呦呦获得的是"阿尔伯特·爱因斯坦世界科学奖"的提名。

① 王丹红：中国科学院院士周维善：青蒿素结构的测定与全合成经过。《科学时报》，2008-12-2。

② 一份不科学的"科学档案"1，2。http://www.herbridge.com/bencandy.php?fid-45-id-18920-page-1.htm。

③ 许苹：漫话青蒿素。《科技视野》，2005-14-12。

④ 张国，王霁红："青蒿素"有国际盛誉研制者无分文效益，中国中医研究院中药研究所诉四川武陵山制药厂侵权。《法制日报》，1994-8-31（7）。

⑤ 罗和谷：青蒿素知识产权亟待保护——访青蒿素的发明者屠呦呦及中国中医研究院中药研究所。《中国中医药报》，1994-4-11。

⑥ 中国科学技术协会编：《中国科学技术专家传略·医学编·药学卷1·屠呦呦》。北京：人民卫生出版社，1996年。

⑦ 方舟子：多位"中医泰斗"荣获"爱因斯坦世界科学奖"之谜。http://www.xinyusi.info/xys/netters/Fang-Zhouzi/blog/zhongyi7.txt。

第二,"青蒿素传奇"[①] 一文中讲述五二三任务的背景下,青蒿素是由云南药物所的科研人员发现的。《云南日报》记者熊燕在文中侧重介绍云南药物所工作人员在得知青蒿中可能含有抗疟有效成分的情况后从"苦蒿""黄花蒿"中发现青蒿素的过程[②]。庞诚在"青蒿素——书写21世纪的传奇"一文中并未提及五二三任务或个人在青蒿素发现过程中的作用,只讲青蒿素是中国科研人员发现的,强调青蒿是中国古代的一个传统中药[③]。

第三,许多科研人员在写有关青蒿素研究方面的文章时也可能会提及青蒿素的发现过程,在这样的文章中,作者通常是以青蒿素是中国科研人员从青蒿(或者说是黄花蒿)中提取出来的,有的会说时间[④],有的会说人物,有的也还会提及发现的背景,提法各有千秋,时间、人物也各有不同。

第四,2011年拉斯克奖获奖名单公布,青蒿素的主要研发者之一——屠呦呦获得拉斯克临床医学奖后,国内外对青蒿素发现的评述迅速增多,比如米勒(Louis H. Miller)[⑤] 等人在《细胞》上发文章指出:"中国中医科学院北京中药研究所[⑥] 的屠呦呦教授是发现青蒿素的首要贡献者。1969年1月,屠呦呦被任命为北京中药研究所五二三课题组的组长,领导对传统中医药文献和配方的搜寻与整理。1981年10月,屠呦呦在北京代表五二三项目首次向到访的世界卫生组织研究人员汇报了青蒿素治疗疟疾

———————————

① 马林:青蒿素传奇。《大自然》,2010-2。

② 熊燕:青蒿素的故事。《云南日报》,2002-7-19。

③ 庞诚:青蒿素——书写21世纪的传奇。《科学前沿》,2006-5。

④ 李豫,杨恒林:青蒿素类药治疗疟疾的回顾与展望。《云南中医中药杂志》,2007,28(10):46-47。

⑤ Louis H. Miller,国际著名的寄生虫学专家。1960年在美国华盛顿大学获得博士学位,一直致力于疟疾和寄生虫病的研究,现任美国国立卫生研究院(NIH)寄生虫病研究室主任及疟疾疫苗研发部主任。曾获美国总统奖、德国保罗·埃尔利希-路德维希·达姆施泰特奖金等奖项。

⑥ 中国中医科学院的名字有过变更,1955年12月19日在北京成立时名为中医研究院,由中央卫生部直接领导,因此在"523办公室"的文件中有卫生部中医研究院的说法。1985年中医研究院成立30周年时,胡耀邦总书记为中医研究院改名为中国中医研究院题写院名,此后,中医研究院正式更名为中国中医研究院。2005年中医研究院成立50周年时,院名更改为中国中医科学院。在后文中笔者仍使用当时的名称中医研究院,中医研究院中药研究所在文中为了与其他地方的中药所区分,简称北京中药所。

的成果。"同年 9 月，该文的另一作者苏新专在接受媒体采访时表示 [①]：五二三项目是一个庞大的计划，有很多人做了贡献，这毋庸置疑。但此次评奖关键看三个方面：一是谁先把青蒿素带到五二三项目组；二是谁提取出有 100% 抑制率的青蒿素；三是谁做了第一个临床实验。他认为美国人颁奖主要注重科学发现的思维而不在乎是谁做的，因为想法来自屠呦呦，所以奖就是颁给屠呦呦而不是给她小组亲自做实验的人。此外，黄松平、朱亚宗 [②] 认为：根据科技发明权总体性的评判标准，屠呦呦无可争议地享有青蒿素的发明权。王满元 [③] 对青蒿素与五二三项目的关系以及青蒿抗疟有效部位的发现也做了相应的介绍。国内外媒体的报道更是数不胜数，目前采集小组收集到的报道有 350 余篇，大部分媒体强调青蒿素的发明权属于屠呦呦，也有少数强调属于大协作的成果。

3. 青蒿素发现后一系列涉及青蒿素相关问题的研究或争议。牛津大学人类学系 Elisabeth Hsu 的 *"Reflections on the 'discovery' of the antimalarial, qinghao"* 一文中从科学社会学的角度来分析从传统药中进行的药物再发现依赖于组织机构和社会政治环境是否鼓励自然科学家与传统中医药学专家沟通，依赖于是否鼓励他们尊重别人的研究成果以及理解别人语言里所包含的意思。文中提到青蒿素的发现过程以及一些主要人物，比如屠呦呦、李国桥等。但文章更突出《肘后备急方》中用青蒿治疗疟疾是重视其中的"绞汁"一词，而且还有另外的文章更进一步地从医学社会学以及经济学的角度来探讨青蒿"草本茶"的实用性和可行性。这是一个由青蒿素的发现而引发的一个关注药物使用的全新观点 [④]。此后，她还从社会、文化的角度来阐述中医理论和概念与主流的生物医学之间的争议，以青蒿抗疟为例证明中医以经验为主的治疗疾病的处方与主流医学中医生的认识是

① 何涛：揭秘青蒿素研制史。《广州日报》，2011-9-29。

② 黄松平，朱亚宗：科技发明权与屠呦呦青蒿素发现争端的化解。《自然辩证法研究》，2012，28（1）：86−90。

③ 王满元：青蒿素类药物的发展历史。《自然杂志》，2012，34（1）：44−47。

④ Elisabeth Hsu：Artemisia annua as a herbal tea for malaria. *Afr. J. Trad. CAM*，2007，4（1）：121−123。

一致的^①。Elisabeth Hsu 是国外学者中对青蒿及青蒿素的历史关注较多的一位。在国内，则有一些由青蒿素引发的对中医药历史、研发相关问题的探讨^{②-④}，有关青蒿素及其衍生物专利享有以及青蒿素相关专利在目前所起到的作用等方面的研究报道^{⑤⑥}。

4. 对五二三任务成果及青蒿素研究相关论文的整理。1975 年前后，全国疟疾防治研究领导小组办公室对当时的工作进行了相关的论文整理，汇编了 7 册有关疟疾研究的论文集^⑦。李英的《青蒿素研究》主要总结了青蒿素及其衍生物的化学结构的测定、化学合成以及它们的药理、毒理及其用于疟疾临床治疗方面的科研文章，其专业性比较强，虽然书前面也有青蒿素相关历史的简介，但是相对而言内容太少，仅仅有少量的大事记性质的介绍。张荣沭的《青蒿、黄花蒿与青蒿素》主要就 30 多年来国内外学者有关青蒿素类药的研究做了归纳整理，主要包括：青蒿的栽培、青蒿素及其衍生物的药学研究、青蒿素的生物合成等^⑧。

5. 对五二三任务中某些重要人物的介绍。报道较多的是中医研究院中药研究所的屠呦呦，例如《中国科学技术专家传略》一书《药学卷》^⑨ 中介绍屠呦呦的突出贡献为，带领课题组人员发明和研制了青蒿素和还原青蒿素，文中都没有提到战备任务的背景，也很少提及他人的工作，着重

---

① Elisabeth Hsu. *Diverse Biologies and Experiential Continuities: Did the Ancient Chinese Know That Qinghao Had Anti-Malarial Properties?*

② 红与黑：从青蒿素说开去——谈谈自甘堕落的中医药。http://www.xinyusi.info/xys/ebooks/others/science/dajia7/zhongyi464.txt。

③ 朋远来：青蒿素——中医的奇耻大辱。http://www.xinyusi.info/xys/ebooks/others/science/dajia10/zhongyi2289.txt。

④ Passerbyllh：青蒿素——中医之盾废医之矛。http://www.xinyusi.info/xys/ebooks/others/science/dajia7/zhongyi176.txt。

⑤ 叶祖光：专利带来了什么——青蒿素类抗疟药研制的回顾与思考。《中国发明与专利》，2007，7：21-23。

⑥ 吴军：据《市场报》报道整理，青蒿大战吹起淘金泡沫？《医药产业资讯》，2005，2（13）：19-21。

⑦ 全国疟疾防治研究领导小组办公室：《疟疾研究》。内部资料，1974 年，第 197 页。

⑧ 张荣沭：《青蒿、黄花蒿与青蒿素》。哈尔滨：哈尔滨地图出版社，2007 年。

⑨ 中国科学技术协会编：《中国科学技术专家传略·医学编·药学卷 1·屠呦呦》。北京：人民卫生出版社，1996 年。

强调了个人的贡献。"杰出的中药学家屠呦呦"①，"她用小草降疟魔"②，"Tu Youyou（屠呦呦）——The inventor of New Anti-Malaria Drugs of Qinghaosu（青蒿素）and Dihydroqinghaosu"③，"求索没有终点——访中药研究所，首席研究员新世纪巾帼发明家屠呦呦"④ 这些文中对屠呦呦的工作做了简单的梳理，但是其中有些关于青蒿素发现时间上却存在明显的错误，比如其中有一篇说青蒿素是 1979 年 10 月发现的。《环球人物》杂志对屠呦呦⑤、李英⑥、李国桥⑦⑧、周义清⑨ 等几位的人物专访，虽然涉及五二三任务，不过主要还是介绍青蒿素的发现、应用以及其结构改造等方面的工作。此外还有一些未公开出版的人物传记，比如众多参与五二三任务的领导者和科研人员周克鼎去世后编写了纪念册《青蒿情，黄花香》，文中主要是相关人员对周克鼎在五二三领导小组以及青蒿素指导委员会中所做的贡献进行了不同角度的梳理⑩。

6. 未出现"五二三"相关字样，但是内容却全部为五二三任务相关的成果介绍。在全国疟疾防治研究领导小组解散后，有地区对自己的研究成果做了相关的汇总，比如上海地区介绍了在全国大协作中上海的防疟研究成果，其中包括第二军医大学研制的羟基哌喹、寄生虫病研究所研制的磷酸咯萘定、已经上海药物所研制的一些青蒿素衍生物等⑪。

总之，对五二三任务与青蒿素研发的历史无论是学术研究还是新闻报

① 蔡仲德：杰出的中药学家屠呦呦（编）。《中国中药杂志》，1995，20（15）：313-314。

② 李雅民：她用小草降疟魔。《羊城晚报》，2002-6-10。

③ "Tu Youyou（屠呦呦）——The inventor of New Anti-Malaria Drugs of Qinghaosu（青蒿素）and Dihydroqinghaosu"。*Chinese Journal of integrated Traditional and Western Medici*，1999，5（2）：146-147。

④ 安雷：求索没有终点——访中药研究所首席研究员新世纪巾帼发明家屠呦呦。《世界发明》，2003-3。

⑤ 路琰：屠呦呦，用一株小草改变世界。《环球人物》，2007，3：1-15。

⑥ 李鹭芸：李英，破译青蒿素"密码"。《环球人物》，2007，3：1-15。

⑦ 梁莒：李国桥，生死体验 40 年。《环球人物》，2007，3：1-15。

⑧ 梁德毅：让中国青蒿素走向世界——记广州中医药大学首席教授、国际知名疟疾防治专家李国桥。《广东科技》，2007，1：35-37。

⑨ 刘晓阳：周义清，让世界尊重中国原创。《环球人物》，2007，3：1-15。

⑩ 《青蒿情、黄花香：纪念周克鼎同志》。北京：蓝天出版社，2008 年。

⑪ 上海防疟研究成果突出。《文汇报》，1981-6-9。

道等，在其内容上都存在极大的差异，从文献质量上来说更是参差不齐。本研究报告将在充分的调查各地档案资料、采访数十位相关研究人员及管理人员的基础上，对青蒿素的研发历史及其与五二三任务的关系予以厘清。

采 集 过 程

采集小组的主要成员均为医学史专业的师生，在采集项目启动以前，青蒿素的研发历史作为一个课题已经在研究，而且已经对其研发过程进行了相应的资料收集。当时在众多五二三任务管理者与研究人员的帮助下，我们了解到青蒿素的发现是中国医药史上的一个重要发现，也是新中国成立以来的一个十分重要的、屈指可数的发现。由于时代以及项目的特殊性，五二三任务与青蒿素研发的很多档案资料未能得到很好的保存，只有部分散落在个人手中的资料得以保存下来。在采集工程相关领导的支持下，青蒿素的研发历史采集工程得以开展。采集小组成员赴曾经参与五二三任务和青蒿素研发的多个单位进行资料搜集与挖掘，并对相关的人员进行访谈。总体而言，采集小组工作进展顺利，大部分单位以及个人都提供了帮助。

与之前进行过的老科学家学术成长资料采集工程的个人项目有所不同，在做青蒿素研发这样一个项目的采集工程过程中，所牵涉的人物、单位以及相互之间的关系要比较复杂，而且经常会有不同的争议。虽然争议很多，资料相对不足，但是在各相关单位以及多位五二三任务的管理与科研人员的大力支持下，我们的采集工作应该说是取得了不少成绩，尤其是在档案资料的收集和人物口述访谈方面。口述访谈所获得的资料在经过多次、多人以及档案资料的相互配合印证之下相对翔实，同时，各方面的资料又使得本书内容丰富。许多老先生还向采集小组提供了他们保存的珍贵的工作日志本、实验记录本以及相互之间的通信资料等，这也是一笔十分珍贵的资料。

采 集 成 果

本次采集工作我们尽力搜集了目前已有的各种资料，在此不一一列举，而是从以下几个方面加以简单的介绍。

1. 档案资料：参与五二三任务的相关单位的档案馆（如军事医学科学院五所档案馆、中国科学院有机化学研究所档案馆、中国科学院文献情报中心、山东省中医药研究院 [①] 档案室、云南省药物研究所 [②] 档案室、中国中医科学院中药研究所档案室）保存的实验记录、各种官方文件、公函等。

2. 保存在一些科研人员及管理人员个人手上的原始文献资料（如中国科学院上海药物研究所李英教授、中国科学院有机化学研究所吴毓林教授、原五二三领导小组办公室副主任张剑方、办公室工作人员施凜荣先生等），相关人员工作日记、会议记录、实验记录、手稿、往来信件等（如山东省中医药研究所朱海教授、中医研究院中药研究所章国镇、樊菊芬教授等人的工作日志和实验记录）。

3. 口述采访资料：对数十位曾经参加过五二三任务的科研人员以及担任过五二三办公室相关职务的管理人员等进行采访获得的口述资料，而且大部分人员是经过多次口述访谈而获得的资料，仅仅口述访谈资料就有数十万字。

4. 原始论文及书籍：有关五二三任务科研成果的一些学术性文章，比如 1975 年前后总结的疟疾研究 7 个分册的论文集，"文化大革命"结束之后随着一些学术期刊陆续恢复出版，以协作组名义或者以个人名义发表在《科学通报》《化学学报》等学术期刊的一些学术性文章，此外还有一些专著和论文集等，比如屠呦呦编著的《青蒿及青蒿素类药物》，上海医药工业研究院编的《张秀平教授科研成果论文集》，陈林编著的《抗疟药的实验研究与临床应用》，李英编的《青蒿素研究》和一些国外已经出版的相关书籍等文献资料。

---

① 山东省中医药研究院的名字有过多次更改，主要的变迁如下：1956—1958 年为山东省中医研究所（中医研究班）；1958—1963 年更名为山东省中医研究所（山东省卫生厅直属"实验药厂中药部分及药圃"并入）；1964 年更名为山东省中医药研究所（山东中医文献馆并入，药圃划归中医学院）；1976—1979 年更名为山东省中西医结合研究院（与山东省千佛山医院合并）；1980 年恢复山东省中医药研究所（与山东省千佛山医院分开）；2003 年更名为山东省中医药研究院（与山东省科学研究所合并）。

② 云南省药物研究所为全称，在本文中会出现云南省药物所或云南药物所的简称。

5. 新闻报道：早期对青蒿素研发过程的一些新闻报道一直到最近屠呦呦获得拉斯克临床医学奖之后引发的各种争论报道等。比如 1978 年《光明日报》的首次对青蒿素的报道，1979 年《人民日报》对青蒿素获国家发明奖的报道，1992 年双氢青蒿素获奖之后引发的一系列争议报道，2011 年屠呦呦获得美国拉斯克临床医学奖之后的大量报道材料等。

框架与思路

本书在时间跨度上，重点讨论的范围是从 1967 年 5 月五二三任务下达到 1981 年 3 月五二三任务管理组织机构撤销这段时期内，围绕抗疟药物研究的整个活动。在研究内容上，以五二三任务为中心，主要讨论参与五二三任务各单位的分工合作、科研成果、五二三办公室管理部门的更换以及在管理部门更换过程中对科研所产生的影响等。作为五二三任务最重要的成果之一——青蒿素的发现、青蒿素发现所引发的一些问题也会在文中加以探讨。

本书的主要框架如下：

第一章，特殊任务。本章主要讨论五二三任务的下达（1964—1967），任务下达的国内与国际背景；五二三会议的筹备，会议的举办过程以及会后的任务安排等；另外还着重分析了当时五二三这种大协作的组织模式的特点等。

第二章，全面撒网。五二三任务下达之初主要有几个研究小组：①疟疾防治新药的化学合成和筛选组；②中医中药、针灸防治疟疾的研究组；③驱蚊剂的研究组。"文化大革命"时期，全国各种学术、科研机构一片混乱，五二三任务在全国疟疾防治研究领导小组的带领下、在各地区的五二三办公室领导下相对顺利的开展，取得了众多的科研成果。本章主要探讨全国五二三领导小组的机构设置以及各地区五二三办公室如何开展工作，各领导小组之间的会议交流，各研究小组的一些工作以及青蒿研发的关系。

第三章，初见曙光。本章首先介绍一些传统中医药用青蒿治疗疟疾的历史，然后着重讲述北京中药所如何确定中药青蒿并提取到具有 100% 抑制率的青蒿有效粗提物，以及北京中药所开展的青蒿粗提物的鼠疟与猴疟药理实验过程、结果，在这个过程中出现的一些情况以及青蒿抗疟有效粗提物的临床验证过程等。

第四章，抗疟新药。主要讲述青蒿素这个抗疟新药的诞生过程。第一节青蒿抗疟有效结晶的成功提取，主要讲述北京中药所、山东省中医药研究所、云南省药物研究所三个研究单位从不同产地的植物黄花蒿中提取出抗疟有效结晶的过程。第二节青蒿素提取工艺的研究，主要介绍北京中药所、山东中医药研究所、云南药物研究所等几个单位在青蒿素提取过程中不断对其提取工艺进行改进并最终选择一个较为公认的好的提取工艺的过程。第三节青蒿素的结构测定工作，主要讲述 1973 年开始北京中药所、山东中医药研究所、云南药物研究所早期开展的一些结构测定工作以及后来北京中药所与上海有机化学研究所、北京生物物理所合作测定青蒿素的相对构型和绝对构型的过程。第四节青蒿素临床试验的成功到全国大会战，主要介绍各单位用各自分别提取的青蒿素（黄蒿素、黄花蒿素）进行临床验证的过程，尤其是广州中医学院（现广州中医药大学）李国桥首次使用黄蒿素证明了其对恶性疟、脑性疟的良好效果。自 1975 年 4 月成都会议之后，五二三领导小组组织全国数十个单位到全国各地进行青蒿素及青蒿粗制剂的临床扩大验证工作以及期间开展的青蒿素的含量测定工作、资源调查等。

第五章，秘密公开。本章第一节主要介绍青蒿素相关的第一篇论文是如何向外公开发表的；第二节主要介绍 1978 年五二三办公室组织的青蒿素鉴定会的经过、结果；第三节对青蒿素的几个衍生物的研发历史进行了相应的介绍，第四节主要是介绍五二三任务如何从军工任务转向民用项目的过程。

第六章，走向国际。本章主要介绍 1981 年五二三任务和管理机构撤销，为了适应新形势，加强与 WHO 等机构的合作与联系，加速国内青蒿素及其衍生物研究项目的进展，1982 年 3 月，卫生部和医药管理总局联合成立了"中国青蒿素及其衍生物研究开发指导委员会"（简称青蒿素指导委员会，主任为陈海峰），下设秘书组负责青蒿素指导委员会工作具体运行，秘书长是周克鼎，秘书组成员有张逵（后来）、李泽琳、朱海、王秀峰。青蒿素指导委员会向财政部申请了 200 万元，资助了 15 个单位进行青蒿素及其衍生物和复方药物的研究，支持在酉阳建设青蒿素工业化生产线和在海南岛东方县建设临床研究基地，引进了 GLP（实验研究规范）、GMP（生产规范）、GCP（临床研究规范）等新药研制、生产的国际通用规范，推进了药厂的 GMP 建设，同时也促进了我国新药审评机构和制度的建立。本章部分内容由刘天伟提供。

第一章
特殊任务

任务的来源与筹备

任务的来源

20 世纪 60 年代初期，世界一些地区已经出现恶性疟原虫对氯喹产生抗药性的问题，尤以东南亚最为严重。随着越南战争逐步升级，抗氯喹恶性疟侵袭不断扩散，威胁着越南军民的健康[①]。1964 年，毛泽东主席会见越南领导人时，越方谈到越南南方疟疾流行严重，希望中方帮助解决疟疾防治问题。毛主席说："解决你们的问题，也是解决我们的问题"[②]。随后，总后勤部下达命令，指示军事医学科学院和第二军医大学两家单位开始研

[①] 《中国疟疾的防治与研究》编委会编著:《中国疟疾的防治与研究》。北京：人民卫生出版社，1991 年，第 156 页。

[②] 中央首长对防治疟疾的指示和批示（1973）。北京大学医学史研究中心，档案编号 2009-5-4-3。

究长效的抗疟药，一个项目，齐头并进[①]。在 1967 年之前，军队系统的军事医学科学院，第二军医大学，广州、昆明和南京军区所属的军事医学研究所已经为紧急援外、战备任务开展了相应的疟疾防治药物研究工作[②]。中国军事医学科学院曾提出[③]，在疟疾流行区，部队无论是在平时演习或是战时军事行动，服药预防是一项重要的抗疟措施。但是常用抗疟药，只有短期效果，必须经常服用，在大规模现场应用时有漏服或拒服情况，从而影响了服药预防效果。因此，军事医学科学院开始寻找有效抗疟药和长效预防药，如六所[④]仿制合成了长效抗疟药CI-501[⑤]并对传统抗疟中药常山进行了大量的相关研究[⑥]、而五所则对 CI-501 进行了大量的鼠疟、鸡疟的研究。

在 1966 年 5—8 月[⑦]，军事医学科学院派出了一大批人员赴越南调查援越部队的卫生状况、各种疾病的发病和防治情况等，其中还重点对疟疾发病和防治的情况进行了调查。根据越北军区卫生代表团阮国璋介绍：疟疾为参战部队的主要传染病；越南人民军主要疾病系疟疾，南越部队及美军第一师的疟疾发病高达 100%[⑧]。由于出现了抗药性疟原虫，防治疟疾常用的药物大多不能奏效，急需研制出抗药性恶性疟疾防治的药物。

据原军事医学科学院科技部计划处处长吴滋霖回忆，1966 年 6 月前后，军事医学科学院院长桂绍忠[⑨]通知吴滋霖和他一起去中国人民解放军总后勤部（以下简称总后勤部）开会。会议主要是由陈庞参谋长传达毛泽东主席下达一个有关解决越南战争中南方部队的疟疾防治任务，考虑到仅凭军

---

① 瞿逢伊访谈，上海，2010 年 8 月 3 日。资料存于采集工程数据库。

② 张剑方：《迟到的报告》。广州：羊城晚报出版社，2006 年。

③ 长效抗疟药 CI-501 的生物实验，（1965-11-11）。军事医学科学院五所档案馆，Wg-4-4（1）。

④ 六所为军事医学科学院的药理毒理研究所，五所为微生物流行病研究所，后文均用简称。

⑤ CI-501 为是环氯胍扑姆酸盐。

⑥ 抗常山呕吐药物的寻找，健康人试服常山半夏合剂片的副作用的观察，1967 年。军事医学科学院五所档案馆，Wg-5-4。

⑦ 援越部队卫生调查，1966 年。军事医学科学院五所档案馆。Wg-4-4（2）。

⑧ 援越部队卫生调查：越北军区卫生代表——阮国璋军医报告越北军区卫生工作经验记录，1966 年。军事医学科学院五所档案馆。Wg-4-4（2）。

⑨ 桂绍忠（1916—2005），安徽省或丘县人。1966 年任军事医学科学院院长，总后勤部卫生部顾问。

队科研力量太薄弱，就由总后与中华人民共和国科学技术委员会（简称国家科委）牵头商议进行大协作①。从总后勤部开会回来后，吴滋霖开始着手联系国家科委等部门进行大协作。

会议的筹备

当时军队的研究任务一般是计划型的，由任务带学科。在军事医学科学院原院长贺诚②的"侦（查）、检（验）、消（毒）、防（预）、治（疗）等"原则的指导之下，实行"科、教、研"结合，院内协作，军民协作等，由军队牵头开始组织大协作。组织大协作会议之前，军事医学科学院成立了一个由院长桂绍忠、副院长彭方复③、六所的徐念兹、五所的白冰秋、刘德懋组成的5人领导小组，底下有相应的办事员，制定相应的规划和方案、具体参加单位、具体实施方案等。1967年4月18日，国家科委十局召开了"疟疾防治军民合作研究问题会议"。5月4日国家科委向有关单位下发了召开疟疾防治药物研究大协作会议的通知。5月18日在北京举行了全国疟疾防治研究领导小组会议④。国家科委和总后勤部于1967年5月23—30日在北京召开了有关部委、军委总部直属和有关省、市、自治区、军区领导及有关单位参加的全国协作会议⑤。参与会议的有总后卫生部、国家科委、卫生部等各有关业务领导部门和从事疟疾药物研究试制、生产、现场防治工作的37个单位，88名代表，部门讨论、修订

---

① 吴滋霖访谈，2009年10月7日，北京。资料存于采集工程数据库。

② 贺诚（1901—1992），原名贺宗霖，四川省三台县人。1922年考入国立北京医学专门学校（现北京大学医学部）。中华人民共和国成立后，历任中国人民解放军总后勤部副部长兼卫生部部长，中央人民政府卫生部副部长，军事医学科学院院长，总后勤部副部长等。

③ 彭方复（1911—2001），湖北省阳新县人。中华人民共和国成立后，历任军委卫生部医政处长，东北军区卫生部副部长，沈阳军区后勤部卫生部部长，军事医学科学院副院长，第十三研究院院长，国防科学技术委员会后勤部部长，国防科委顾问等。

④ 陈海峰：《陈海峰影文集》。《中国医学理论与实践》编辑部，2002年。

⑤ 中华人民共和国科学技术委员会、中国人民解放军总后勤部联合通知：（67）科十字第118号、后字第388号，下达《疟疾防治药物研究工作协作会议纪要》及《疟疾防治药物研究工作协作规划》，附件一、二，1967-6-16。见：原全国五二三办公室：《五二三与青蒿素资料汇集（1967—1981）》。内部资料，2004年。

并确定了由中国人民解放军军事医学科学院草拟好的三年研究规划[①]。由于这是一项涉及越南战争的紧急军工任务，为了保密起见，遂以开会日期"523（五二三）"为代号，由于"523"与"五二三"在多年来都被使用着，在本书中为了统一，也与曾经的印鉴一致，遂用"五二三"一词。由于"五二三"已经成为一个众所周知的代号，所以除了特别的地方，本书中在出现"五二三任务""五二三领导小组""五二三办公室"等简称时，均不再使用引号特指。

时值"文化大革命"高峰，会议原定在总后勤部召开，因第二军医大学的"红纵"要去造反，时任中国人民解放军副总参谋长兼总后勤部部长的邱会做指示，会议改到北京饭店召开。于是军事医学科学院的吴滋霖、刘德懋、周廷冲等人就一起组织参会人员去北京饭店。会议主要由刘德懋负责组织，总后卫生部副部长杨鼎成介绍了一些背景情况，要求大家以最快的速度找出有效的办法来对付疟疾尤其是恶性疟，吴滋霖宣读了起草好的研究计划[②][③]。由于会上也有一些造反派参加，而且还不停地喊口号，因此会上秩序比较混乱。基本情况介绍结束后，与会人员分组讨论研究规划的初稿并提出修改意见，会务组及相关领导对相关意见进行了总结并对研究规划进行了修订。

当时"文化大革命"正处于全国各地夺权的时候，此时举行这样一个落实最高领导人指示的会议，更凸显出这个任务的重要性。

任务的展开

1967 年 5 月 30 日疟疾防治药物研究工作协作会议结束；6 月 16 日，

[①] 中华人民共和国科学技术委员会、中国人民解放军总后勤部联合通知：(67) 科十字第 118 号、后科字第 388 号，下达《疟疾防治药物研究工作协作会议纪要》及《疟疾防治药物研究工作协作规划》，附件一，1967-6-16。见：原全国五二三办公室：《五二三与青蒿素资料汇集 (1967—1981)》。内部资料，2004 年。

[②] 吴滋霖访谈，北京，2009 年 10 月 7 日。资料存于采集工程数据库。

[③] 傅良书访谈，昆明，2009 年 9 月 24 日。存地同上。

国家科委与总后勤部联合通知下达《疟疾防治药物研究工作协作会议纪要》和《疟疾防治药物研究工作协作规划》，正式通知和安排"五二三任务"。在会议纪要中正式确定了由国家科委、国防科委、中国科学院、总后勤部、卫生部、化工部六个部门组成的领导小组；根据专业特点将参加单位分为药物合成与筛选协作组、中医中药协作组、驱蚊剂协作组和现场防治协作组（包括制剂小组）四个协作组；根据地区的特点分为华东地区小组和华北西南东北地区小组；对工作任务的重要性和紧急性进行了强调。

《疟疾防治药物研究工作协作规划》对具体的工作进行了详细的规划。这份规划是根据会前军事医学科学院制定的规划经过与会同志的商讨之后修订而成的，规划中提出具体的任务：①抗药性疟疾的防治药物；②抗药性疟疾的长效预防药；③驱蚊剂。

规划中对这三项任务提出了详细的要求，比如：要求在2—3年内找到3—4种不同类型的、对抗药性疟疾防治有效的新药，提供部队使用；必须在克服抗药性的基础上，使预防药物达到长效；要求研制出长效的外用驱蚊剂或口服驱蚊剂，有效时间外用的要求在24小时以上，口服的要求在12小时以上，安全、副作用小、使用方便。

根据这三项战备任务及其指标要求，任务分以下五个专题进行研究（见图1-1）。

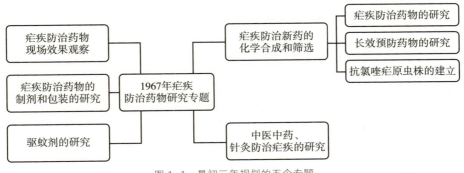

图1-1 最初三年规划的五个专题

每个专题组都有详细的部门分工、参与单位、主要的研究内容以及研究进度的安排要求。

为了更好地实现规划，会议认为必须加强领导，密切协作，及时交流经验，提出了以下组织落实意见：

第一，疟疾防治药物研究工作协作领导小组由以下几个部门组成（见图1-2）。

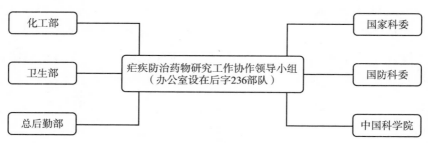

图1-2　1967年疟疾防治药物研究工作协作领导小组

第二，根据专业的特点将协作组分为四个（见图1-3）。

第三，要求承担规划任务的各基层单位所在地区的省（市）科委、军区、卫生厅（局）及各基层单位，要认真领导这项工作。科学技术人员要和工农兵相结合，实验室和临床现场相结合，胜利完成这项紧急战备任务。

第四，此项研究任务按秘密级规定执行 ① 。

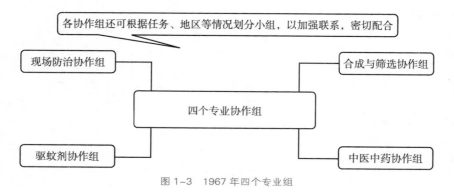

图1-3　1967年四个专业组

① 中华人民共和国科学技术委员会、中国人民解放军总后勤部联合通知：（67）科十字第118号、后科字第388号，下达《疟疾防治药物研究工作协作会议纪要》及《疟疾防治药物研究工作协作规划》，附件二，1967-6-16。见：原全国五二三办公室：《五二三与青蒿素资料汇集（1967—1981）》。内部资料，2004年。

五二三任务的执行程序可以简单地用下图表现出来（见图1-4）。全国及地区五二三办公室在整个疟疾防治药物的研究过程中起到十分重要的上传下达以及统筹安排的作用。

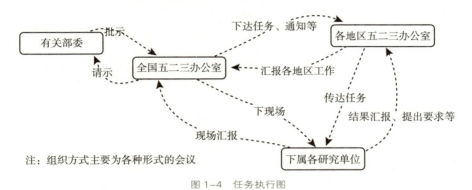

注：组织方式主要为各种形式的会议

图1-4　任务执行图

大协作的组织模式

1967年五二三任务继续进行。五二三会议的各项研究任务和精神，很快传达到各有关部门和单位。各部门、各单位当即抽调技术骨干组成各个专业研究队伍。

科学的组织管理模式

在1967年5月23—30日的会议上正式确定了疟疾防治研究工作领导小组（见图1-5），领导小组由国家科委、国防科委、总后勤部、卫生部、化工部、中国科学院各派一名代表组成。领导小组直接归国家科委领导。领导小组下设办事机构，以中国人民解放军后字236部队为主，中国科学院、中国医学科学院、中国医药工业公司各派一名组成。

卫生部军管会谢华副主任、钱信忠部长、黄树则副部长、陈海峰局长，化工部的陶涛副部长、陈自新局长、国家科委武衡副主任、田野局长，中

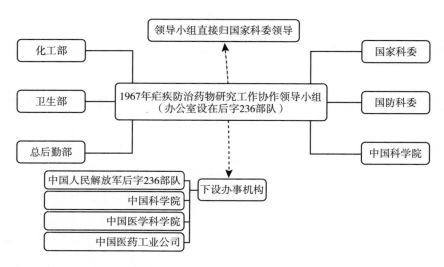

注：领导小组由六个部门各派一名代表组成，办公机构以后字236部队为主，其他三个部门各派一名代表

图 1-5　领导小组的组织机构图

国人民解放军总后勤部的张令彬、张汝光副部长等领导都先后分管五二三任务。各领导部门分别指定工作人员负责与五二三办公室联系，负责本部门所属单位任务的落实，及时解决部门间协作的问题。各领导部门先后指派的代表主要有姚树椿、董从引（卫生部）、刘润、佘德一、杨淑愚（化工部）、诸淑琴、王梦之、张冰如、丛众、翁延年（国家科委、中国科学院）、张逢春（国家医药工业总公司）、刘寅生、刘计晨（中国人民解放军总后勤部总后勤部）等。办公室设在后字 236 部队，负责处理日常研究协作的业务工作，交流科研情况。先后由中国人民解放军军事医学科学院副院长彭方复少将和祁开仁少将分管，由白冰秋任办公室主任，张剑方任副主任。

《疟疾防治药物研究工作协作规划》中列有五个专题：①疟疾防治新药的化学合成和筛选；②中医中药、针灸防治疟疾的研究；③驱蚊剂的研究；④疟疾防治药物的制剂和包装的研究；⑤疟疾防治药物现场效果观察。

这五个专题被划分为四个协作组，该规划还明确了各组的正、副组长和相关的任务，分别为：①合成与筛选协作组，组长为后字 236 部队，副组长为上海医药工业研究院和中国医学科学院药物研究所。下面再分为两个地区性小组：华东地区小组和华北西南东北地区小组。②中医中药协作组，组长为中国医学科学院药物研究所，副组长为上海针灸研究所和后字236部队。③驱蚊剂协作组，组长为后字236部队，副组长为上海医药工业研究院和第七军医大学。④现场防治协作组（包括制剂小组），组长为后字236部队和中国医学科学院寄生虫病研究所，副组长为昆明军区后勤部军事医学研究所、广州军区后勤部卫生防疫研究所和南京军区后勤部卫生部。

各协作组组长的任务为：①掌握情况，督促检查；②交流学习毛主席著作的经验和工作经验；③协调计划，促进落实；④上情下达，下情上传，"互通情报"。

1968年抗疟研究工作第二次协作会议对抗疟研究协作工作的组织领导、任务分工、各部门的工作职责以及保密工作等做了具体规定，研究任务的总体情况与1967年第一次会议时制定的三年规划没有多大的改动，但是对各领导组的任务有了更细致的规定，对保密方面也有了明确的文件规定：

> 要求各级领导组均称为"五二三"领导组，所属办公室均称为"五二三"办公室，各专业组的代号，统称为"五二三专业协作组"。中药协作组称为"五二三第一协作组"；合成药协作组称为"五二三第二协作组"；针灸协作组成为"五二三第三协作组"；驱驱避剂协作组成为"五二三第四协作组"。并要求今后凡过渡临床使用以及定型生产的药物一律编用代号。对参加研究工作的人员，应按秘密级规定，由各单位进行审查。[①]

随后，按照会议规定，经领导小组会议讨论决定，原用的"疟疾防治药研究领导组办公室"印鉴改为"北京五二三领导组办公室"，新旧印鉴如图1-6：[②]

---

① 北京五二三领导组办公室：抗疟研究协作工作中有关问题的规定的通知（1968-5）。密级：机密。见：原全国五二三办公室：《五二三与青蒿素资料汇集（1968—1980）》。内部资料，2004年。

② 北京五二三领导组办公室：关于"北京五二三领导组办公室"启用新印鉴事（1968-6-10）。见：原全国五二三办公室：《五二三与青蒿素资料汇集（1968—1980）》。内部资料，2004年。

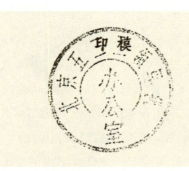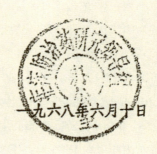

图1-6　1968年更改的新旧印鉴

这时领导办公室的印鉴的更改是当时保密工作的一个重要体现。在1968年会议后，除了印鉴的更改，根据会议的规定，后来许多单位筛选的药物都使用相应的数字来命名。这也是在本文后面相关章节中可以读到大量药物代号的原因。

强大的科研队伍

五二三会议召开之后，在1967—1970年的研究协作规划中，各研究专题小组汇集了全国相关专业领域最为优秀的科研单位。各专题小组的主要参与科研单位如下：

（1）疟疾防治新药的化学合成和筛选组。参加药物合成的单位有后字236部队、上海第二制药厂、上海第十四制药厂、上海医药工业分公司、上海医药工业研究院、沈阳医药工业分公司、中国科学院药物研究所、中国医学科学院寄生虫病研究所、中国医学科学院药物研究所、重庆医药工业分公司等10家，其中每一家单位至少承担两项研究任务，其中上海医药工业研究院承担有6项研究任务。而参与筛选药物的主要有第二军医大学、第七军医大学、后字236部队、中国科学院药物研究所、中国医学科学院寄生虫病研究所、中国医学科学院药物研究所、江苏省血防所、山东省寄生虫病研究所、四川中药研究所等9家，这些单位一般都承担一到两项筛选任务，其中筛选出来的有显著抗疟作用的药物由前六个单位负责过渡临床前的药理，病理，毒理试验等。筛选药品的来源主要有后字236部队、上海第二制药厂、上海第十四制药厂、上海医药工业分公司、上海医药工业研究院、沈阳医药工业分公司、中国医学科学院寄生虫病研究所、中国医学科学院药物研究所、重庆医药工业分公司以及北京、沈阳地区。

（2）中医中药、针灸防治疟疾组。该组的研究题目分为三个，其中四川省中医中药研究所、第七军医大学、江苏无锡血吸虫病防治所、江苏中医研究所、中国科学院药物研究所、后字236部队、上海医药工业研究院、中国医学科学院药物研究所等8家单位承担的主要是常山及其他抗疟有效中药的研究；而对于民间防治疟疾有效药物的疗法的重点调查研究主要由云南、广西、广东海南地区的省、自治区科委及卫生厅指定相关参加单位和主要负责单位，另外还有一些外地的参加单位，比如云南区有重庆中医中药研究所、上海中国科学院药物研究所、上海医药工业研究院、后字236部队，广西区有南京中国科学院植物研究所，上海中国科学院药物研究所，上海医药工业研究院、后字236部队，广东海南区有北京中国医学科学院药物研究所，上海医药工业研究院、后字236部队；针灸防治疟疾的研究主要由上海市针灸研究所、中国医学科学院寄生虫病研究所、广州中医学院针灸教研组、南京中医学院针灸教研组和苏北人民医院承担。

（3）驱蚊剂的研究组。该组有两个研究题目，其中驱蚊剂现场部队试用效果观察及提高改进主要分为昆明和广西两个现场，昆明现场由昆明军区后勤部军事医学研究所负责组织和制定具体计划，参与研究单位为第七军医大学、中国医药工业公司西南分公司、南京军区后勤部卫生部、后字236部队；广西现场由后字236部队负责组织，上海医药工业研究院制剂室派人参加。另一分题为体外气味驱蚊剂和口服驱蚊剂的研究，主要由中国医学科学院药物研究所、昆明植物所、华南植物所、南京植物所、昆明中药研究所、四川省中药研究所、广东中药研究所、上海医药工业研究院、上海第二军医大学、中国科学院动物研究所，南京制药厂、重庆西南制药厂、上海医药工业分公司、天津农药实验场、中国科学院华东昆虫研究所、第七军医大学、后字236部队、上海劳动卫生职业病研究所、卫生部药品生物制品检验所、上海塑料二厂等参加。

（4）疟疾防治药物的制剂和包装的研究。该组有三个研究项目，片剂剂型的研究主要由上海医药工业研究院、上海第十一制药厂负责，上海中州药厂、上海寄生虫病研究所、上海第二军医大学协作；注射剂剂型的研究由上海第十制药厂、后字 236 部队、上海医药工业研究院、上海医药工业研究院等负责，上海寄生虫病研究所、上海中州药厂、上海第二军医大学等协作；中药剂型的研究由上海医药工业研究院、重庆中药研究所负责，上海医学科学院药物研究所、上海寄生虫病研究所、上海第二军医大学、第七军医大学等协作。

（5）疟疾防治药物现场效果观察。该组主要分为海南现场、昆明现场和南京现场，负责有多种药物的现场观察。主要负责的单位有广州军区后勤部卫生防疫研究所、中国医学科学院寄生虫病研究所、海南军区后勤卫生处、海南寄生虫病研究所、昆明军区后勤部军事医学科学研究所、云南省疟疾防治所、南京军区后勤部卫生部、江苏无锡血吸虫防治所、上海针灸研究所、后字 236 部队、江苏中医研究所、四川中医中药研究所、第七军医大学等。

在 1967 年制定的规划中，参加的单位达五十多家，不少单位同时承担着多项研究任务。有些单位最初并未出现在规划中却参加了相关的研究工作，比如 1967—1969 年参加"全国五二三专业小分队"现场工作的单位还有西安后字 244 部队、广州军区卫生防疫研究所、海南军区 187 医院、广东寄生虫病研究所、海南军区防疫队、海南人民医院、广州中山医学院、中医研究院[①] 广安门医院、北京反帝医院[②]、南京军区军事医学研究所、南京军区八一医院等，后来由于某些原因陆续又有一些单位参与到该项目中来，比如中医研究院中药研究所 1969 年 1 月份参与进来的。

截至 1971 年初，参与五二三任务的科研机构达七十多家。

"文化大革命"期间，从国家部委到地方行政机关和科研单位的运行，

---

① 中医研究院，现名为中国中医科学院，1955 年 12 月 19 日在北京成立时名为中医研究院，由中央卫生部直接领导，因此在本文中以及五二三办公室的文件中有卫生部中医研究院的说法。1985 年中医研究院成立 30 周年时，胡耀邦总书记为中医研究院改名为中国中医研究院题写院名，此后，中医研究院正式更名为中国中医研究院。2005 年中医研究院成立 50 周年时，院名更改为中国中医科学院。在文中笔者仍使用当时的名称中医研究院，中医研究院中药研究所。

② 1966 年，北京协和医院被改名为反帝医院；1972 年，反帝医院更名为首都医院；直到1985 年，名字从"首都医院"恢复为"北京协和医院"。

因运动而多次波动，整个领导、组织系统也发生了很大的变化，新上任者不一定知道这项任务的重要性，五二三任务的执行也出现了困难。此外，1967 年制定的三年疟疾防治研究规划也已到期。因此，卫生部军管会、燃料化学工业部（后简称化工部）、中国科学院、总后勤部于 1971 年 3 月 16 日向国务院、中央军委提交了"关于疟疾防治研究工作情况的请示报告"。报告建议调整领导小组，由卫生部任组长，总后勤部任副组长，办公室仍设在军事医学科学院。1971 年 4 月 15 日，国务院和中央军委下达了（71）国发文 29 号文件，批示了"请示报告"，同年 5 月 22 日，全国疟疾防治研究工作座谈会在广州召开，会上五二三领导小组由原来的国家科委①（正组长）、中国人民解放军总后勤部（副组长）、国防科委、卫生部、化工部、中国科学院 6 个部门改为由卫生部（正组长）、总后卫生部（副组长）、化工部和中国科学院三部一院领导，办公室仍设在军事医学科学院；此外会议还制定了 1971—1975 年的全国疟疾防治研究五年规划，调整了相应的研究计划和研究力量等②。

1971 年会后不久，在全国疟疾防治研究领导小组给上海地区五二三办公室的一份文件中出现了全国疟疾防治研究领导小组的新印鉴，与之前的全国疟疾防治研究领导小组办公室有一定的区别，但是文件中并没有相关的说明，其文件如图 1-7 所示。

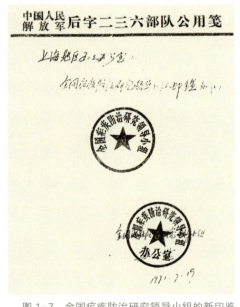

图 1-7　全国疟疾防治研究领导小组的新印鉴

---

①　国家科学技术委员会（简称国家科委）于 1970 年 7 月并入中国科学院，"两科"合并，成立新的中国科学院革命委员会。1977 年 9 月再度成立国家科学技术委员会，1998 年改名为科学技术部。

②　中央首长对防治疟疾的指示和批示，1973 年。北京大学医学史研究中心，档案编号：2009-5-4-3。

　　依据施凛荣先生口述：1967 年五二三会议后用的是疟疾防治药物领导小组办公室的印章，因为五二三不仅是药物研究一项，加上当时国内比较混乱，为保密，1968 年杭州会议后改为"北京（全国）五二三领导小组办公室"。各地区为与北京区别，都加上"地区"两字。1971 年后，有些机构、单位不甚明了五二三是干什么的，加上国内疟疾流行严重，五二三的一些成果推广使用，中原五省（鲁豫苏皖鄂）一些机构单位也接受有关药物的临床试用研究（湖北、河南等）任务，又加刻了全国疟疾防治研究领导小组及办公室的印章。但五二三印章从未停止使用，并印制了相应的两种信笺和信封。北京地区一直就有领导小组，只不过办公室都是由全国办公室直接管理。①

　　由此可以看出，当时五二三领导办公室是随着国内形势的变化做出相应政策的调整。会后，除了原有的科研单位之外，由于科研工作的需要又有一些新的研究单位加入进来，比如北京生物制品研究所、北京医学院、北京制药工业研究所等，而且，随着后字 243 部队搬到西安，西安制药厂作为协作单位②也都参与进来。此外，后来还陆续有很多单位间接参与五二三任务，他们主要与参加五二三任务的一些单位开展协作。

　　根据资料显示，三部一院的领导模式直到 1978 年国家医药管理总局成立后才发生改变③。1979 年 9 月 4 日，国家医药管理总局文件（79）国药工字第 387 号，提出按化工、医药交接会议上已明确的方案，从 1980 年起医药军工科研项目化工部不再负责。此外还提出，五二三项目近年来承担任务不多，且属军民两用项目，自 1980 年起纳入各级民用医药科研计

---

① 施凛荣：对五二三办公室印鉴更改的回忆。2011-4-18。

② 北京地区疟疾防治研究协作组：两年来北京地区疟疾防治研究工作情况汇报（1973-5-31）。见；原全国五二三办公室：《五二三与青蒿素资料汇集（1967—1981）》。2004 年。

③ 国务院于 1978 年 6 月 7 日批转卫生部关于建议成立国家医药管理总局的报告，规定总局的任务：把中西药品、医疗器材的生产、供应、使用统一管起来，由国家计委单列户头，统一规划，统一计划，统一管理；并相应地把医疗器材的科研设计、设备制造、基本建设和外事工作等统一管起来。原属化工、商业、卫生系统的中西药品、医疗器材的生产、供应以及科研等机构，分级划归总局或省、市、自治区医药管理机构统一管理；其他系统的医用药品器材的生产单位（包括脏器药品、兽药等），仍保持原来的隶属关系不变，卫生部负责检验药品质量，提出改进意见，并在科研方面予以帮助。

划之中，不再另列医药军工科研项目 ① 。此后的领导小组由原来的三部一院变为卫生部、国家科委、国家医药管理总局、总后勤部四个部门，化工部和中国科学院不再属于领导单位。

　　在整个"文化大革命"期间，由于五二三任务有强有力的领导，严密协作的组织，各部门、各地区，单位和专业之间，军队和地方之间团结一致，密切合作，不分彼此，设备互通有无，技术不搞封锁，一方有困难，各方来相助，保证了五二三任务的顺利完成。青蒿素及其衍生物以及许多其他疟疾防治的化学药等均是在这样一个大协作的组织下完成的。

　　① 　国家医药管理总局文件（79）国药工字第 387 号，关于医药军工科研计划和五二三科研项目归口管理的函（1979-9-4）。见：原全国五二三办公室：《五二三与青蒿素资料汇集（1967—1981）》。内部资料，2004 年。

第二章
全面展开

化学合成和筛选

1967 年 6 月下发的疟疾防治药物研究工作协作规划中对合成筛选协作组做出了详细的规定，并且要求要在三年内找到没有抗药性，对恶性疟有效、安全、稳定、适合于部队推广应用的新的不同的结构类型的药物3—4 种（1968 年 1 种，1969 年 1—2 种，1970 年 1—2 种）。具体有两点：①治疗药物要求：高效、速效；②预防药物要求：其中长效预防药物至少一种，口服一次能预防一个月以上，或注射一次能预防三个月以上。[①]

---

① 中华人民共和国科学技术委员会、中国人民解放军总后勤部联合通知：(67) 科十字第118 号、后科字第388 号，下达《疟疾防治药物研究工作协作会议纪要》及《疟疾防治药物研究工作协作规划》，附件二，1967-6-16。见：原全国五二三办公室：《五二三与青蒿素资料汇集（1967—1981）》。内部资料，2004 年。

主要工作及成果

在五二三会议召开以前，一些军队系统的单位就已经开始了有关抗疟药物的研究，1966 年后字 236 部队的五所和六所的研究人员参考国外文献，设计研究了"防 1"（每片含氨苯砜 100mg，乙胺嘧啶 20mg）。由于这两个药国内外已有相关的使用报道，所以当时并未进行相应的实验室动物实验便进行了相应的效果和副反应观察。当时"防 1"主要在上海第十一制药厂的协作下大量生产。据有关人员回忆：[①]

> 1967 年 2—6 月在越南南方的西原军区的通讯营做了"防 1"的抗疟预防试验，发现效果不错，当我们还没回到中国的时候，越南的电报就已经打回到中国来问药了。

1967—1969 年，广东、云南、江苏等地区"五二三现场"试用组用"防 1"在海南岛对高疟区有较高免疫力人群和云南疟疾暴发流行区免疫力较低的人群以及在江苏、河南等间日疟流行区进行预防效果观察，一周服用一片，并且在不同地区进行了不同药物或者是不服药的对照观察。观察的患者数目达 2 万多[②]。

在合成"防 1"后不久，为了延长药物预防的时间，后字 236 部队五所和六所的研究人员用周效磺胺代替氨苯砜，在进行了相应的动物抗疟作用及其毒性作用试验后，从 1968—1971 年，先后在海南、云南、江苏及昆明部队某部用不同剂量的复方试用，观察对象总计有 11716 人，发现周效磺胺与乙胺嘧啶的复方有较明显的预防效果，其中以"防 2"（每片含周效磺胺 250mg，乙胺嘧啶 17.5mg）这种药物剂量比例比较适宜，使得预防时间从"防 1"的 1 周延长到"防 2"的 10 天至 2 周，最后定型生产了大

---

① 田辛：对赴越南南方进行药物试用效果观察的回忆。2009-6。
② 后字 236 部队五所："防疟片 1 号"预防疾病的效果观察。《疟疾研究·化学合成药与临床观察专集》，1975 年，第 56—58 页。

量的"防2"[①]，并支援到越南战场作为应急药物使用[②]。当时"防2"主要由上海第二、十一制药厂生产，上海医药工业研究院也参与了相应的研究工作。

自1965年开始，上海医药工业研究院和第二军医大学等相关科研单位根据国外的报道中有关4-氨基喹啉类的哌哔嗪衍化物具有长效抗疟作用后，便根据英国专利（Brit.991838）报道中的一个方法，在工艺方面做了一定的改进，合成了磷酸喹哌（1,3-双[4-(7′-氯代喹啉基-4′)哌哔嗪-1]丙烷的四磷酸盐），1968年后字243部队对磷酸喹哌进行了相应的复方研究，经过与周效磺胺、2-磺胺-甲氧吡嗪（SMPZ）、氨苯砜（DDS）、二乙酰氨苯砜（DADDS）及M-6701等两药配方的复方研究，最终确定以喹哌（与哌喹为同一物的不同叫法）与周效磺胺两药配伍复方的效果较好，后定名该复方为"防3"（每片含四磷酸喹哌250mg，周效磺胺50mg）[③]。在进行了相应的药理、毒理试验以及健康人体试服后，发现"防3"对鼠疟、猴疟都具有比氯喹更好的防治作用，毒性较轻，安全范围更大。1968—1970年在海南、云南和江苏地区现场扩大防治试用，其中治疗使用观察结果见表2-1。

此外，对"防3"还进行了大量的预防试用观察。1969—1972年，海南、云南、江苏等地区现场预防试用约8927人达30590人次，按成人剂量每月一次顿服3或4片，无论对间日疟还是恶性疟，均有较好的预防效果，在高疟区，流行高峰季节，服用"防3"以后，平均月发疟率可从10%以上降至1%—2%。

---

① 后字236部队五所："防疟片2号"（周效磺胺、乙胺嘧啶复方）对人和动物的抗疟作用和毒性。《疟疾研究·化学合成药与临床观察专集》。1975年，第32-37页。

② 宁殿玺：《对赴越南南方送"防2"的回忆》。2009年。

③ 上海医药工业研究院、中国人民解放军后字243部队、上海第二制药厂、上海第十一制药厂、上海第十四制药厂、广东地区现场试用组、云南地区现场试用组、江苏地区现场试用组、上海市卫生局药品检验所："防疟片3号"的化学合成、药理及现场防治试验。《疟疾研究·化学合成药与临床观察专集》，1975年，第1-23页。

表 2-1　1968—1970 年在海南、云南和江苏地区现场"防3"试治总结

时间	地点	使用剂量及方法	疟型		例数	平均退热时间（小时）	平均原虫消失时间（小时）
1968 年 11 月— 1969 年 4 月	海南崖县地区南岛农场	4 片（6:1）顿服	恶性疟		10	37（5—67）	40.2（24—50）
			间日疟		8	21.3（16—29）	30（24—32）
			混合感染		3	24（16—29）	34.7（24—48）
		6 片（3:1）顿服	恶性疟		9	25.2（3.5—59）	29.6（22—40）
			间日疟		8	16.2（3—30）	28.4（24—40）
		6 片（3:1）两次分服	恶性疟		3	22.2（4.5—31）	24.3（24—25）
			间日疟		3	15（3—30）	26.6（24—32）
		6 片（6:1）两次分服	恶性疟		3	37（32—43）	31（23—36）
1969 年 6—9 月	江苏淮安石塘公社	6 片，首剂 4 片，10—20 h 后再服 2 片	间日疟		56	24h 内控制临床发作 39 例（69.6%），再发作一次者 17 例（30.4%）	24h 内 32 例（56.9%），24—48h 内 20 例（35.9%），72h 3 例（5.4%），96h 1 例（1.8%）
		5 片顿服	间日疟		24	24h 内控制临床发作 22 例（91.7%），再发作一次者 2 例（8.3%）	24h 内 13 例（54.2%），24—48h 内 9 例（37.5%），72h 2 例（8.3%）
1970 年	云南勐润水利建设兵团	8 片（3:1）首次 4 片，每隔 8—12h 服 2 片，3 次服完	恶性疟	初发	8	85（54—153）	48（24—81）
				近期复发	7	63（44—143）	54（36—115）
			间日疟		3	29（6—59）	38（30—54）
	昆明部队	49 例同上，4 例剂量增至 16 片	恶性疟		36	24h 内 56.6%），24—48h（34%），>48h（9.4%）	观察 29 例（恶性疟 19 例，间日疟 8 例，未定型 2 例），24h 内（37.9%），24—48h（58.6%），>48h（9.4%）
			间日疟		9		
			混合感染		1		
			未定种		7		

对"防 3"的合成、制剂、药理以及现场防治试验的资料表明，虽然当时药物剂量的使用还在摸索阶段，药物的安全性也还在探索阶段，临床验证资料也不如现在这样完善。但是这项研究肯定了"防 3"的疟疾防治作用，对降低发疟率、控制流行和战备任务的完成有重要作用，为后来给

越南战争中部队疟疾防治大量供应"防3"提供了临床基础。"防3"主要由上海第二、十四、十一制药厂生产。

当时上海的很多制药厂除了参与制定药物的生产以外，在其他单位的协作下也参与一些药物的合成与筛选，比如上海第十四制药厂1967年合成了代号为"6701"的化合物（化学名：3-氯-7-甲氧基-9{[3,5-双-（四氢吡咯-N-甲基）4-羟基]苯基}氨基吖啶的三磷酸盐）在经过动物筛选、动物毒性试验和健康人试服之后，于1968—1972年，在海南、云南、江苏、浙江、福建、广西等地收治了400多例疟疾患者，证明了"6701"的盐酸盐和磷酸盐对疟疾有较好的治疗效果，但是部分病人治愈后有近期复发的现象[①]。此外还对"6701"盐酸盐与周效磺胺、乙胺嘧啶组成的复方也进行了相应的研究[②]。

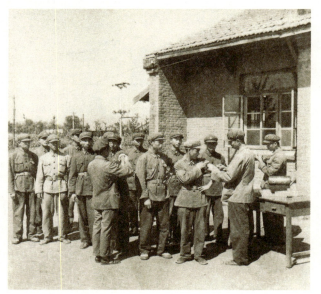

图2-1　参与五二三任务的科研人员下连队进行药物试用观察

上海寄生虫病研究所于1970年末合成的"7351"{2-甲氧基-7-氯-10(3,5-双四氢吡咯次甲基-4-羟苯基)氨基苯骈-[b][1,5]-萘啶}[③]在经过药理、毒理试验和健康人试服之后，于1971—1972年对"7351"和"7351"与周效磺胺、

---

　　①　上海第十四制药厂：疟疾治疗药"6701"的研究。《疟疾研究·化学合成药与临床观察专集》，1975年，第68-75页。

　　②　上海第十四制药厂："6701"合并周效磺胺、乙胺嘧啶治疗疟疾的初步观察。《疟疾研究·化学合成药与临床观察专集》，1975年，第76-77页。

　　③　上海寄生虫病研究所疟疾研究室：疟疾治疗药"7351"的研究。《疟疾研究·化学合成药与临床观察专集》，1975年，第78-85页。

乙胺嘧啶组成的复方在浙江、云南、海南岛等地进行了相应的临床验证，并与氯喹治疗进行对照，发现其疗效并不低于氯喹，副反应比氯喹要小。

1971—1972 年，后字 236 部队用治疟宁（由磷酸氯喹、氨苯砜和乙胺嘧啶组成的复方）[1]进行了大量的临床试验，发现它对部分地区的间日疟具有肯定的疗效，但是它不具有杀灭组织型疟原虫的能力，不能根治间日疟，而且不宜与伯喹同服等问题。

截至 1980 年，化学合成药有"防 1"和"防 2"两项获得全国和全军后勤先进科技成果奖，"防 3""喹哌"和"复方磷酸咯萘啶"三项获得 1978 年全国科学大会重大成果奖，"羟基哌喹片"和"磷酸羟基哌喹"两项获得全国科学大会先进科技

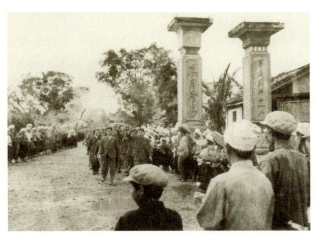

图 2-2　1974 年由第三军医大学（原第七军医大学）和上海医药工业研究院合作研制的"硝喹"在云南省耿马县孟定公社进行临床试用研究，临床组受到当地民众欢迎

成果奖，"磷酸咯萘啶"和"常咯啉"两项获得全国科学大会奖。其他还有"脑疟佳""硝喹及复方硝喹片""古罗酸伯喹""抗坏血酸伯喹"等都是在当时经过研究发现或者改造合成的抗疟新药。

中医中药与针灸

奎宁等治疗疟疾药物的广泛使用，导致了疟原虫耐药性的出现，开发

---

① 后字 236 部队五所："治疟宁"对间日疟治疗效果的观察。《疟疾研究·化学合成药与临床观察专集》，1975 年，第 86—90 页。

新型抗疟药物成为国际医学界所关注的问题。从传统药物中寻找有效药物、从植物中提取有效成分是现代药物研究的重要途径之一，实际上，咖啡因、士的宁、吐根、洋地黄等多种药物都是从植物中提取。20 世纪 20 年代，中国医学家陈克恢从中药麻黄中提取出麻黄碱，成为中药现代研究的一种模式。民国时期，国人对常山治疗疟疾做了相当多的研究 [1]。20 世纪 50 年代中期，西医学习中医的兴盛，整理和研究传统中医药成为"西学中"的重要途径。1958 年 10 月，毛泽东主席提出："中医药学是一个伟大的宝库，应当努力发掘，加以提高。"这些都极大地推动了我国的中医药整理和研究工作，对五二三任务也具有重要影响。尤其是在东南亚地区耐药性疟疾株的不断出现，很多合成抗疟药不能很好地发挥作用时，无论是领导小组与各参与单位都十分重视从传统中医药中筛选抗疟药物。

1967 年制定的三年规划提出了将中医中药、针灸防治疟疾作为一个专题来研究，虽然规划对各项任务的安排和各单位的分工比较详细，但是，任务执行时各单位之间的相互协作则随着国内政治形势的变化而变化。例如，为了执行毛泽东主席提出知识分子必须接受工农兵"再教育"，走和工农兵结合的道路的指示，中国科学院上海药物研究所的工作人员于 1969 年前后从实验室下到各工厂（主要是到上海第十四制药厂和第十六制药厂）去与药厂人员一起工作，而且经常组织不同形式的学习班 [2]。虽然以这种政治动员的方式来开展科研工作并非良策，但在当时比较混乱的形势下使得当时科研人员的研究工作得以顺利进行。

从 1968 年开始，上海五二三中药协作组（上海药物所和上海第十四制药厂）通过深入到边疆和山区农村，进行调查研究，收集了大量的单方、验方，通过对马鞭草 [3]、马蹄金 [4]、倒扣草 [5] 等数百种中草药动物药理筛选。截至 1975 年 3 月 30 日，他们发现了仙鹤草（7154）、大叶桉（7306）、

---

① Sean Hsiang-lin Lei: From Changshan to a New Anti-Malarial Drug: Re-Networking Chinese Drugs and Excluding Chinese Doctors. *Social Studies of Science*，1999，29：323-358。

② 上海药物所一位下厂工作人员的汇报——自觉接受再教育，认真改造世界观。1970 年。

③ 上药十四厂五二三工作简报——毛主席语录备战备荒为人民。1973 年。

④ 9 号药（马蹄金）工作组：民间抗疟草药马蹄金工作汇报。1969 年。

⑤ 上海第十四制药厂：为继承发扬祖国医药而努力。1975 年。

铁包金（7401）、云务草（7402）等四种中草药对鼠疟有较好的疗效 ①，对它们分离提纯，进行了相应的药理毒理试验 ②。此外，他们还对仙鹤草进行反复的分离提纯得到了五种不同的晶体，分别命名为仙鹤草酚 A、B、C、D、E，确定了它们的化学结构并进行了全合成工作，这五个成分在 50—100mg/kg 剂量对疟原虫均有效，但后来由于副作用大等原因均未能推广应用于临床 ③。

上海药物所和上海第十六制药厂对"56 号"（1971 年在对常山乙素改造过程中在鸡疟模型上发现的一种有效抗疟药，代号"56 号"）进行了相应的研究，发现其临床近期效果与氯喹相近，副反应明显的低于氯喹，不过单用时复燃率较高 ④⑤。

从 1968 年开始，中国医学科学院药物研究所与军事医学科学院微生物流行病研究所、北京制药厂（原为北京医药工业研究所，"文化大革命"期间和北京制药厂合并，所以合称为北京制药厂）协作 ⑥ 以北京制药厂为基地，由军事医学科学院微生物流行病研究所邓蓉仙和中国医学科学院药物研究所的姜云珍等研究人员负责，先人工全合成了常山乙碱，后对其进行化学结构改造，发现其衍生物"7002"（3-[β-酮基-γ（2-哌啶基）丙基]-6,8 二氯喹唑酮-4 盐酸盐）对鸡疟、鼠疟有较好疗效，而且对猫致吐反应比常山乙碱轻。后于 1970—1973 年在海南经临床验证发现其抗疟效果与常山乙碱相同，仍存在杀灭原虫不彻底的缺点，但是呕吐副反应比常山乙碱小。其后还用此药与其他药物配伍使用也存在类似的问题，后来因

---

① 上海五二三组：74 年五二三工作小结，75 年五二三工作打算。1974-12-26。

② 上海五二三重要协作组：为发掘祖国医药而努力。1975-3-30。

③ 中国科学院上海药物研究所、上海第十四制药厂：仙鹤草酚的提取分离、化学结构全合成研究。见：全国疟疾防治研究领导小组办公室：《疟疾研究科研成果选编（1967—1980）》。内部资料，1980 年，第 62 页。

④ 上海药物研究所、上海第十六制药厂：抗疟药 56 号的实验研究和临床观察。《疟疾研究·化学合成药与临床观察专集》，1975 年，第 94-102 页。

⑤ 上海药物研究所：抗疟药 56 号的体内转运。《疟疾研究·化学合成药与临床观察专集》，1975 年，第 103-106 页。

⑥ 北京制药工业研究所、中国医学科学院药物研究所、后字 236 部队 5 所：常山乙碱衍生物"7002"的合成。《疟疾研究·化学合成药与临床观察专集》，1975 年，第 109-111 页。

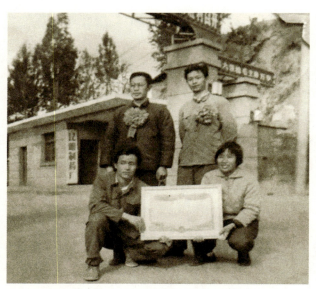

图 2-3　昆明制药厂 1968 年开始进行奎宁试验和生产
（前排右一杨恒族，后排左一王存志）

为发现了其他较好的有抗疟作用的中草药苗头而终止了相关的研究。

当时北京医药工业研究所还和昆明制药厂共同承担研制奎宁类药物；为获取生产奎宁类药物原料，在云南的西双版纳州和德宏州建立了金鸡纳树的种植基地，并在芒市筹建金鸡纳生产工厂。1968 年 1 月初，昆明药厂的杨恒族、王存志带着研制任务来到北京，与北京医药工业研究所的徐文豪、张桂凤一同开展工作，1968 年 10 月完成奎宁、奎宁丁、辛可宁研制及其工艺技术和产品工艺。1971 年研制品放大试验在昆明药厂进行，为扩大生产，上海化工设计院负责生产工厂及设备建设，北京医药工业研究所、昆明制药厂提供研制奎宁工艺技术等相关资料。正是因为这些工作让昆明制药厂在后来的青蒿素生产过程中具备了参与青蒿素提取、研发和生产的基础。

第二军医大学训练部中草药研究组与上海药物研究所首次从植物陵水暗罗中分离得到一种名为暗罗素的金属化合物 [1]，经过一系列的研究与对照，发现其与人工合成的暗罗素一样具有抗疟效果，且在抗疟药中为一种新型的结构。因其在动物实验中毒性表现明显，安全范围小而未见有进一步的研究。

---

[1]　第二军医大学训练部中草药研究组、中国科学院上海药物研究所：暗罗素的提取分离、结构测定和人工合成。见：全国疟疾防治研究领导小组办公室：《疟疾研究科研成果选编（1967—1980）》，内部资料，1980 年，第 63 页。

中国医学科学院药物研究所、中国科学院华南植物研究所、中山大学与中山医学院等单位根据民间抗疟药的调查，对植物鹰爪进行鼠疟筛选，抑制率高达 99% 以上，后对其进行分离提纯发现从中筛选出来的鹰爪甲素具有抗疟疗效。在对鹰爪甲素进行化学结构研究的过程中，发现它为一过氧化物，这为后来的研究并合成新抗疟药提供了新的思路 [1]。医科院药物所和中山大学化学系合作，测定出它的化学结构为一脂溶性的含过氧基团的倍半萜；但该药资源极少，植物中有效成分含量很低，难以大量提取推广使用。中山大学化学系在 1974—1977 年对鹰爪甲素开展了合成类似物或简化物的研究。鹰爪甲素化学结构中过氧基团的存在，对后来青蒿素化学结构的测定有很大的启发。根据李英与吴毓林的口述，这一含过氧环的新型抗疟药的报告对后来测定青蒿素的结构具有十分重要的启发作用 [2]。

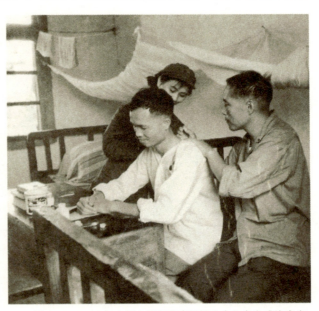

图 2-4 1969 年广州中医学院李国桥（中）自身感染疟疾，让同事靳瑞（右一）针刺大椎穴位观察试验效果

自 1967 年开始，广州中医学院、中医研究院广安门医院、上海中医研究所和南京新医学院就一直在对针刺治疗疟疾进行研究，主要通过单纯针刺、耳针、压椎、敷贴、穴位注射、埋线结扎、针刺加用药等方法来观察

---

① 中国医学科学院药物研究所、中山医学院、中国科学院华南植物研究所：鹰爪抗疟疾有效成分的化学结构的研究。见：全国疟疾防治研究领导小组办公室：《疟疾研究科研成果选编（1967—1980）》，内部资料，1980 年，第 60-61 页。

② 李英、吴毓林访谈，2010 年 7 月 26 日，上海。资料存于采集工程数据库。

治疗效果。虽然某些患者通过针灸治疗显示出一定的效果，但究其原理不太清楚，最终也因疗效不够稳定而放弃。不过经过几年的摸索与实践，他们在针灸治疗疟疾方面也积累了一定的经验 [1] 。

驱蚊剂研究

由于疟原虫是通过蚊子的叮咬来传播的，因此，防治疟疾除了寻找有效的疟疾防治药物以外，有效地切断传播途径也是一种很好的方式。防蚊、灭蚊则是切断传播途径的一种十分有效的方式。在无法使用蚊帐与大面积喷洒灭蚊药不现实的情况下，为了适应战备需要，尤其是丛林作战的需要，寻找有效的驱蚊剂，达到保护战士免受蚊虫叮咬而染病的目的，以增强部队战斗力。因此，1967 年制订的研究规划中，对驱蚊剂的研究也制订了详细的计划 [2] 。

驱蚊剂的研究主要是从化学合成药和中医中药中筛选出对蚊虫有效的驱避剂，驱蚊是最主要的，但还包括了一些对其他如蠓之类吸血昆虫的驱避剂的研究。从研究途径而言，与抗疟药物研究一样，研究单位有很多是一致的，而研究内容除了筛选与提取以外，还包括了某些有效驱避剂的结构测定与合成、临床试验、不同制剂的研制、不同药物对不同季节蚊虫的敏感性以及驱蚊有效时间的研究等。

截至1974年，驱蚊剂研究专业组包括广东、广西、云南、四川、南京、北京、上海和沈阳等地区的研究人员共调查了 160 个县，700 多个公社，收

---

[1] 广州中医学院、中医研究院、上海中医研究所、南京新医学院：针刺治疗疟疾的研究。见：全国疟疾防治研究领导小组办公室：《疟疾研究科研成果选编（1967—1980）》，内部资料，1980 年，第 64 页。

[2] 中华人民共和国科学技术委员会、中国人民解放军总后勤部联合通知：（67）科十字第 118 号、后科字第 388 号，下达《疟疾防治药物研究工作协作会议纪要》及《疟疾防治药物研究工作协作规划》，附件二，1967-6-16。见：原全国五二三办公室：《五二三与青蒿素资料汇集》，内部资料，2004 年。

集了民间驱蚊药 3300 多种。经过初步提油试验，从中选出有驱蚊苗头的植物有柠檬桉、广西黄皮、松树、野薄荷、山苍子、香茅、土荆芥、枫茅、紫苏、徐长卿、青蒿、柚子皮、桦树皮、丁香罗勒、白把子、黄杞、姜樟、桂树、橡胶子、川穹、茴香等百余种。该专业组总结出了"人工加温通气"和"油水混合转化"等加速植物油陈化，变植物驱蚊药短效为长效的新技术方法。各地区的驱避剂专业组共同协作，除了提取出不同的植物驱避剂以外，还对它们进行相应的化学结构鉴定，并总结了一些驱避剂化学结构与驱蚊作用之间的一些规律，比如：已挖掘的植物驱避剂多数属于单环含氧萜类化合物；多数含有两个基团，如羟、酮、酯、酰胺等极性基团 [1]。

根据目前查找到的文献，到 1980 年，除了 1967 年规划中的单位之外 [2]，还有广东省卫生防疫站、广东省医药工业公司、广东省植物研究所、广州军区卫生防疫研究所、广州市化学工业研究所、广州香料厂、海字 166 部队、劳动卫生职业病防治院、南字 204 部队、上海第二制药厂、上海昆虫研究所、上海劳动卫生职业病防治院驱避剂组、上海日用化学工业研究所、上海日用化学工业研究所驱避剂组、上海市劳动卫生职业病防治院、上海桃浦化工厂、上海职业病防治院、沈阳化工研究院、沈字 446 部队、四川地区驱避剂东北现场验证组、云南省热带植物研究所、云南省植物研究所、中山大学等单位都参与了驱避剂的研究工作。

现 场 防 治

根据 1967 年五二三任务最初的研究规划，除了本章前三节所述的工作外还有一个现场防治协作组（包括制剂小组），现场的工作与之前三个

---

① 驱蚊药研究专业组：用毛主席哲学思想指导民间植物驱蚊药的发掘和提高。《驱避剂专集》，1974 年，第 1—5 页。

② 全国疟疾防治研究领导小组办公室：《疟疾研究科研成果选编（1967—1980 年）》，内部资料。

小组的工作有所不同，但又与他们紧密联系在一起。无论是化学合成药、中医中药抑或驱蚊剂，最终都需要到现场进行验证才能确定是否有效。进入现场的工作人员部分来自科研院所，部分是原本在现场蹲点的医务人员等。

在开展现场工作时，尤其是"文化大革命"动乱"武斗"期间，广东（海南现场）、云南五二三领导小组及办公室承担了大量现场管理和后勤保障工作。广州军区卫生部宋维舟部长、邵明政部长，昆明军区卫生部史霞光部长、王礼副部长，海南军区防疫大队郭广民队长，海南行政区卫生局刘通显局长等人，对每年十几个、二十几个科研工作组进入现场的民间抗疟药方采集调查、药物试验的工作组，都亲自过问安排。海南军区为每个五二三现场试验组派一名军医配合，负责行政、安全和后勤保障工作。广东（海现场）、昆明五二三办公室为各工作组选试验点，安排进出现场的接送，做了大量工作。

据云南地区五二三办公室副主任傅良书口述：

1965年通过总后卫生部给我们军区下达任务，说是要派一个熟悉疟疾的人到北京去参加这个项目的研究。于是我就被派过去了，我在军事医学科学院待了2个月，主要是了解CI501这个药物的研究情况，参加他们实验室的一些工作，另外参加了他们3次相关的会议。他们让我到云南负责上现场的工作，我了解了相关的情况后就回来了。回来之后就开始在西双版纳和勐腊准备现场相关的工作。1966年5月，军事医学科学院派了一个组带着药到我们云南来，由我当组长，他们的一个助理研究员当副组长，另外还有5个人，3个女的2个男的，其中3个医生、2个技术员。来了之后我就带他们进入现场。我们当时主要是当地下放人群（指从山上到坝子里的人）中拣了一部分人，咱们部队流动人群（指一天到外头流动的，经常有机会住在寨子里头的）中也拣了一部分人。给他们注射CI501油针剂，观察他们的发病情况，看是否能预防多久。

在云南除了要安排研究工作以外，我们军区还要配合相关的药物试验的现场工作。1967年我们昆明军区还有一个任务，就是配合上海医药工业研究院合成的一个驱蚊剂的试用，他们合成的那个驱蚊剂代号叫 DETA，其实这个药物美国早就合成了，只是原来我们没有生产合成这个东西。他们当年就把这个东西做成了一个油膏剂，拿到我们云南现场看到底能不能防蚊。大概在 1967 年 7 月份，上海那边来了几位同志，上海医工院来的叫钱绍林，第三军医大学也派来了几个医生，我们也出一部分人一起到部队去对这个驱蚊剂进行验证。要进行驱蚊剂的验证就要找到会经常被蚊子咬的人，当时的重点地区就是西双版纳。我们做了两种方案，一个是让钱绍林就带着第三军医大学的人找到西双版纳那边的查线连，所谓查线连就是从一个地方专门拉电线拉到另一个地方。为什么选他们，就是因为他们在野外要拉线，不能走正常的路，要逢山过山，逢水过水。蚊子叮咬的机会大，白天有伊蚊，也有阿蚊。西双版纳白天蚊子最多的就是伊蚊，它白天咬人，那个伊蚊只要有一点点水就能滋生。还有大个的叫骚扰阿蚊，最厉害的就是那个蠓，有的咬了之后一抓就会过敏、感染、化脓，很厉害的。我们在这个部队给他们涂上这个防蚊药，看什么时候蚊子才咬，这样从涂药到蚊子叮咬的时间就算做有效时间。

另外我们还设了一个点，在勐腊县的勐满，挨着老挝的边界，离国境也就一公里左右。那里有个营房，后面有一个连队，我们为什么要到这连队呢，因为这个连队打潜伏，就是防止晚上敌人可能要进来搞破坏，搞情报，所以他们要潜伏在那里。每晚派了一个班的人员潜伏在边境树林里面，不准发出声音，不准睡觉，更不能动，甚至有时候会有大狗熊在他们身上闻一闻，像这种情况蚊子叮咬引起瘙痒是不得了的。于是我们拿着药到他们这个连队试用，在他们潜伏之前往脸上、手上涂好药，在这里穿着的裤子都是把裤腿扎起来的那种，本来是叫他们要尽量穿长筒袜，但是军队里面没有那么多长筒袜啊。涂完药之后我们开始计时，然后跟着他们一起去观察，一直到天亮。什么时候被蚊子咬了就看看几点钟，然后告诉我们被蚊子咬的时间。我还记得第三军医大学有个医生，我现在忘了他的名字。他挺不住，打呼噜，士兵打呼噜，排长可以踹他，但是医生人家不敢踹啊，也不敢说。结果回来排长跟我说：'主任啊，你们那个同志不能跟我们，他打呼噜会影响我们，会暴露目标的。'我去劝他，但他还不同意，说这个任务又艰苦又光荣啊。后来我又跟着去了，还派了另一个人跟着一起去。我记得有一天晚上我没出去，跟着团参谋长在营房里。结果晚上突然之间听到"啪""啪"的枪声。参谋长说："走，跟着我去看看怎么回事。"后来才知道是老挝内部打起来了，就是我们支持的左派跟他们的右派在打仗。我就看见我们的战士都涂上了防蚊药，他们都在树林里一动不动。涂了那个驱避剂的，蚊子到了一定距离就飞走了，涂了油剂的早上一看，脸上沾了好多蚊子。最后各个地区都开始研究驱避剂了，都成立了驱避剂的专业组。这一年主要是油剂，但是油剂黏黏糊糊的，最后都改做成乳剂更受欢迎。

所以在1967年，我就主要抓下现场这件事。

……

1968年我们把抗疟药拿到现场去验证，当时主要就是海南和云南现场，安徽、南京等地有没有现场就记得不太清楚了，因为在海南和云南这

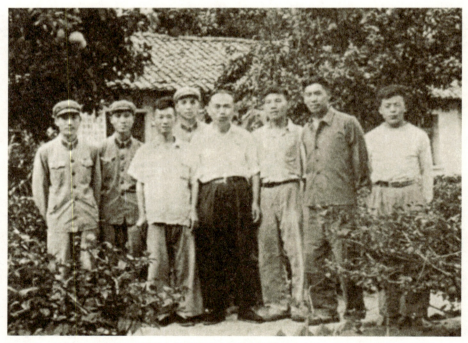

图2-5　1967年全国五二三领导小组成员卫生部陈海峰局长（左五）深入云南边境（勐腊）了解和检查、了解五二三现场工作情况时与部分科研人员合影

两个地方才能见到比较多的恶性疟，其他地方间日疟居多，毕竟这主要是针对恶性疟的啊。后来我们就组织现场组，谁来呢，军事医学科学院五所，第三军医大学、第七军医大学都派人来，然后我们军区的，还有云南思茅的疟疾防疫所等。这个组是一个综合的组，医生、护士、研究员等都有，因为这个组需要做的事情很多，地方的老百姓找你看病都要去，不论是白天还是晚上。[①]

全国五二三办公室副主任张剑方对我们讲述 1968 年下现场的情形，虽时隔近 50 年，当时的场景却历历在目：

1968 年有一个重要任务，就是要大规模进入海南岛和云南现场，将我们五所、六所研制的"防1""防2"两个药分发到各现场进行临床验证。包括南京军区、广州军区、昆明军区等，一家有两、三个工作组的，我们五所去了云南一个组，海南一个组。当时有两个主要任务，一个是对"防1"和"防2"进行临床验证看看预防效果怎么样；另一个是组成一个调查队调查各地的中医中药。这个调查组里头包括大夫，搞植物的、搞植物化学的，十来个人组成一个组，到民间去搜集访问。所以当时主要是化学合成药物组和中医中药组。针灸组当年没有去，针灸组比五二三其他组参加工作晚了一年。当年进入海南的有 20 个工作组。

4 月份要进现场，一起进入海南。大部分人员是从广西到达湛江，再从湛江坐公共汽车到闻喜，就是海边上一个县城，从那儿坐船进入海口。进入海口以后，那儿的一家医院的大夫、护士、工作人员负责组织接待，部队也有人在那边组织。这个医院的医护人员帮着大家一起洗衣服，做饭吃。刚进入那里的时候，要全部集中起来，我在那儿给他们介绍任务。大概两三天的时间，讲了以后讨论，讨论以后，由广州军区组织了二三十辆解放牌汽车，一个组一个组的送到各个现场去。然后我跟到现场去，广州军区的卫生部长，医学科研院的所长，流行病室的主任，卫生部的助理员

---

① 傅良书访谈，2009 年 9 月 24 日，昆明。资料存于采集工程数据库。

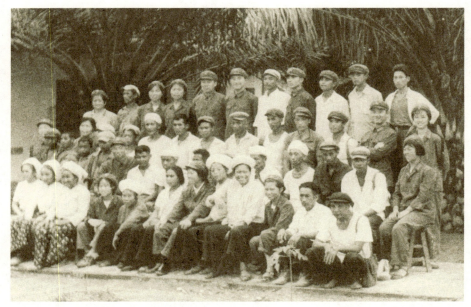

图 2-6 1974 年第三军医大学、上海医药工业研究院现场试用工作结束后与当地群众合影留念

一起组成一个班子到那里。五二三办公室主要是我在那儿，还有一两个助理员。①

施凛荣先生回忆部分当年有关五二三任务开展科研经费的情况时，对现场研究的经费有特别的说明：

单位的研究经费是四个部门按系统自己解决的，部队使用部队系统的科研经费。化工系统单位都是作为国家任务下达后，尤其是药品的加工、生产，全部是由当时的化工部（后来的石油化工部、燃料石油化工部、医药工业公司）归口去解决；科委系统的，那是科委的钱，那时候都是国家事业单位。各个地区办公室的办公经费是从部队出的，由全国五二三办公室每年做预算给总后，通过军事医学科学院申请上报单列，指标由我们办公室管理。我们根据各个地区当年要开

---

① 张剑方访谈，2012 年 8 月 11 日，北京。资料存于采集工程数据库。

展的工作规模大小，再分给各个地区办公室，作为地区会议和通讯、差旅、办公等日常费用，办公室人员工资还是由各自的单位负责。专业人员工资、参加专业会议，资料，出差，也是各单位自己出。还有一个问题——粮食，下现场那时候生活很艰苦，没油、没肉，野外活动多，饭量都很大。我们从总后申请军用价购粮票，由各个地区五二三办公室掌握，下现场研究工作的，给每人每月补贴到45斤的粮票。

一些特别项目可能要由办公室来协调。药物生产的问题，由化工部负责五二三联络工作的佘德一同志协调。需要他们解决的事就找她，由她出面去协调解决。比方说上海医药工业研究院需要到某个药厂去搞药物中试，就由她去协调落实。所有要去海南、云南现场的研究小组，都是由部队联系安排、提供进出现场的交通条件和管理。进驻现场的费用怎么办，除了全国五二三办公室给地区的办公费外，重大的开支和进出现场的车辆，一般由广东、昆明五二三办公室分别向广州、昆明军区后勤部卫生部报告，由军区协助安排落实。广州军区卫生部负责海南岛现场，昆明军区卫生部负责云南现场，地区五二三办公室的负责人就是部队派出的人，他去联系解决。而且每个现场研究组基本上也都有一个军人干部担任副组长具体与五二三办公室联系。①

除了上述四个小组的工作，后来随着研究的深入及需要，又增设有凶险型疟疾救治、疟疾免疫、灭蚊药械等专项研究的专业协作组。各专业协作组的工作在当时有效地从各方面促进了我国疟疾防治方面的研究水平。

---

① 施凛荣访谈，2009年9月3日，北京。资料存于采集工程数据库。

第三章
初见曙光

青蒿抗疟史溯源

青蒿（Qinghao，herba artemisiae annuae）本品为菊科植物黄花蒿（*Artemisia annual* L.）的干燥、地上部分。秋季花盛开时采割，除去老茎，阴干 [①]。这是 2010 年版《中华人民共和国药典》（简称《中国药典》）对青蒿的描述。当然，过去对青蒿的描述并非如此，比如 1963 年版的《中国药典》中青蒿原植物收青蒿（*Artemisia apiacea* Hance）或黄花蒿（*Artemisia annua* L.），1977 年收黄花蒿或青蒿，至 1985 年之后的版本则只收录黄花蒿 [②]。对于青蒿与黄花蒿以及其他名称的蒿的区别、联系有很多争议，其历史渊源已有众多学者和研究人员进行过相关

① 国家药典委员会：《中华人民共和国药典（一部）》。北京：中国医药科技出版社，2010年，第 184 页。

② 《中药辞海（第二卷）》。北京：中国医药科技出版社，1996 年，第 567 页。

的考证①–③，本书列举两种较有代表性的说法。其中胡世林认为根据本草提供的青蒿特征，以及过去 1700 年间历代医家用青蒿治疟的众多方药，加之现代研究证明蒿属植物中只有 *Artemisia annua* L. 一种含有青蒿素、具有抗疟作用，足以证明青蒿就是 *Artemisia annua* L.；同时，他还指出李时珍的《本草纲目》中不应该增加"黄花蒿"这个条目，如果将黄花蒿作为 *Artemisia annua* L. 的正名，就意味着中医 16 世纪以前不知道 *Artemisia annua* L. 的药用价值，如果承认《肘后备急方》记载治疟有效的青蒿就是 *Artemisia annua* L.，那么《本草纲目》新增黄花蒿就是多余的，而且黄花蒿在中医药专业内是个空前绝后的名称，顶多是李时珍用过，其后无一医家认同，也说明黄花蒿不过是青蒿 *Artemisia annua* L. 的别名而已；他认为把青蒿考证为 *Artemisia apiacea* Hance 的错误是日本学者造成的，应该把青蒿的正名给 *Artemisia annua* L.。而张衍箑④ 在七十年代后期对青蒿的品种做了本草文献考证和实地调查，发现各地将青蒿入药的品种有黄花蒿（*Artemisia annua* L.）、青蒿（*A. apiacea* Hance）、茵陈蒿（*A. capillaris* Thunb.）、猪毛蒿（*A. scoparia* Waldst. et Kitaib.）、牡蒿（*A. japonica* Thunb.）、南牡蒿（*A. eriopoda* Bunge），他对正品的黄花蒿和青蒿做了相应的考证，认为宋代至明代以前的本草文献中青蒿一般有两种植物，比如香蒿、臭蒿两种或者其他的叫法；李时珍在《本草纲目》中写青蒿的主治功效中有"疟疾寒热"等，而未将黄花蒿的疟疾疗效写出来，可能与李时珍用黄花蒿治疗的实践的局限性有关，青蒿与黄花蒿分别作为中药的正名出现，始于李时珍的《本草纲目》；北京中药所在研究中发现提取物有抗疟疗效的是作为中药青蒿入药的黄花蒿。中医对疟疾的认识与现代意义上的疟疾也有一定的差别，比如李时珍将疟疾分为风、寒、湿、热、食、瘴疟等若干种，并非都是指疟原虫所致疟疾⑤。因此，虽然古代医书中有青

---

① 胡世林：青蒿的本草考证。《亚太传统医药》，2006（1）：28-30。
② 中医研究院中药研究所：《青蒿抗疟研究（1971—1978）》，1978 年，第 1-3 页。
③ 朱建平，王永炎，梁菊生：《中药名考证与规范》。上海：中国古籍出版社，2006 年，第 1448-1455 页。
④ 张衍箑：青蒿的药用历史及品种调查。《药学通报》，1981（4）：197-200。
⑤ 明·李时珍：《本草纲目》。北京：人民卫生出版社，1979 年，第 179 页。

蒿抗疟的记载，但青蒿抗疟是基于对疟原虫的作用还是一般退热作用，人们并不清楚，因为植物青蒿本身就具有一定的退热作用。

由于历史上有关青蒿记载的合混，医书所载青蒿到底为何物，现在已较难考证。为避免分歧，本书暂且认为过去用于抗疟中药青蒿为含有抗疟有效成分青蒿素的植物黄花蒿（*Artemisia annual* L.）。而山东、云南等地所使用的黄花蒿就是含有青蒿素的那个植物（文中在不同的时间或背景之下，有叫黄蒿素或者黄花蒿素）。

在疟疾治疗史中，青蒿一开始并不是大多数医家们治疗疟疾的主要药物。不过在新中国成立以后，随着人们对中草药抗疟文献的整理，青蒿抗疟作用逐渐浮出水面，并且慢慢成为人们关注的对象。因此，青蒿的抗疟价值及其临床应用存在着一个再发现的过程。在青蒿的抗疟有效成分被提取出来以后，有不少人对青蒿做过相应的文献整理，包括对青蒿古代用药的文献考证等，比如中医研究院中药研究所生药研究室资源组对青蒿的药用历史及品种进行了相应的调查[1]。青蒿作为一个传统的中药，在很多古籍中都作为抗疟药物。因此，在五二三任务初期制定的研究规划"中医中药、针灸防治疟疾的研究"专题方案中，第二项为"民间防治疟疾有效药物和疗法的重点调查研究"，在其备注根据文献调查作为重点研究对象的药物中已包含有青蒿，列在第五位[2]（图3-1）。

不过采集小组在收集到的当时的筛选记录中没有发现有关青蒿筛选的记载。据不少科研人员[3]回忆，他们也做过青蒿的初筛，但因当时许多中药对疟疾的治疗效果从退热的角度来讲可能都相差不大，而筛选的中药数量极多，如果不是表现极其出众的可能都会被忽略掉。

---

[1] 中药研究所生药研究室资源组：青蒿的药用历史及品种调查。《青蒿抗疟研究（1971—1978）》，1978年。

[2] 中华人民共和国科学技术委员会、中国人民解放军总后勤部联合通知：(67) 科十字第118号、后科字第388号，下达《疟疾防治药物研究工作协作会议纪要》及《疟疾防治药物研究工作协作规划》，附件一，1967-6-16。见：原全国五二三办公室：《五二三与青蒿素资料汇集（1967—1981）》，内部资料，2004年。

[3] 笔者在访谈了北京、上海、云南、四川等地的多位科研人员和管理人员问及是否有可能筛选过青蒿时，他们都有说到可能筛选过，尤其是规划中有青蒿，则更可能筛选过。只是因为当时各地都在广筛抗疟有效药物，可能由于初筛青蒿时未见其特效性而未重视。

题目名称	分题名称	目的意义	研究途径	指标	承担单位	备注
二、民间防治疟疾有效药物和疗法的重点调查及临床疗效的研究	(一)抗疟有效民间药方剂或疗法(如外治疗法)的调查及临床疗效的研究	通过重点临床效价检验(重点是恶性疟)选择疗效肯定的药物或疗法,进一步研制成长效、高效、速效、低毒剂型,供规场试用和部队部队,同时将疗效确切、方法简便、药源丰富的民间药方,加以改进,印成小册推广,以便适应人民战争的急地供应需要。	各省在过去调查的基础上,选择一定临床实践或科学实验作为重点(胜1),进行以下工作。1.在保证安全的条件下,观察较为可靠的药物或疗法,肯定疗效及疗效规格。3.鉴定药物种初步疗效和科属特点。4.有效药物的化学和药理及临床的深入研究定型(另订专题)。	希望各省在1967年医点在临床抗疟较点,重点是恶性疟(疟疾争取从1968年起,每年研究肯定的药物供规场试用,作为各省提供现场试用指标各省应提	云南地区 由省委及卫生厅指定本省主要负责单位,外地参加单位有,重庆市中医药研究所,中国科学院药物研究院,后字236部队 广西区 由自治区委及卫生厅指定本省主要负责单位。	1.根据文献调查,可以考虑作为重点者有:①旱莲抗疟灵(旱莲草和紫苏)②疟疾丸(皮尾、姜枣)③疟疾粉(苍术、白芷、川芎、桂枝)④鱼秋串⑤黄荆桉⑥洋刺子⑦婆婆结⑧外治疗法:如龟针灸疗法,见分题三。2.根据现有线索,按植物科属和疗效分为二类:①苦木科(鸦胆子)②茜草科(牡荆属,颈桐属),虎耳草科(常山属),八仙花属等③木犀科(白蜡树属,丁香属)夹竹桃科(萝芙木属,鸡矢木属),防己科(千金藤属)等(以上仅供参考)
	(二)抗疟中药植物药的筛选研究	通过筛选找到有效药物,提供临床试验,确定研究重点。	各省通过调查,对疗效不确切或临床基础较差的有效药物,以及已知有效药物之近缘科属植物进行以下工作:1.鉴定品种,了解分布情况。2.按民间应用经验和科属特点,制备剂型,经药理试验,评定效价和靠性。3.实验有效药物的临床抗疟疗效观察。4.进一步深入研究另订专题。	在调查的基础上,找出苗头本进行初步疗效实验,进一步研究及提供现场试用指标各省提	由省委及卫生厅指定本省主要负责单位,外地参加单位有,北京中国科学院植物研究所,上海医药工业研究院,后字236部队。广东海南区 由省委及卫生厅指定本省主要负责单位,外地参加单位有,北京中国医学科学院药物研究院,后字236部队。	
					均归口部分单位,北京中国医学科学院药物研究所。	(以上仅供参考)
	(三)驱蚊剂的寻找(此属驱蚊剂专项,详细说明见驱蚊剂专题规划)	寻找对蚊、蠓、蛀、蚋等有害昆虫驱避作用强大,有效时间长,而且长期使用对人无毒害的药物制成驱蚊剂进行个体防护,以避免感染疟疾,保障部队战斗力。	高举毛泽东思想伟大红旗,广泛发动群众,打人民战争,访问、总结广大群众驱蚊、蠓所未采用的药物,进行效果鉴定,在短期内抓住苗头,并利用本地条件进行初步筛选。	在调查的基础上,进一步研究外用气味驱蚊剂及口服驱蚊剂打下基础。	均归口部分单位,北京中国医学科学院药物研究所。	

图 3-1 1967 年规划中含有青蒿的任务表

1967 年五二三任务开始时,卫生部中医研究院是研究单位之一,当时主要是其附属广安门医院的部分人员参加[①],如:薛伯寿[②]、王齐南、戴绍德 3 位医生在中医中药组,李传杰(副主任医师)、张大荣(主治医生)、夏重新(主治医生)、胡金凯(检验师)、钱轶显(医生)、李素玲(护士)、夏秀清(护士)、沈勤(护士)等在针灸组。中医研究院中药研究所(以下简称北京中药所或中药所)于 1969 年 1 月接受五二三任务,参加人员有屠呦呦(组长)、余亚纲、郎林福。

1969 年 4 月,中医研究院革委会业务组完成含有 640 余方的《疟疾单秘验方集》[③](图 3-2),分为内服和外治两大类,有植物药(中药及民间药)、动物药、矿物药等。

---

① 全国五二三专业小分队现场工作组名单(1967—1969)。见:原全国五二三办公室:《五二三与青蒿素资料汇集(1967—1981)》,内部资料,2004 年。

② 薛伯寿(1936—),1957 年毕业于江苏省泰兴中学,现任中国中医研究院广安门医院主任医师、北京东方传统医学门诊部医师、中医班教授。

③ 这本《疟疾单秘验方集》与屠呦呦编著的《青蒿及青蒿素类药物》中所提到的《抗疟方药集》应该为同一本。图 3-2,图 3-3 均为屠呦呦提供的复制件。

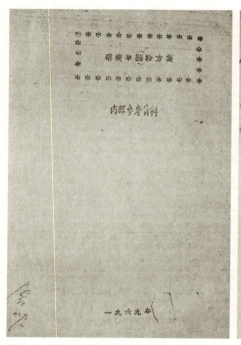

图 3-2 《疟疾单秘验方集》封面　　　　图 3-3 《疟疾单秘验方集》第 15 页记载了青蒿

　　此验方集与当时其他文献类似，在方剂的最开始以常山为主，但是在第 15 页记载了青蒿（图 3-3）：

　　处方：青蒿五钱至半斤；用法：捣汁服或水煎服或研细末，开水兑服；来源：福建、贵州、云南、广西、湖南、江西。

　　其中还有注有各地使用青蒿与其他药物配伍疟的药方，共有 13 个。中药所研究人员与军事医学科学院相关部门进行合作，对其中一些药物开展了鼠疟动物模型的筛选工作，根据有关资料显示 1969 年 6 月份左右中药所研究人员进行筛选的药物主要有：威灵仙、马齿苋、皂角、艾叶、细辛、辣椒、白胡椒、胡椒、黄丹、雄黄等 [1]。依据采集小组看到的中药所筛选记录，1969 年还没有出现筛选青蒿的记载。

　　1969 年 8—9 月，屠呦呦、余亚纲接受五二三任务在海南疟区现场工

---

　　[1]　1969 年 6 月去海南前屠呦呦送筛药物名单。北京大学医学史研究中心，档案编号 10-2-1-5。

作，工作重点是对"52号药物"（胡椒）进行临床验证并预期找到其中的有效部位，当时还有一位研究人员郎林福也一起在海南。"52号药"当时是一个民间抗疟验方，也是一个常用中药。他们到保亭的亚茂农场，主要的临床验证工作由当地医疗所的一个医生开展。工作人员首先用"52号药"制成原生药片剂（52-0）治疗了10例恶性疟并收到了8例有效的临床结果。他们根据民间用法和有关资料对"52号药物"采取酒溶性物，制成酒羔丸剂（52-1），然后进行相关的药理筛选和临床验证，验证恶性疟17例，间日疟2例，其中16例有效，有效率达84%，但是这里所指的有效并不是原虫全部转阴，只是控制症状。他们还从"52-1号药物"中分离出"52-3-1"（含辛辣物的药用部位）和"52-3-2"（不含辛辣物的药用部位），并进行了药理筛选，不过药理筛选结果与临床验证效果不一致。他们推测这几个提取物可能只是使人体提高抗体抗病能力而达到有效，只能控制症状，并不能使原虫转阴等 [①] 。后因效果不好而终止了对胡椒的研究。

总之，1970年以前，虽然有明确的文字记载青蒿被列为筛选对象，但是并没有找到有对其进行详细筛选与提取的记录。

初筛青蒿展现锋芒

从海南回北京后，五二三办公室安排军事医学科学院的顾国明到北京中药所协助他们进行相关的工作：主要是从传统中药中寻找抗疟药。由于当时中药所的实验条件较差，并没有自己的鼠疟模型，所以筛选出的样品主要由顾国明送往军事医学科学院做鼠疟模型的筛选。在当时军民合作是一种主要方式，比如五二三办公室还派了军事医学科学院的宁殿玺到中医研究院广安门医院去协助工作。1970年，中药所参与筛选工作的余亚纲认为从成百上千种中药中筛选的盲目性太大，应有依据地提供药物筛选，于

---

① 中药验证6组五二三实验室：《52号药1969年临床验证小结》，1969年。

是再次查阅中医药文献，其中重要的参考书是 1965 年上海中医文献研究馆编写的《疟疾专辑》。有关《疟疾专辑》一书，前文已有介绍，该书主要从“经典、历代论著、各家医案、上海中医文献研究馆馆员心得和单方、验方”五个部分比较系统地整理了传统医学有关疟疾的理论与治疗。

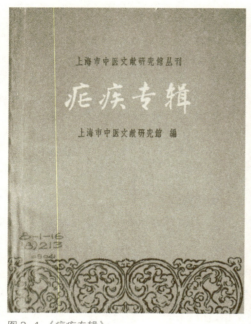

图 3-4 《疟疾专辑》

4. 外台秘要

唐王 燾 輯著

卷第五瘧病

疗瘧方

〔常山散〕 疗瘧方。(《广济》) 常山五分 升麻二分 蜀漆一分 上三味捣篩为散。一服二錢匕，和井华水煮米半合，顿服。少間则吐，吐訖则差。忌生葱、生菜及諸果子、生冷、油膩等物。

〔常山湯〕 疗瘧方。(《广济》) 常山三两 上一味切，以漿水三升，浸經一宿，煎取一升，欲发前頓服之，后微吐差，止。忌生葱、生菜。(《近效》疗瘧間日或夜发者，张文仲、《备急》同)

〔疗諸瘧方〕 (《肘后》) 青蒿一把 上一味，以水一升漬，絞取汁，尽服之。(张文仲、《备急》同)

又 方：鱉甲三两(炙) 上一味搗末，酒服方寸匕，至发时令服，三服，兼用火灸，无不断者。忌莧菜。

又 方：牛膝茎叶一把(切) 以酒三升漬一宿，分三服，令微有酒气；不即断，更作，不过三服止。(文仲、《备急》、《集驗》同)

〔常山烏梅湯〕 疗瘧，膈痰不得吐，宜吐之方。(深师) 烏梅半两 桂心半两 芫花半两 豉五合(綿裹) 半夏半两 常山半两 上六味切，以酒三升，水四升，合煮取二升，分三服，必得吐。一方取三升。忌生葱、羊肉、餳、生菜。(一方无半夏、常山)

〔疗瘧丸〕 (深师) 人参三分 鉛丹三分 天雄十分(熬) 上三味搗合下篩，蜜和。初服二丸如梧子，临发服二

— 30 —

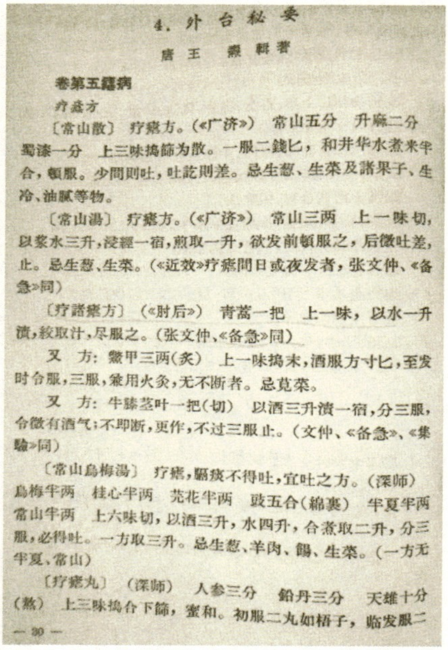

图 3-5 《疟疾专辑》中含有《肘后》青蒿页

余亚纲将这本书所记载的方剂依次编号，计数 808。鉴于常山已被确认为是治疗疟疾的有效药物，因此，余将治疟药方分为常山组方与非常山组方。其中非常山组方有 519 方，另加清代陈梦雷等编《图书集成医部全录》中“疟门”所收录而该专辑未载的非常山组方 55 方，总计 574 方。以此为分析对象，他把其中的单方陈列出来，并对其进行分析归纳，以北宋的《太平惠民和剂局方》为界，分别总结出两个表；然后针对单独使用和简单与其他药物配伍的药方，删去重复的之后总结为另一个表（图 3-6）。余亚纲经分析后列出重点筛选的药物为：乌头、乌梅、鳖甲、青蒿等（图 3-7），他认为这几种药物既有单方使用经验，又在复方中频繁出现，值得反复进行动物筛选。余亚纲根据《疟疾专辑》的记载，在青蒿一项下明确

列出青蒿截疟作用的用法是来自《肘后备急方》的"青蒿一握，以水一升渍，绞取汁，尽服之"。

在余亚纲整理资料的同时，他和顾国明按上述几个重点药用乙醇提取，乙醇提取物交由顾国明送军事医学科学院做鼠疟筛选。据余亚纲回忆，他们当时准备如果醇提取物有效，则再用乙醚转溶，以分离其亲脂组分，进一步做鼠疟筛选，筛选结果青蒿乙醇提取物显示很高的抑制率。他们所用的青蒿是从中药所库房领取的，当年领取药材的明细见图 3-8。

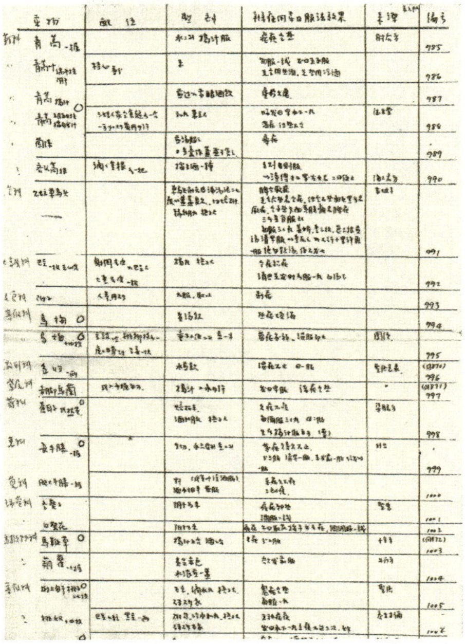

图 3-6 余亚纲整理的表格之一

据当时军事医学医科院从事抗疟药筛选的焦岫卿回忆，由于当年青蒿提取物筛选的效价高，因此对当时的筛选情况印象颇深，"顾国明从中医研究院中药所带来青蒿提取物样品进行粗筛，效价较高，经重复试验原虫抑制率达 90% 以上，因效果较好，写了试验报告转给中药所"。[①] 经其他在军事医学科学院

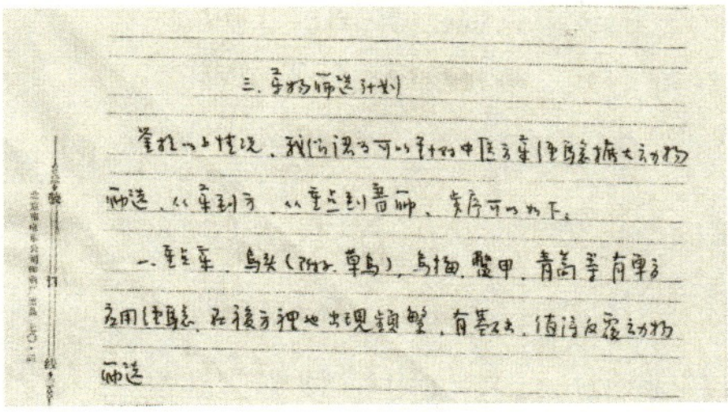

图 3-7 余亚纲总结的药物筛选计划

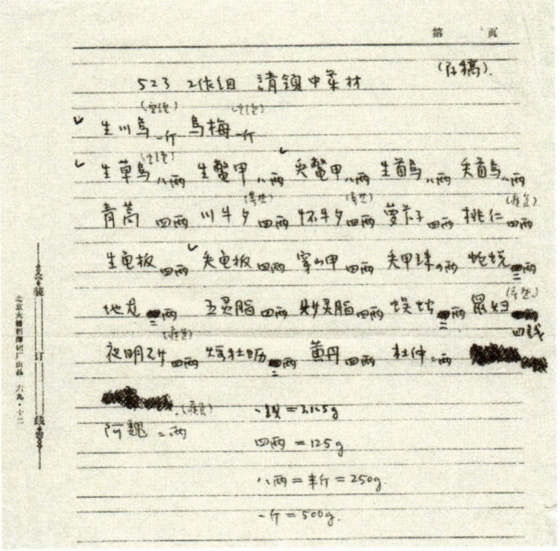

图 3-8 1970 年余亚纲筛选从库房领取的药材

① 焦岫卿：对早期五二三药理筛选工作的回忆。2012 年。

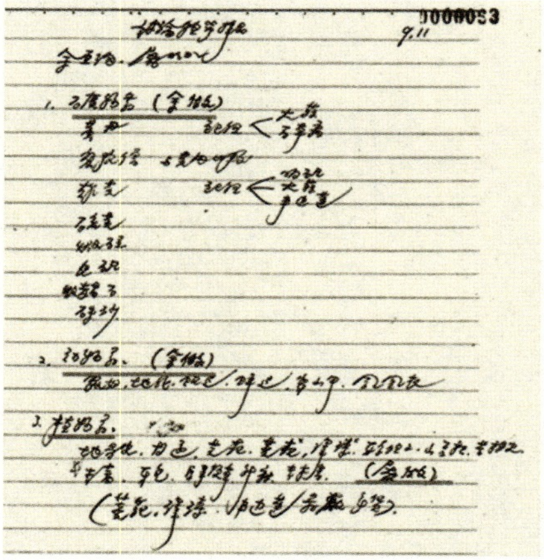

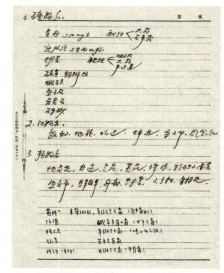

图 3-9 保留在北京中药所的类似的
筛选名单（中药所提供）

图 3-10 1970 年屠呦呦提供给余亚纲的
药物筛选名单（余亚纲存）

工作的人员核实，焦岫卿的筛选试验
应在 1970 年初顾国明到中药所后至
当年 5 月之间开展的，因为当年 5 月
焦岫卿已前往海南现场开展工作。

根据余亚纲的回忆：

我们做出来这个结果以后，老顾
看完，我印象是老顾拿到五二三办公
室看过了。看过之后，我们等于得到
了领导点头，要有组织观念。这是我
们请领的药物，上哪儿领呢？我们有
药物库房，那里头都有药物，中药西
药都有，我们在那儿去领药。领完之
后，因为我们得到了尚方宝剑，可以
做。我们按照我们的认知，开始来
做。这个时候是老顾跟我一块做的。
同时从这边拿回，我再去交给屠呦
呦，屠呦呦看完了以后，我们那块已
经有了初步结果。然后屠呦呦知道了
这个结果之后，又给我们来了一个，
又命令我们再做这个，这是她的笔
迹。[①]（见图 3-10）

余亚纲口述将实验情况向时任
组长的屠呦呦汇报了，但是余并未
向分管领导甚至五二三办公室报告青蒿提取物对鼠疟具有较高的抑制率。
其后不久，屠呦呦将一份包含青蒿并按矿物、动物和植物药分类的筛选

---

① 余亚纲访谈，2012 年 8 月 12 日，北京。资料存于采集工程数据库。

名单让余亚纲筛选。针对这份药物筛选名单，采集小组目前看到有两张略有不同的版本。两张单子都是屠呦呦的手迹，所不同的是目前中药所档案馆所持的名单多了一些内容：①注明日期是"9.11"；②注明矿物药和动物药是"（余做）"，植物药是"（屠做）"；③在"青蒿"左上角标有表示重视的星号；而余亚纲保留的单子下方还有一些他自己当时筛选的其他药物名单。图片见图3-11。

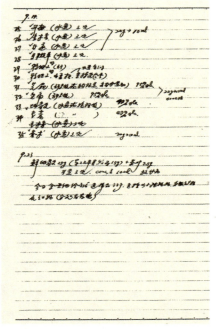

图 3-11　1970 年中药所存的一张药物
筛选名单（中药所提供）

据北京中药所保存的档案复印件中的一份屠呦呦手写的药理筛选结果显示，他们从 1970 年 2 月开始一共送了 10 批 166 种样品往军事医学科学院，每一种样品都有相应的抑制率。时间分别为第一批 2.17，第二批 3.17，第三批 4.17，第四批 6.4，第五批 6.12，第六批 6.30，第七批 7.14，第八到十批筛选的样品未有时间记载。其中前三批样品大部分药没有名称，只有溶剂提取物名称，其中主要溶剂为乙醇、乙醚、石油醚，只有第四批样品后面有特别注明屠呦呦筛选，也没有具体药品名称主要为一些酸性或碱性成分加水；从第五批样品开始均未有特别注明，但是均能看到药物名称；第八批中最后一个药物为雄黄，抑制率为 100%；第九批中也出现了几次雄黄，雄黄的抑制率均在 90% 以上；青蒿出现在第十批样品中，抑制率显示为 68%，其提取溶剂为乙醇。不过此手稿不是军事医学科学院提供的原始筛选结果，而且筛选样品的记录时间和特定标志也有所不同。据余亚纲回忆：他曾经筛选的过程中雄黄的抑制率曾有 100%，青蒿的抑制率没有雄黄高，只是由于军队用药，考虑到雄黄为三氧化二砷类化合物，不适宜使用因此退而求其次考虑抑制率排在其后的青蒿[1]。根据中药所总结的一份资料显示"1970年9月以后，因军事医学科学院的合作人员奉调从事其他任务，与中医研究院抗疟中药筛选的工作亦告终止。1970年9月至1971年5月课题组的中草药抗疟研究工作处于停滞状态，余亚纲也离开课题组"[2]。由此可知，1971年6月以前，参与者都还处于探索过程中，采取的是广泛撒网重点筛选的研究模式。尚无明确地针对某种特定药物进行深入研究。到底是谁先提出对青蒿进行筛选，目前来看似乎已经不太重要，因为就算确定了青蒿为重点筛选对象，科研人员当时也未继续开展相应的工作。

中药所的业务副所长章国镇的手稿记录："1971年，因为找不到（抗疟药）就下马了。"[3] 据此分析，当时中药所的领导并不知道青蒿的筛选结果。据屠呦呦1986年写的总结中显示"1970年进行部分工作，236部队顾国明在所，后因236部队不愿再配合鼠疟指标而下马（当时"文化大革命"抓"516"高潮，全院均忙运动）[4]。不少中药所人员回忆，当时中药所正处在轰轰烈烈的革命运动之中，组长被调走参加运动，所以尽管知情筛选结果但并未重视，因此五二三任务暂停。当时下马的原因各有说法，最根本的原因是什么已经无从知晓。余亚纲9月离开后参与其他项目的研究，1971年1月前往东北参加气管炎医疗队[5]，即当时中国的另外一个大协作研究任务——慢性支气管炎药物的研究。

从当时的研究结果看来，余亚纲、顾国明所做的结果虽然未能得到确证与深入，但是从中药筛选的方法学而言，余亚纲的方法是可取的。

---

① 黎润红："523任务"与青蒿抗疟作用的再发现。《中国科技史杂志》，2011，32（4）：488—500。

② 中国中医科学院中药研究所：《中国中医科学院发现青蒿素的主要历程（1969—1973）》。2012年。

③ 章国镇：《学习毛主席关于理论问题的重要指示，把五二三工作促上去》。1975年5月16日、7月16日手稿。

④ 中国中医科学院中药研究所：《青蒿抗疟研究》。中药所科技档案（复印件），编号19861002。

⑤ 这里所指的气管炎医疗队是指北京医院的医疗队，在全国防治慢性气管炎工作会议（1971年6月24日—8月15日）召开以前，北京医院就组建了一个气管炎医疗队到黑龙江伊春进行相应的研究工作，该工作主要由部队主导。卫生部防治慢性气管炎办公室正式成立于1972年7月14日。

他继承中医治疗疟疾经验，在 1970 年 5 月以前，从 574 个治疟方剂和 108 种治疟中药中，按其出现频率归纳出少数几种中药，避免盲目性，提高选择命中率，通过现代科学手段的提取和动物模型的筛选，多次试验发现了青蒿具有较高抑制率的结果，为后来的工作提供了有价值的参考。

1971 年 3 月 16 日，卫生部军管会、燃料化学工业部（简称化工部）、中国科学院、总后勤部向国务院、中央军委提交了"关于疟疾防治研究工作情况的请示报告"。报告建议调整领导小组，由卫生部任组长，总后勤部任副组长，办公室仍设在军事医学科学院。4 月 15 日，国务院和中央军委下达了（71）国发文 29 号文件，批示了"请示报告"。[①] 5 月 21 日—6 月 1 日，全国疟疾防治研究工作座谈会在广州召开，会上"五二三领导小组由原来的国家科委（正组长）、中国人民解放军总后勤部（副组长）、国防科工委、卫生部、化工部、中国科学院 6 个部门改为由卫生部（正组长）、总后卫生部（副组长）、化工部和中国科学院三部一院领导，办公室仍设在军事医学科学院，此外会议还制定了 1971—1975 年的全国疟疾防治研究五年规划，调整了相应的研究计划和研究力量等。当时在会上有人就抱怨五二三都快变成'无而散'了，希望中央支持继续开展工作，加强研究。"[②] 在这个会上，广东地区五二三针灸研究组汇报了几年来他们小组深入到海南岛高疟区开展新针疗法防治疟疾的工作，其中有很多科研人员在自己身上练针，寻找新方法，还有李国桥为了探索外来人口疟疾的针刺治疗规律，用疟疾病人的血注射到自己身上，坚持了历时 11 天的针刺治疗试验，最终发现针灸只能在一定程度上调动人体的免疫力，疟疾治疗最重要的还是药物；上海地区五二三驱避专业组汇报了他们自 1969 年以来集中到上海第二制药厂合成了 2000 多个化合物，其中有一定驱避效果的有 134 种，最终找出了四种效果较好、刺激较小的化合物。南京地区五二三第一专业组汇报了他们在发掘和应用中草药防治疟疾和常见病方面取得的

---

① 国务院中央军委文件（71）国发文 29 号，关于疟疾防治研究工作情况的请示报告。见：原全国五二三办公室：《五二三与青蒿素资料汇集（1967—1981）》。内部资料，2004 年。

② 施凛荣访谈，2009 年 9 月 23 日，北京。资料存于采集工程数据库。

一些成绩，对有一定民间基础的 60 余种抗疟中草药，通过实验室工作和 1600 余例疟疾病人的临床实践，肯定了复方红砒、复方常山以及缴花八仙等药物对当地间日疟疗效达 80% 以上，具有一定的推广使用价值；四川地区五二三中药研究组于 1969 年 5 月接受从中草药中寻找抗疟药的任务，两年来他们收集了单验方五万余个，其中抗疟方近三千个，植物标本 580 种，从中找到了 8 种（复方 23 号，复方冷水丸、五朵云、山豆根、鬼见愁、土知母、五倍子根皮、透山龙）疗效较好的抗疟药；广西地区五二三驱避剂小分队汇报了他们自 1969 年以来调查了二百多个民间验方，经过筛选后选出了其中几个效果比较好的植物药进行提取、分离，然后对有效成分的疗效加以贪多，比如使广西黄皮油的效果从原来的 3—4 小时提高到 14 小时等；北京地区改造常山乙碱小分队汇报了他们改造常山乙碱过程中遇到的种种难题以及寻找解决方案的过程，最终合成出新药 7002；昆明地区五二三驱避剂专业组汇报了他们从已有的一百多个挥发油、三百多个民间的驱避方剂以及一千多种植物中筛选出了几种有驱蚊效果的原生植物并进行了挥发油的提取；北京地区有机会战组（当时出于保密起见没有将药物名称完全写明，其实为有机镓）回报率他们在 1970 年合成了几百个化合物、广泛收集和筛选了五千多个药品，并于 1970 年上半年从半导体的原材料中发现具有高效、速效的抗疟新药苗头有机一号，但是也发现了其具有较大的毒性；广东地区五二三驱避剂研究组于 1968 年接受植物驱蚊药的任务，寻找长效驱蚊药的过程中经过反复试验，最终从柠檬桉油废油渣中提炼出 67 号药原油，防蚊效果达 10 个小时 [①] 。

1970 年以后，印度支那战争形势呈现了更为复杂的局面。柬埔寨的施里马达·朗诺发动军事政变后，西哈努克亲王便居住在北京，1971 年 5 月，他向周恩来总理推荐了他的法国私人医生阿·里什提供的给中国的一个治疟方。5 月 28 日，周恩来总理给时任上海市革委会副主任徐景贤去信所做的批示，信中报告了西哈努克的私人医生阿·里什献给中国的治疟方。因此，正值全国疟疾防治研究工作座谈会在广州召开的机会，领导小组在会

---

① 会议秘书组：疟疾防治研究工作座谈会讲用材料。1971 年 5 月。

上传达了周总理的批示，批示的内容为："谢华、吴阶平同志请将此信件阅后，交医学科学研究院和军事医学科学院有关单位，进行进一步研究，看可否拿此处方派一、二小组到海南岛和云南西双版纳有恶性疟疾地区进行实地试用，如有效，我们可大量供应印度支那战场，因为他们正为此所苦。"①

5 月 29 日，卫生部召集总后卫生部、卫生部、中国医学科学院、军事医学科学院的负责同志进行研究，拟定了试验方案，报告了总理。总理指示：原则同意这样做②。

其实阿·里什献给中国的治疟方与解放军后字 236 部队之前所研究的"防 2"极其相似，只是在剂量上稍有修改。

周总理的批示对研究人员来说是一个喜讯，同时，对五二三任务的进一步开展也起到重要的推动作用，因为会前很多单位的工作有了一定的松动。在会上，中医研究院中药研究所提出想要下马不干，但未获得卫生部的批准。会议之后，中医研究院革委会和军管会根据上级的要求，加强了领导，进一步抽调和配备了科研骨干力量，组成了研究小组，保证了后来工作的开展③。

1971 年 7 月后，北京中药所开始重新组建研究小组，共 4 人，其中屠呦呦为组长，郎林福、刘菊福做药理工作，建鼠疟、猴疟模型，钟裕蓉协助提取④。屠呦呦曾表明，在对胡椒提取物进行 100 多个样品筛选的实验研究工作之后，由于其对疟原虫的抑杀作用不理想，不得不再考虑选择新的药物，同时又复筛以前显示较高药效的中药。因为青蒿曾出现过 68% 的抑制率，后来对青蒿进行复筛，发现结果不好，只有 40% 甚至 12% 的抑制

---

① 总理对徐景贤同志来信的批示，1971 年 5 月 28 日。军事医学科学院五所档案馆，Wg-4-5（4）。

② 中央首长对防治疟疾的指示和批示，1973 年。北京大学医学史研究中心，档案编号 2009-5-4-3。

③ 北京地区疟疾防治研究协作组：两年来北京地区疟疾防治研究工作情况汇报（1973 年 5 月）。《五二三与青蒿素资料汇集（1967—1981）》，内部资料，2004 年。

④ 中国中医科学院中药研究所：青蒿抗疟研究。中药所科技档案（复印件），编号 19861001。

率，于是又放弃了青蒿 [1] 。

根据北京中药所的药物筛选记录显示，1971 年 7 月 26 日筛选（序号 16）青蒿抑制率 12%，9 月 1 日（序号 114）青蒿醇抑制率 40%，10 月 4 日（序号 191）青蒿乙醚抑制率达 100% [2] 。不过，根据档案中的整理后的药物筛选记录显示：1971 年 7—12 月间，10 月 4 日 191 号青蒿乙醚提取物首次出现 99% 的抑制率，第 201、205、277、278、281、307、345、347 等均为青蒿的样品，抑制率都在 99% 及以上。刚开始的筛选结果并不太稳定，也有用其他溶剂提取的，抑制率都不高，12 月 6 号之后筛选的结果相对稳定 [3] 。屠呦呦在书中曾说，她从东晋葛洪《肘后备急方》中将青蒿"绞汁"用药的经验，从"青蒿一握，以水一升渍，绞取汁，尽服之"截疟，悟及其有效成分可能有忌高温或酶解等有关的思路，改用沸点比乙醇低的乙醚提取，并将该提取物分为中性和酸性两部分，经反复实验，于 1971 年 10 月 4 日分离获得编号 191 号的青蒿中性提取物样品，显示对鼠疟原虫 100% 抑制率 [4] 。依据 1972 年 3 月中医研究院疟疾防治小组提交的南京会议上的报告内容显示：自 1971 年 7 月份以后，他们初步筛选了中草药单、复方一百多种，青蒿也在其中。先是发现青蒿的水煎剂无效，95% 乙醇提取物的效价只有 30%—40%，复筛时从本草和民间的"绞汁"服用的说法中得到启发，考虑到有效成分可能在亲脂部分，于是改用乙醚提取，这样动物效价才有了显著的提高，使青蒿的动物效价由 30%—40% 提高到 95% 以上。经过比较，也使用了乙醇提取，虽然乙醇提取物也含有乙醚提取的物质，但是杂质多了 2/3，这就大大影响了有效成分应有的效价。后来进一步提取，去除其中无效又比较集中的酸性部分，得到有效的中性部分。在 1971 年 12 月下旬，用乙醚提取物与中性部分分别进行了猴疟实验，结果与鼠疟

---

① 屠呦呦（编）:《青蒿素及青蒿素类药物》。北京：化学工业出版社，2009 年。
② 中国中医科学院中药研究所：青蒿抗疟研究。中药所科技档案，编号 19861001。
③ 中国中医科学院中药研究所：青蒿抗疟研究。中药所科技档案，编号 19861005。
④ 屠呦呦（编）:《青蒿素及青蒿素类药物》。北京：化学工业出版社，2009 年。

相同 [①]。到底是因为考虑低温还是考虑亲脂部位而改用乙醚提取，或是因为从《肘后备急方》中看到还是从"本草和民间"的"绞汁"得到启发，现无从定论。从文献记载分析用乙醚或乙醇提取，是因为研究人员从"绞汁"而悟及有效成分在亲脂部位这个思路。

早在 20 世纪 50 年代中到 60 年代初，我国科学家用化学手段来分离中药材的化学成分就已经有了一套比较成熟的常规分离方法。第一步就是利用亲脂性溶剂（如氯仿、乙醚、石油醚、乙酸乙酯等和水不能混溶的溶剂），或亲水性的溶剂（如不同浓度的酒精等可以和水混溶的溶剂），或直接用水，将中药的成分按极性的大小进行粗分离。通常将这些常规粗提方法所用的溶剂按其极性顺序简称为"醚—酒—水"。如果粗提后得不到单体成分，第二步就是将亲脂性粗提液用酸性溶液（稀盐酸或硫酸溶液）和碱性溶液（氢氧化钠、碳酸钠、碳酸氢钠等溶液）依次将可能存在的碱性或酸性成分除去，经过上述处理剩下的称为中性成分。如果此时仍未得到单体成分，第三步就是采用制备型色谱分离方法，用梯度溶液洗脱拿到化合物单体。得到的粗提液如果经动物试验显示为阳性，就被视为找到其有效部位，得到的单体如果动物试验为阳性，就被视为找到其有效单体。

自屠呦呦等发现第 191 号样品青蒿乙醚提取物对鼠疟具有 100% 抑制率之后又做了多次青蒿的提取物，他们最终确定青蒿乙醚中性提取物（代号 91）为有效的青蒿提取物。

1972 年 3 月 8 日，屠呦呦作为北京中药所的代表，在全国五二三办公室主持的南京"中医中药专业组"会议上做了题为"用毛泽东思想指导发掘抗疟中草药工作"的报告，此次会议中她报告了青蒿乙醚中性粗提物（91）的鼠疟、猴疟抑制率达 100% 的结果，引起了全体与会者的关注。

---

① 中医研究院疟疾防治小组：用毛泽东思想指导发掘抗疟中草药工作，1972.3.4。见：原全国五二三办公室：《五二三与青蒿素资料汇集（青蒿素知识产权争议材料 1994 年）》，2004 年第 3 页。

临床验证前的争议

北京中药所经过多方探讨的病理报告

自北京中药所 1971 年 10 月提取到青蒿乙醚中性提取物对鼠疟具有 100% 抑制率后，便开始进一步做相关的药理实验。在 1971 年 10 月至 1972 年 1 月期间，药理室研究人员做了多次药理筛选，包括半数致死量等；由于当时做试验用的动物较为稀缺，在药物筛选除了小白鼠作为较标准的动物外，其他的实验动物都较少。通常要观察较大一点的动物譬如猫、狗等，都是市场上买而不像现在有严格的实验室标准要求；当时要做猴子的实验特别少，就算用猴子做大部分是去海南等地抓捕的。据部分研究人员回忆当年为了建立猴疟模型，他们被派往海南等地抓猴子。由于实验动物缺乏，1971 年 12 月和次年 1 月，北京中药所分别用 236 部队五所试验后的 4 只废的恒河猴做青蒿乙醚中性提取物的药理实验，4 月份又做了猫的毒性试验。随后又做了几只狗的动物实验，采集小组收集到当时关于青蒿乙醚中性提取物对狗是否存在药物毒性而引发的多次争议。

据北京中药所药理室研究人员叶祖光口述，"1972 年五六月份，他开始负责进行 91 号药物的狗的毒理试验，之前主要是郎林福等人在做。当时狗并不是自己动物房养的，因为当时根本就没有动物房，但是是从专门供实验用动物的市场上买的。"[1] 他们采取不同剂量的乙醚中性提取物给狗口服给药，主要针对狗的肝功、肾功等进行了血液生化学检测，还要观察狗的主要脏器的组织病理学变化等，在做完了各脏器的组织病理切片之后，请北京中医学院较为有经验的病理学教授看，结果针对 91 号药物是否对狗有毒性出现了争议，不过在经历了一段波折之后争议得以解决。

1972 年 6 月，中医学院的病理组两位研究人员卢泳才、魏民看完狗的

---

① 叶祖光访谈，2012 年 10 月 12 日，北京。资料存于采集工程数据库。

病理切片之后认为 91 号药物对狗存在毒性作用，尤其是狗的肾脏病变较严重，因此用于人体是十分不安全的。当年两位研究人员给出的病理小结内容如下：

病理小结（91 号）

五只狗的病变基本相似，以四眼狗的病变为标准做了描述，病变的诊断如下：①肺脏：间质性肺炎，但中性白细胞的反应缺乏。②肾脏：严重变形，亨利氏襻升枝部分上细胞坏死。③肝脏：轻度浑浊肿胀，散在的小灶性坏死。④胃：黏膜内生细胞大部消失，胃壁神经丛细胞变性，棕狗胃壁平滑肌变性。⑤回肠：淋巴组织增生，黏膜卡他性炎症，有散在浅表溃疡形成。⑥结肠：内环肌变性。四眼狗及黑狗结肠黏膜卡他性炎，无明显的中性白血球浸润。⑦心脏：无明显变化。

黑狗：肝脏中性胆囊扩张，黏膜增生，早期肝硬变，肾脏有脓肿形成。

根据观察所见，主要为肝、肾等实质性器官的变性、坏死、肺脏和胃肠道的炎症病变，也缺乏中性白血球的反应。

病变的这些特点符合急性中毒的改变，5 只狗均有吐或泻的临床症状，病变的表现也相似，因此，各项所虑到药物的毒性作用比较强烈，特别要指出的是肾脏病变比较严重，肾功能可能遭受严重影响，需要临床严密观察。我们认为根据狗的病变，这样的剂量换做用之于人是十分不安全的。

中药系病理组
卢泳才、魏民 [1]

据叶祖光回忆，"得知中医学院的老师得出药物存在毒性的报告之后，他并不太相信这个结果，因为他在进行动物实验的过程中并未观察到狗的排尿有什么异常变化，尤其是未见到有少尿和无尿，而且在进行

---

[1] 中国中医科学院中药研究所：青蒿抗疟研究。中药所科技档案，编号 19861003。

药理实验过程中观察狗的血液生化检查结果时，肾功能指标都是正常的。"[1] 叶祖光根据自己对病理学研究的认识认为可将病理学研究分为两类，一个是专门观察人体器官组织的临床病理学，还有一类专门观察动物器官组织病理学的，叫实验病理学。他认为中医学院的两位研究人员可能比较偏向临床一些，因此就带着这病理片子找了一个专门从事实验病理学的专家——工卫所的高凤鸣[2] 看这些狗的病理切片。结果，高凤鸣看完病理切片后认为狗的病变不一定是药物反应引起的，而有可能是狗本身的一些常见病变。当时高凤鸣给出的病理解剖诊断书结果如下：

病理解剖诊断书

五二三试验　5 天活杀，胃嗣青蒿乙醚提取液（3 只狗）

病理诊断：

（1）五二三四眼狗。

肾：个别肾小球萎缩，髓质钙化。

肺：灶性出血、萎陷。

结肠：黏膜灶性出血。

其他脏器胃、小肠、心肌、肝等未见明显改变。

（2）五二三棕色狗。

肺：腺泡结节性出血，灶性肺萎陷。

心肌：内膜下肌纤维间灶性出血。

其他脏器肝、肾、胃、小肠、结肠等未见明显改变。

（3）五二三黑狗。

灶性慢性间质性肾炎，华只睾（寄生虫）性肝硬化，灶性慢性小叶性肺炎，间质化；斑点状肺出血；小肠、结肠、心肌、眼球（包括角膜、虹膜、视网膜等）未见明显改变。

---

① 叶祖光访谈，2012 年 10 月 12 日，北京。资料存于采集工程数据库。

② 高凤鸣（1931—），河北丰润人。毕业于河北医学院医疗系，病理学硕士。曾任卫生部工业卫生实验所生物医学部研究员、硕士生导师，卫生部工业卫生实验所学术委员会委员、中国核学会辐射研究与辐射工艺学会理事会理事等。

小结：上述三只狗在几个药物吸收、解毒、排毒的主要脏器（肝、胃、肠、肾等）未见有急性中毒性病变。至于个别华枝睾性肝硬化在狗乃是不甚少见的寄生虫病，灶性间质性肾炎更是较常见的临床型自发病，特别是老年狗更常见。灶性肺炎、间质化、钙化、灶性肺萎陷等在狗亦是较常见的病变。

　　肺出血及心肌出血，在人工麻醉活杀处死的过程中，动物如有挣扎等情况，亦可引起，不一定是药物反应。

报告人：工卫所　高凤鸣

1972.6.20[①]

　　针对两个科研单位不同的科研人员给出完全不同的结果，中药所内部也出现了争议，而且情况反映到了院里，据叶祖光回忆，"当时军管会领导马上把病理切片和两份报告从我手里要走，随即请了军事医学科学院六所的专家观察病理切片，看完之后这个军队的专家下的结论与工卫所高凤鸣下的结论类似，但是提出了更进一步的意见，建议为了慎重起见重复做一次毒性试验。"[②] 当时军事医学科学院科研人员给出的结果如下：

青蒿乙醚提取物毒性试验　狗组织切片观察结果

　　中医研究院送来 3 只青蒿乙醚提取物灌胃毒性实验狗的心、肺、肝、肾、胃肠等组织切片。观察后提出下列看法，供参考：

　　（1）基本同意工卫所的意见，切片观察结果不再重复描述。

　　（2）肾及胃黏膜的改变，看来像在结构及固定过程中，组织自溶引起，特别是肾、固定液穿透速度比较慢，在热天如取材过大或太厚，在固定过程中，仍然会产生组织自溶，肾切片中，可以看出，在组织块的表面部，肾曲管及亨利氏襻的上皮比较接近正常，中央部分自溶现象明显。

　　（3）因为自溶可能掩盖了内脏的某些轻度病变，如变性等，药物

---

① 中国中医科学院中药研究所：青蒿抗疟研究。中药所科技档案，编号 19861003。

② 叶祖光访谈，2012 年 10 月 12 日，北京。资料存于采集工程数据库。

要过渡到人体试服，为慎重起见，建议重复一次毒性实验，最后做一组正常对照，用更严格的病理学方法进行检查。

后字 236 部队，六所三室

朱既生

1972.6.22 [①]

由于药物试验要进行人体试服，为了慎重起见，根据军事医学科学院科研人员朱既生提出的建议，北京中药所重复了一次青蒿乙醚中性提取物的毒性试验，结果还是请中医学院的卢泳才与魏民两位科研人员看，根据此次的实验情况，他们认为狗各脏器的其他病变以狗的常见病变来解释较合适，并且对第一次出具的结果做出了更正。其重复试验的结果如下：

五二三药物对狗脏器影响的重复实验

动物经巴比妥麻醉，放血杀死后立即解剖，取脏器切组织快固定于 Zenker's 液 24 小时，流水冲洗 24 小时，取块做常规、脱水色埋制片。用福尔马林液固定之肾组织做冰冻切片苏丹Ⅲ染色。观察结果如下：

实验组：2号、4号、6号、8号狗（4条均做 0.5g/kg，4号狗还做 1g/kg）。

（1）心脏：大体、镜下均无明显改变。

（2）肝脏：

大体：4号、6号、8号狗稍见淤血。

镜下：2号、4号、6号、8号四只狗肝小叶内均可见小灶性的淋巴细胞浸润，同时有个别肝细胞坏死。此外，2号狗的干切片中可见到一个汇管区有大量中性白血球浸润，化其临近的肝小叶内也有小灶性中性白血球浸润。

（3）肺脏：

大体：各狗经放血杀死后，立即打开胸腔观察见胸腔无积液，肺

---

① 中国中医科学院中药研究所：青蒿抗疟研究。中药所科技档案，编号 19861003。

脏均含气，显粉红色，肺膜下有大小不等的气肿区，切断气管取出肺脏，则见肺组织慢慢萎陷，颜色变深，最后显浅紫红色。

摸摸质软无气，仅肺的前缘保留斑块状的粉红色的含气部分。4号狗（即大剂量服药的狗）的气肿改变很明显。

镜下：各狗的肺脏切片均显广泛的肺膨胀不全，肺泡壁增厚充血，充血的毛细血管腔内可见到中性多形核白血球，但无渗出现象。已萎陷的肺组织中常散化小区域的或单个肺泡仍含气或显肺气肿状态，这种改变近肺膜出较明显。

4号、8号狗肺膜下有出血灶，6号狗除新鲜出血外尚可见小堆的吞噬了含铁血黄素的吞噬细胞示陈旧出血灶。各狗之肺组织均可见散化的淋巴球浸润灶。

（4）肾脏：

大体：2号狗肾皮质可见粟粒大黄白色的小点，4号狗肾切片皮质有淡黄点，6号肾皮质有白的瘢痕，包膜粘连，8号狗右肾有出血点。

镜下：肾小球内呈充血状态，少部分肾曲管和亨利氏升襻的上皮细胞稍肿胀，胞浆内含圆形小空泡苏丹Ⅲ染色证实为脂肪小滴，分别曲管的上皮细胞偶见核浓缩改变。

4、6、8号狗之近肾盂部分某些集合小管腔内含蛋白管型，偶尔可见到含有坏死脱落的上皮细胞（此等细胞核浓缩，胞浆红染）。

（5）胃：大体、镜下均未见异常。

（6）肠：大体：十二指肠：2、4、6狗黏膜有黄豆大小溃疡状凹陷区，4号狗黏膜有充血水肿。

空肠：6、8号狗黏膜普遍充血，也见溃疡状凹陷区，4号狗溃疡边缘有充血。

回肠：4号狗黏膜有充血，4、6号狗黏膜面有散在出血点。

结肠：6、8号狗黏膜下充血。

镜下：十二指肠、空肠和回肠黏膜的固有膜内毛细血管充血，黏膜分泌较旺盛，一些上皮细胞脱落，但未见到明显的溃疡形成，回肠黏膜下淋巴组织增生。结肠无明显改变，仅见4号狗黏膜分泌旺盛。

对照组：1号、5号、10号。

（1）心脏：大体、镜下均无明显改变

（2）肝脏：大体无明显改变，镜下：3只狗均与实验组一样，化肝小叶内能见到小灶性淋巴细胞浸润和个别肝细胞坏死。

（3）肺脏：大体：解剖时情况与实验组相同。

1号狗两肺均有小出血点，左右上叶成片状出血。

镜下：切片所见与实验组略同。

1号狗肺内有灶性水肿和出血，10号狗有一叶肺出现小叶性肺炎病灶一处。

（4）肾脏：大体：无明显改变。

镜下：3只狗的某些亨利氏升襻的上皮细胞内出现圆形空泡，苏丹Ⅲ染色证明为脂肪小滴。1号及10号狗肾盂黏膜下有淋巴球浸润，5号狗近肾盂部之少数集合管内含蛋白管型。

（5）胃：大体、镜下均无明显改变。

（6）肠：大体：十二指肠和空肠，5号狗黏膜有斑块状充血，十二指肠黏膜上有溃疡状黄豆大小之凹陷。

镜下：黏膜的固有膜毛细血管充血，黏液分泌现象也可见到，比较起来看似较实验组的为轻但不很明显。

小结：

综合上述观察见实验狗的重要脏器病变如下：

（1）肝脏的小灶性肝细胞坏死和淋巴细胞浸润。

（2）肺脏广泛性肺萎陷；少数斑点状出血。

（3）肾小管（曲管和亨利氏升襻升支），脂肪性变，轻度肾盂肾炎（肾盂黏膜下淋巴球浸润，集合小管腔内蛋白管型）。

（4）十二指肠、空肠和回肠的黏膜固有膜充血，偶见出血点，黏膜分泌稍旺盛。

由于对照组的狗除小肠的病变不如实验组明显外，肝、肾、肺也有和实验狗相似的病变，似乎说明这些病变并非五二三药物引起，而可能是在狗的日常生活中就有某些原因而引起了病变，实验狗小肠病变似较明显，我们认为这与口服的药物的局部刺激有关，只是呈不太明显，也许与药物剂量有关（但本次实验中一只大剂量服药的狗4号，肠改变与其他小剂量的差别也不明显）。

关于广泛肺萎陷的分析，我们根据解剖所见的逐渐萎陷推测，是否与麻醉后立刻放血、解剖，在呼吸与肺脏突然遭受大气压力作用所成，这样解释是否合适尚需进一步积累经验证明。

附：联系前后两次狗的实验，再参照本次实验对照组狗的脏器变化，应对第一次实验狗的病变和小结做更正：

第一次实验狗的病变性质与本次相似，但肠道改变比本次明显，肾脏的脂肪变性等改变似乎稍微明显些，但总的来说差别不大，各脏器的其他病变也须以狗的常见病变来解释较合适。

中医系疾病防治学教研室　病理组

卢泳才　魏民

1972.8 [①]

经过了两个多月的讨论、争议以及重复试验等，虽然未能做更进一步的大动物实验，但是通过几次的药理、毒理试验有关青蒿提取物的初步试验终于告一段落。随后，他们决定用91号进行了几位科研人员的人体试服，并向上级申请进行更进一步的临床验证。

首次用于人体验证

快速找到对临床上恶性疟有效的治疗药物是当时任务的最终目标，因此实验室工作必须为临床服务，只有通过了临床验证安全、有效的药物才能成为真正的药物。正因如此，北京中药所在进一步药理、毒理动物实验

① 中国中医科学院中药研究所：青蒿抗疟研究。中药所科技档案，编号19861010。

的同时也为开展临床验证做相应的准备工作。当年 6—8 月，北京中药所在进一步进行狗的毒性试验时，屠呦呦、郎林福、岳凤仙与章国镇、严述常、潘恒杰、赵爱华、方文贤先后以不同剂量分作两批进行了青蒿乙醚中性提取物的人体试服，未出现明显的毒副作用[①]。7 月份，北京中药所研究人员对临床事宜进行了多次讨论[②]。7 月 19 日，北京中药研究所军代组党支部向院军管会提出有关临床验证的请示报告：

"五二三组三名科研人员参加试服工作已经结束，三人中有两人有轻微消化道反应，一人服 5 克后转氨酶由 80 升至 180（服 3 克时正常），此外未见明显反应，我们拟同意五二三组所提出海南验证的初步计划，病人每日服药剂量在 5 克以内，先由该组派一名同志带药去现场，并建议医院领导先虑按原定计划再派一名医生去海南，与医疗队同志商定具体试服计划，可否请批示。"[③]

经五二三办公室同意，北京中药研究所屠呦呦和戴绍德等人于当年 8 月 24 日—10 月初用青蒿的乙醚中性提取物（91 号）在海南昌江地区对当地低疟区、外来人口的间日疟 11 例，恶性疟 9 例、混合感染 1 例进行临床验证。并用氯喹治疗恶性疟 3 例，间日疟例进行对照观察。

当时的疗效标准为：

痊愈：症状在 72 小时以内控制，疟原虫血片转阴，出院后（一般住院 4—5 天）7 天到 12 天复查，无症状，血片疟原虫未现。

有效：症状在 72 小时以内控制，疟原虫血片转阴或未转阴，出院后 7 天到 12 天复查，症状发作，血片疟原虫再现。

无效：症状在 72 小时内为控制，血片疟原虫未转阴。

当时对青蒿提取物的药理毒理并不太清楚，对青蒿治疗疟疾的临床验证更是处在十分早期的摸索阶段。

海南昌江使用青蒿乙醚中性部分临床观察疗效情况见表 3-1：

---

① 中国中医科学院中药研究所：《中国中医科学院发现青蒿素的主要历程（1969—1973 年）》，2012 年，第 7 页。

② 中国中医科学院中药研究所：青蒿抗疟研究。中药所科技档案，编号 19861004。

③ 中国中医科学院中药研究所：青蒿抗疟研究。中药所科技档案，编号 19861003。

表 3-1　海南昌江青蒿乙醚中性部分临床疗效情况

疟型	使用剂量：每次3g	总病例数	有疟史或地域	退热时间	平均退热时间（小时）	原虫平均转阴天数	疗效			复发	备注
							痊愈	有效	无效		
间日疟①	Bid，连服3天	1	1	16°	36°20′	5		1		2	1例未复查
		2		46°30′		5	1	1			
	Tid，连服3天	1	4	8°20′	11°23′	2	1			2	
		3		12°25′		2.3	1	2			
	Qid，连服3天	3	1	16°	19°6′	2	2	1		1	
		1		27°36′		2					
恶性疟	Bid，连服3天	1	本地		39°50′	5		1			对疟原虫有抑制作用不能完全杀灭，转为有性体
		1	低疟区						1		
	Tid，连服3天	1	本地		24°	4		1			对疟原虫有抑制作用不能完全杀灭，转为有性体
		1	外来						1		
	Qid，连服3天	5	外来		35°9′	1.75	1	4		4	

通过海南昌江的初次临床验证证明 91 号药对当地、低疟区、外来人口的间日疟和恶性疟均有一定的效果，尤其是对 11 例间日疟患者，有效率达 100%，而且剂量越高组效果相对越好，复发例数也相对较少些②。而对于恶性疟患者，低疟区患者中有一例对第一种方案无效，第二种给药方案中对 6 例外来人口中有一例无效，所以排除剂量、患者本身是否有免疫力等因素的影响，总共是有 2 例恶性疟无效。对于其中的 1 例混合感染的病例，文中没有资料说明是混在 11 例间日疟中还是另有其人，由于时间

① 11 例间日疟中其中 1 例是混合感染，症状主要由间日疟原虫引起，所以归入间日疟中统计。

② 中医研究院中药研究所五二三临床验证小组：91 号临床验证小结，1972-10。见：原全国五二三办公室：《五二三与青蒿素资料汇集（青蒿素知识产权争议材料 1994 年）》，2004 年，第 3 页。

太久，当时的参与者们也不记得了。前面总结里说是 21 例，而后面又有文字说明："间日疟共验证 11 例，三种方案的有效率 100%。其中 1 例是混合感染，症状主要由间日疟引起，故归入间日疟病例中统计。"

由此以及统计表格来判断，当时所做的总病例数并非 21 人，而是 20 人。

从海南现场回来后，还用这个乙醚提取中性部分在北京 302 医院验证了间日疟 9 例，有效率也是 100%。因此，单从疗效而言，1972 年的临床验证结果表明青蒿的乙醚提取中性部分对疟疾治疗是有效的。

1973 年，山东省中医药研究所和山东省寄生虫病防治研究所对协作提取的中草药黄花蒿有效部分"黄 1 号"进行了 30 例间日疟患者的初步临床试用观察。发现该提取物对间日疟原虫有较好的杀灭作用，但是复燃率较高。并初步得出了该药品属于速效药品、持效作用较短的结论[①]。

北京中药所和山东省两个单位分别做的青蒿（黄花蒿）粗提物的首次临床都证实了它对疟疾患者具有很好的效果。山东由于没有恶性疟患者，所以只做了间日疟，效果很好；而北京中药所则因在海南现场做治疗了 9 例恶性疟，证明青蒿粗提物对恶性疟效果也很好。

---

① 山东寄生虫病防治所巨野三防组：山东"黄 1 号"治疗间日疟现症病人疗效初步观察。1973 年。

第四章
抗疟新药

青蒿抗疟有效结晶的提取

北京中药所提取青蒿素 II 的经过

在北京中药所用青蒿乙醚提取中性部分取得了良好的临床验证结果后，全国五二三办公室对此很重视，要求中药所在 1973 年不仅要扩大临床验证，而且要尽快找到它的有效成分。从事过中药有效单体分离工作的人都深有体会，在中药提取到有效粗提物不一定就能够找到有效单体。

1972 年下半年，中药所化学组有 5 个人参加提取工作，其中屠呦呦为组长，另外有倪慕云、钟裕蓉、崔淑莲以及另一位技术员。由于当时对青蒿的了解不太多，不论对有效成分的部位还是提取工作都处于摸索阶段，他们各自对提取工作都提出了相应的意见，比如倪慕云设计了有效提取物色谱柱分离的前处理，即将青蒿乙醚提取物中性部分和聚酰胺混匀后，用

47％乙醇渗滤，渗滤液浓缩后用乙醚提取，浓缩后的乙醚提取物，开始是在氧化铝色谱柱上进行洗脱分离，但未能分离到单体。钟裕蓉考虑到中性化合物应该用硅胶柱分离，于是她在倪慕云的色谱柱前处理的基础上，于1972年11月8日，改用上海试剂厂生产的硅胶柱分离，然后用石油醚和乙酸乙酯—石油醚（不同比例）多次洗脱，最先少量的针状结晶，编号为"针晶Ⅰ"（NO_1或针1）；随后洗脱出来的是针状结晶，编号为"针晶Ⅱ"（NO_2或针2）；再后得到的另一种方形结晶，编号为"结晶Ⅲ"（NO_3或方晶），当时结晶的叫法比较多，并没有统一。后于12月初经鼠疟试验证明，"针晶Ⅱ"是唯一有抗疟作用的有效单体。以后，中药所向全国五二三办公室汇报时，将抗疟有效成分"针晶Ⅱ"改称为"青蒿素Ⅱ"，有时候又叫青蒿素，两个名字经常混着用，再到后来，中药所称"青蒿素Ⅱ"为青蒿素。

1973年上半年，为争取当年秋季进行临床验证，北京中药所在提取设备不够完善的情况下，在原有人员的基础上增派蒙光荣、谭洪根等人，并从研究院临时借调数名进修人员，先后从北京产的青蒿中分离获得青蒿素Ⅱ 100多克，并于当年9月份赴海南开展临床试用。

山东省寄生虫病研究所与山东省中医药研究所提取的黄花蒿素

1972年3月，山东省寄生虫病研究所的科研人员在南京参加完"中医中药专业组"会议后，借鉴北京中药所的经验，用乙醚及酒精提取山东省所产的青蒿得到的提取物治疗疟疾，经动物试验，获得较好的效果[①]，并于1972年10月21日向全国五二三办公室做了书面报告。山东省寄生虫病研究所的实验结果中指出：黄花蒿（青蒿）的提取物抗鼠疟效价观察的结果与中医研究院青蒿提取物的实验报告一致[②]。1973年4月，山东省寄生虫病研究所与山东省中医药研究所协作，10月开始做黄花蒿有效单体

---

① 山东省寄生虫病防治所给北京中医研究院药物研究所的信，1973-3-14。

② 全国五二三办公室：关于青蒿抗疟研究的情况，1977.10。原全国五二三办公室：《五二三与青蒿素资料汇集（1967—1981）》。内部资料，2004年。

的分离，当时两个单位参与这项的研究人员很少，主要有魏振兴等两人在做相关的工作 [①]。1973 年 11 月份，他们从山东省泰安地区采来的黄花蒿（*Artemisia annua* L.）中提取出 7 种结晶，其中第 5 号结晶命名为"黄花蒿素"。这个结晶也就是当时山东省提取出来的抗疟有效晶体。

云南药物所分离提取黄蒿素

1972 年底，昆明地区五二三办公室傅良书主任到北京参加一年一度的各地区五二三办公室负责人会议 [②]，得知北京中药所青蒿研究的一些情况。回去后，傅良书召集云南药物所的有关研究人员开会并传达了这一消息，指示云南药物所利用当地植物资源丰富的有利条件，对菊科蒿属植物进行普筛 [③]。会后，云南药物所五二三小组进行任务分工，确定其中一个小组继续之前的马兜铃酸结构的改造，另找一个组做菊科蒿属植物的初筛。罗泽渊分在初筛小组，在初筛之前，这个小组把云南药物所附近的蒿属植物，能采到的都采回所里。然后进行初筛，当时过筛的有牡蒿、莳萝蒿、滨蒿、艾、臭蒿及菊科其他属的一些植物。1973 年春节期间，罗泽渊到家住在云南大学的同事刘远方家，她带着女儿在云南大学校园里逛时发现了一种一尺多高、气味很浓的艾属植物，学植物的刘远芳告诉她该植物叫"苦蒿"，四川农村用来熏蚊子。罗泽渊当时就采了许多，带回所里晒干后进行提取。她发现"苦蒿"的乙醚提取物有抗疟效果，复筛后结果一样 [④]。当时的药理实验主要由黄衡进行。1973 年 4 月，罗泽渊分离得到抗疟有效单体，并暂时命名为"苦蒿结晶 **Ⅲ**"，后改称为"黄蒿素"。分离出抗疟有效物质后不

---

① 章国镇：《工作日志》，1974-2-28。

② 1972 年年底五二三办公室负责人会议指的是 1972 年 11 月 20-30 日在北京召开了各地区五二三办公室主任座谈会，北京地区承担五二三任务部门、单位的有关负责同志和专业人员代表也出席了这次会议。为什么云南五二三办公室人员是 1972 年年底才得知此消息，而不是当年 3 月份和山东一样了解到中医研究院中药研究所青蒿研究的情况，笔者询问了云南方面的有关人员，傅良书回忆当年 3 月份南京开会的时候他没有去参加，年底到北京开会的时候他才知道的，当时到北京中药所参观，看到青蒿提取物是一种黑色的浸膏。

③ 傅良书访谈，2009 年 9 月 24 日，昆明。资料存于采集工程数据库。

④ 黄衡、罗泽渊访谈，2009 年 9 月 18 日，成都。资料存于采集工程数据库。

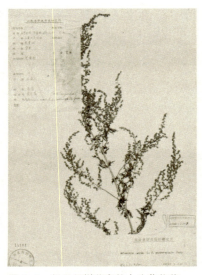

图 4-1　经吴征镒鉴定的大头黄花蒿

久，所里的同事罗开均将苦蒿的植物标本送请中国科学院昆明植物研究所植物学家吴征镒 [1] 教授鉴定，确定这种苦蒿学名为黄花蒿大头变型，简称"大头黄花蒿（*Artemisia annua* L. f. *macrocephala* Pamp.*）"*（图 4-1）。所谓大头变型，是指它的头状花序要比一般的黄花蒿大。1973 年 9 月，由于原料不足，该所的詹尔益、戚育芳等人又从四川重庆药材公司购得原产于四川酉阳的青蒿，原植物为黄花蒿（*Artemisia annua* L.），并分离出含量更高的"黄蒿素" [2]。

青蒿素提取工艺的研究

在三个单位各自独立从中药青蒿中提取到抗疟有效结晶后，便都开始了提取工艺的研究。北京中药所最开始实用的乙醚提取法由于早期在实验室引起过火灾，存在较大的安全性问题，不适合于大生产，因此未形成生产工艺，后来他们借鉴其他单位的经验加以自己的摸索改用稀醇提取法和溶剂汽油提取法，均由于成本过高等原因未加以推广。山东省中医药研究所的丙酮法由于种种原因也未正式形成生产工艺。1974 年，云南药物研究所的詹尔益为满足临床需要及工业生产的要求，对提取分离方法进行比较研究，建立了黄蒿素溶剂汽油提取法。此法后来成为昆

---

[1]　吴征镒（1916—2013），江苏仪征人。著名的植物学家。1937 年毕业于清华大学生物系。1950 年任中国科学院植物研究所研究员兼副所长。1955 年被选聘为中国科学院学部委员。1958 年任中国科学院昆明植物研究所所长。1979 年兼任中国科学院昆明分院院长。后曾任云南省科委副主任，云南省科学主席。获 2007 年中国国家最高科学技术奖。

[2]　与 1974 年 2 月章国镇《工作日志》中记载的内容相符。

明制药厂和山东中医药研究院魏振兴在武陵山制药厂建立吨级以上青蒿素提取方法的基础。

北京中药研究所的提取方法

乙醚提取法 [①]

1971 年下半年开始，北京中药所屠呦呦等用北京市售青蒿（*Artemisia annua* L.）制成水煎剂浸膏（青蒿加 10 倍量水煎煮半小时，2 次煎液合并，浓缩成浸膏）、95% 乙醇浸膏（乙醇回流提取 2 次，每次 2 小时，合并提取液，回收乙醇成浸膏）、挥发油、乙醇冷浸低温浓缩物、乙醚回流提取浸膏、苯热提取物、苯热提后转入 50% 乙醇提取物、汽油冷浸提取物、汽油冷浸物转入 50% 乙醇提取物（图 4-2）。经鼠疟抑制率筛选，仅乙醚提取物效价最高，而毒性最低，因而将乙醚提取部位进行进一步分离成中性及酸性两部分，发现酸性部分无效而毒性集中，中性部分口

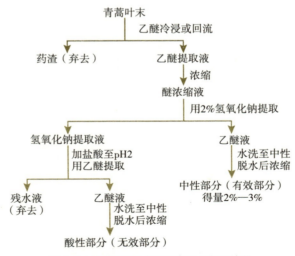

图 4-2　青蒿乙醚中性提取部分的提取流程

①　中医研究院中药研究所：青蒿抗疟研究（1971—1978 年）。《青蒿的化学研究》，第 35-56 页。

服剂量 1g/kg×3 天，鼠疟抑制率达 100%，且毒性低，临床验证对治疗间日疟和恶性疟均有效。故认为青蒿乙醚提取物的中性部分为青蒿的有效部分。

青蒿乙醚提取物的中性部分浸膏拌以聚酰胺，用 47% 乙醇渗漉，渗漉液减压浓缩，浓缩液再用乙醚提取，所得乙醚提取物经硅胶柱层析，先用石油醚，再用 10% 乙酸乙酯—石油醚，15% 乙酸乙酯—石油醚洗脱，先后分离到结晶 Ⅰ、Ⅱ 和 Ⅲ（图 4-3）。经鼠疟抑制率试验，仅结晶 Ⅱ（青蒿素 Ⅱ，后称青蒿素）剂量为 50—100mg/kg 时，疟原虫转阴。

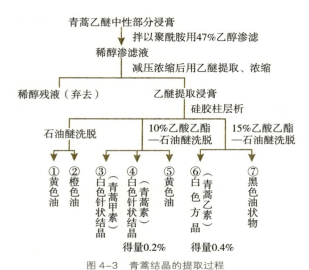

图 4-3　青蒿结晶的提取过程

稀醇提取法 [①]

1973 年至 1975 年前后，由于乙醚用量大，不适合于大量生产，北京中药所改用稀醇提取法，即将青蒿叶粉以 47% 乙醇渗漉，收集 8—10 倍药材量的漉液，低于 70℃减压浓缩至 1/3 体积，用乙醚提取，乙醚提取液浓缩后，用 2% 氢氧化钠除去酸性部分，所得中性部分浸膏，再用硅胶柱层析，分离得青蒿素 Ⅱ 结晶。

———————
① 中医研究院中药研究所：青蒿抗疟研究（1971—1978 年）.《青蒿的化学研究》，第 35-56 页。

溶剂汽油提取法 [①]

1974 年下半年，北京中药所用青蒿叶粉用溶剂汽油冷浸或渗滤，渗滤液减压浓缩成浸膏，用 95% 乙醇处理除去不同部分，乙醇溶液减压浓缩成浸膏，拌以等量硅胶（青岛硅胶，110℃活化 2 小时），放入先装有 2 倍量硅胶的渗滤筒中，先用石油醚冲洗，除去杂质再用 10% 乙酸乙酯—石油醚冲洗，即得青蒿素结晶（图 4-4，图 4-5）。以上几种方法由于操作复杂，成本也较高，所以后来均未放大生产。

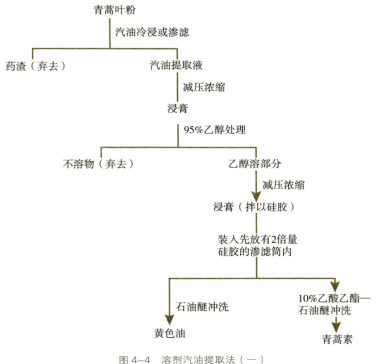

图 4-4　溶剂汽油提取法（一）

①　中医研究院中药研究所：青蒿抗疟研究（1971—1978 年）。《青蒿的化学研究》，第 35-56 页。

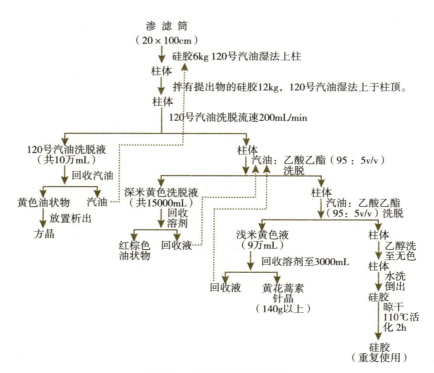

图 4-5　溶剂汽油提取法（二）

山东省中医药研究所黄花蒿素丙酮提取法 [1]

　　山东省中医药所的魏振兴等人发现提取物方法由于黄花蒿和采集季节的不同以及含量的多少不一样会导致提取结果很不一样，尤其北方的植物含蜡等杂质较多，含量又比南方地区低，故用一般的溶剂很难获得较为满意的收得率。因此，他们对硅胶柱上层析法加以改进，最后确定采用工业丙酮提取法，并于 1976 年冬季得到证明该方法简便，需要人力较少易于掌握。主要方法为：用山东泰安地区的黄花蒿干燥叶 100kg 置于浸泡罐中，加 4—5 倍丙酮冷浸一天，滤出，反复 3 次，第三次浸出液可直接做下批药物浸泡使用，合并第 1、2 次浸泡液，回收丙酮，得丙酮提取物。所得丙酮提取物加 95% 乙醇 30L，于 50℃以下溶解，放置于 10℃以下过夜，使

① 　山东省中医药研究所：中医药研究资料 12 期内部资料（黄花蒿抗疟研究专辑）。1980 年。

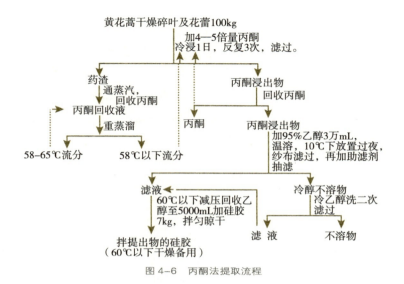

图 4-6　丙酮法提取流程

冷醇不溶物全部析出，以纱布滤过，不溶物用冷醇洗二次，合并滤液，再抽滤一次，于 60℃以下减压回收乙醇，浓缩至总体积 5L，浓缩液加硅胶 7kg，拌匀，晾干，铺成 1cm 厚于 60℃下干燥 2 小时。

　　活化硅胶 6kg 用 120 号汽油湿法上柱，并将上述干燥后的丙酮提取物——硅胶混合物 12kg 装于柱顶，用汽油进行洗脱，流速 200mL/min，至洗脱液近无色（约 10L），再以汽油——乙酸乙酯（95：5v/v）混合液洗脱。分别收集开始流出的深米黄色洗脱部分（约 15L）及浅米黄色洗脱部分（约 90L），浅米黄色洗脱液浓缩至 3L，放置，即有结晶析出。滤过，用汽油洗涤二次，即得黄花蒿素针晶。山东产黄花蒿原料可得到黄花蒿素 140g 以上，收率 0.14% 以上。

　　山东省中医药所的丙酮法最终也和中医研究院中药研究所的提取工艺一样未进行放大试验和用于生产。

云南省药物研究所的溶剂汽油法提取工艺

　　云南省药物研究所最初对黄花蒿有效成分的提取、分离方法的研究，是配合抗鼠疟药效学过筛进行的。他们将大头黄花蒿叶干粉以乙醚提取

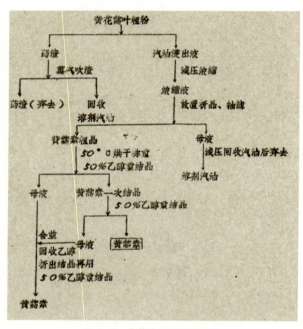

2—3 次，每次 2 小时，提取液过滤、浓缩、蒸去乙醚得浓缩膏。将浓缩膏于沸水上以 50% 乙醇提取 5—8 次，至乙醇提取液几无苦味，合并乙醇液，以活性炭脱色，水浴蒸去乙醇，得到的乳状液用乙醚提取 2 次，乙醚液水洗、干燥、浓缩后，得一棕色、透明的浓缩膏，经硅胶柱层析，收集苯洗脱部分，得黄蒿素粗结晶，再用 50% 乙醇重结晶，得白色针晶（图 4-7）。

图 4-7　黄蒿素提取工艺流程

1973 年 9 月发现四川酉阳产黄花蒿中抗鼠疟有效成分含量（0.3%）大大高于云南大头黄花蒿中的含量（0.03%）后，云南药物所便对黄蒿素的提取分离方法进行了研究，先后采用过乙醚回流、苯冷浸、乙醇冷浸等方法，但或因成本高、毒性大或杂质多分离困难而不适于工业生产。1974 年开始了黄蒿素提取方法的改进。据戚育芳回忆：当年 3 月，戚育芳从云南省药物所的小药厂抽调去支援青蒿课题组，开始在罗泽渊实验室，不久后去詹尔益实验室，当时詹尔益在用溶剂汽油提取青蒿素，提取量比较大，加热（水浴）、减压回收溶剂汽油时，一台真空泵不够用，还从小药厂借了一台，由于回收溶剂汽油的量大，经常中午也不停歇，整个实验室都充满了浓烈的溶剂汽油味，工作一天下来，头昏脑涨，故印象较深[1]。经对多种提取分离方法比较的结果，詹尔益发明了简便易行、适用于工业化生产用的黄蒿素"溶剂汽油制备法"。

---

① 戚育芳：关于参与青蒿课题工作的证明材料，1998 年。

即将黄花蒿或大头黄花蒿叶干粉，以 120 号溶剂汽油于室温浸提三次，每次 24 小时，提取液滤过，减压浓缩后放置过夜，即析出黄蒿素粗晶，以 50% 乙醇重结晶，即得黄蒿素白色针晶。

1975 年 11 月至 1976 年初，他们根据云南省五二三办公室、省化工厅、省医药公司等上级单位的要求，先后在昆明制药厂进行了生产工艺的初步研究，总投料达 2200kg，每次投料约 400kg，都获得成功。其制备步骤和方法如下：

（1）冷浸：提取罐底部下口处垫以粗麻布数层后，投入充分晒干、粗粉碎并用适量溶剂汽油润湿的黄花蒿叶及幼茎粗粉，压紧，由高位槽加入溶剂汽油，打开提取罐下口，直至溶剂顺利流出后关闭，以保证药材充分得到浸泡，流出液由高位槽再加入提取罐中。溶剂加至高出药材面约 50cm，冷浸 24 小时，由下口放尽提取液，置贮液罐中，同法冷浸提取共三次；

（2）浓缩：各次提取液分别于 60—70℃减压浓缩（真空度 300—450mm Hg），浓缩至一定体积后趁热放出，稍冷即有结晶析出，放置 24 小时后抽滤结晶，用少量溶剂汽油洗涤 1—2 次，抽干，平铺于托盘内，置干燥间常温下通风除去溶剂；

（3）重结晶：上述已除去溶剂的黄蒿素粗晶，加 60 倍量 50% 乙醇（用药用 95% 乙醇稀释），粗晶量 5%—10% 的活性碳，加热煮沸 5 分钟，趁热抽滤，滤液加热使析出的结晶复溶解，放置 24 小时即有白色针晶析出，抽滤，置干燥间中通风除去乙醇，60℃以下干燥，所得结晶即可供制备片剂使用。供制备针剂者需用 50 倍 50% 乙醇再重结晶一次。

1977 年，石油化工部、省科委、省化工局给云南药物所下达了"青蒿素生产工艺的研究"的任务，在昆明制药厂等单位的支持下，他们进行了溶剂汽油法提取黄蒿素生产工艺的研究，共进行了 9 批中间试验，12 批试产。1978 年 2 月，在国家医药总局佘德一、吴祚敏等高级工程师的指导下，云南药物所采用溶剂汽油放大试验的方法，其中 3 批用于放大试验工艺进一步进完善，6 批作为生产工艺的定型试验，其余 12 批作试产。每批投料 300kg，总投料 6300kg，共得到黄蒿素结晶 19.46kg，总收率达到 0.31%。

通过这次生产实验，他们发现溶剂汽油法从黄蒿素叶中提取青蒿素工艺路线上是合理可取的，经济上也便宜，与丙酮法相比，虽然收率较低，但操作简便、设备简单、在生产上较易推广[①]。

当时几个参加青蒿提取的单位对青蒿素提取的工艺都进行了不同程度的探索，最终确定了较好的提取工艺。

青蒿素的结构测定工作

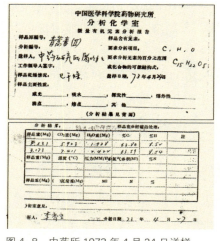

图4-8　中药所1973年4月24日送样的元素分析数据

北京中药研究所自1972年底从中药青蒿中分离得到不同的结晶之后，1973年便开始对青蒿素Ⅱ的结构进行相关的研究，测试了它的熔点、比旋度、红外光谱和元素分析。1973年在北京医学院（现北京大学医学部）药学系林启寿[②]教授的建议下，用硼氢化钾等试剂与青蒿素Ⅱ反应，探索分子中有无酮、醛类羰基的存在。屠呦呦书中写道[③]，他们确定青蒿素为白色针晶，熔点为156—157℃，旋光 $[\alpha]^{17}_D=+66.3$（$c=1.64$，氯仿），经化学反应确证无氮元素，无双键，元素分析为（C 63.72%、H

---

① 云南省药物研究所：《溶剂汽油法提取黄蒿素生产工艺的研究》。1978年。

② 林启寿（1919—1978），安徽省无为县人。植物化学家，1934年考入安徽高级工业学校应用化学科，后又考入国立药学专科学校，1941年毕业后到齐鲁大学理学院药学系任助教。1948年赴美国蒙塔纳州立大学药学院任助教并攻读硕士学位。1950年回国后历任北京大学医学院药学系副教授、教授。十分注重对祖国医药学的研究，提倡用现代科学技术研究整理祖国医药遗产，20世纪70年代编著了《中草药成分化学》一书。

③ 屠呦呦（编）：《青蒿及青蒿素类药物》。北京：化学工业出版社，2009年，第44页。

7.86%），又利用自己单位与其他单位的仪器分别做了四大光谱的测定，明确其分子式为"$C_{15}H_{22}O_5$"，相对分子质量为282，熔点、旋光以及分子式与章国镇日记中的记载相符[1]，不过根据采集小组看到北京中药所的档案中记载的1973年4月24日送样的元素分析数据（C 63.86%；H 8.52%）与后来明确的分子式"$C_{15}H_{22}O_5$"有较大的偏差，而上海有机化学研究所的档案中（图4-9）显示吴照华1974年3月12日送样的元素分析结

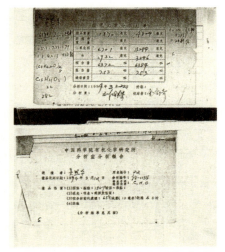

图4-9　1974年3月12日吴照华送样的元素分析结果

果（C 63.72%；H 7.53%）以及（C 63.84%；H 7.53%）比较符合其分子式"$C_{15}H_{22}O_5$"。屠呦呦等与林启寿教授讨论后，推断青蒿素 II 可能是一种含羰基的倍半萜类化合物。由于当时萜类是一个较少研究的类型，而中医研究院中药研究所化学研究方面的研究力量和仪器设备薄弱，难以单独完成全部结构鉴定研究，当时国内做这类化合物研究的人比较少，后来查文献发现有机所的刘铸晋教授是搞萜类的，他从事这类化合物研究有较多经验，于是派人与有机所联系希望能一起协作做这个药物的结构测定。为此屠呦呦于1973年8月下旬携带有关资料到上海有机化学所联系协作测定青蒿素结构事宜[2]，由陈毓群接待。1974年1月由陈复函同意中药所派一人前往共同工作[3]。陈毓群回忆1973年是她接待了屠呦呦，不过由于随后她被要求去"五七"干校，所以她本人并没有接青蒿素结构测定的工作，这项任务由上海有机所的计划处（现科研处）将任务交给了避孕药组的组长陶正娥，后来再由陶正娥交给了吴照华[4]。

① 与章国镇1974年2月28日的《工作日志》中记载的屠呦呦的发言一致。
② 中国中医科学院中药研究所：青蒿抗疟研究。中药所科技档案，编号19861014。
③ 屠呦呦（编）：《青蒿及青蒿素类药物》。北京：化学工业出版社，2009年，第44页。
④ 2013年7月26日吴毓林给黎润红的信。

　　根据吴照华的回忆 ①：当时由于刘铸晋已开始做液晶工作故将青蒿素工作移至周维善处。当时周维善负责一室，由于周维善原已经有自己的工作要做，遂将青蒿素的工作主要交由室里的吴照华做，不过吴照华会将实验结果告知周维善，周维善在午休或晚上下班后来与大家讨论。当时一室101 组实验室在 1 号楼 2 楼，吴照华在大实验室 227 工作，吴毓林在 219 实验室工作，大实验室经常人来人往的，那时吴毓林亦经常去大实验室串门，所以彼此很熟悉。当时核磁共振是比较新的鉴定化合物的方式，大家还比较陌生，因此经常将图谱请吴毓林看并向他请教。此段回忆中关于周维善的参加与避孕药组（101 组）组长陶正娥的回忆有出入，但周维善作为当时的研究室革命委员会副主任参与过相关的讨论。

　　根据采集小组收集到的文献资料显示，在 1973 年 5 月 28 日—6 月 7 日在上海召开的疟疾防治研究领导小组负责人座谈会上，领导小组对青蒿抗疟有效成分的化学结构测定工作作出了明确的指示："青蒿素在改进剂型推广使用的同时，组织力量加强协作，争取 1974 年定出化学结构，进行化学合成的研究。"

　　1974 年 2 月份北京中药所派倪慕云带着当时中药所的一些研究资料和青蒿素的样本前往上海有机所。

　　倪慕云到达有机所之后，便开始与吴照华一起做实验，刚开始的时候主要是重复了一些在北京已经做过的实验，然后主要做一些相应的化学反应和波谱数据方面的研究 ②。自 1974 年 2 月起，北京中药所先后派出倪慕云（1974 年 2 月至 1975 年初）、钟裕蓉（时间很短，2—3 个月）、樊菊芬和刘静明到上海有机所参与青蒿素 Ⅱ 的结构测定工作。当时在上海有机所工作的研究人员会将结构测定的进展告诉留在北京的屠呦呦，屠呦呦向林启寿（早期）、梁晓天（后期）教授等请教、沟通，再将讨论的结果反馈给在上海有机所工作的科研人员，为在上海有机所进行的结构测定工作提出参考意见。

　　根据上海有机所的档案记录，吴照华一开始就重新纯化从北京带来的

　　① 吴照华：对青蒿素结构测定工作的回忆。2011-3-16。
　　② 倪慕云访谈，2011 年 3 月 9 日，北京。资料存于采集工程数据库。

样品，进行了元素分析，获得与分子式"$C_{15}H_{22}O_5$"相符的分析结果，以后也与中药所前来的研究人员一起进行了有无双键和酮羰基或内酯基团等的实验研究，由此他们确定青蒿素为不含氮元素，不含双键的倍半萜内酯。又利用自己单位与其他单位全国仅有的仪器分别做了四大光谱，包括碳核磁共振谱和高分辨质谱的测定，由高分辨质谱 m/e 282.1472（M^+）进一步肯定了其分子式为"$C_{15}H_{22}O_5$"。北京中药所与上海有机所的科研人员在着手用化学方法进行化学结构测定的同时，1974 年，屠呦呦又在北京联系与中国科学院生物物理所进行协作，用当时国内先进的 X 衍射方法测定青蒿素的化学结构 [1]。

根据元素分析、质谱、红外光谱、核磁共振等结果确定青蒿素的分子式为 $C_{15}H_{22}O_5$，属倍半萜类化合物上述测定在当时并不是特别费劲。但是进一步的结构测定却遇到了不少困难，主要的问题是如何在 15 个碳原子的骨架中安排 5 个氧原子，当时上海有机所的研究人员也曾推测青蒿素可能是一种过氧化物，但鉴于青蒿素是一相当稳定的化合物，这又有悖于过氧化物易于分解的一般观念。

1975 年 4 月上海药物所的李英 [2] 在参加成都会议的时候听了中国医学科学院药物研究所代表于德泉报告的鹰爪甲素（另一种含有过氧基团的抗疟单体）化学结构受到启发，回上海后便将此消息告诉了在中国科学院上海有机化学研究所工作的吴毓林。吴毓林根据此消息推测青蒿素也可能是一个过氧化物，第二天便进行了一个简单的定性实验，初步确定了青蒿素为过氧化物。然后吴照华再进一步通过定量分析，证明青蒿素确实是一个过氧化合物。后来，他们综合已做过的一些化学反应（氢化反应、钠硼氢还原反应、酸降解反应、碱降解反应等）和过氧基反应以及波谱数据分析结果推断出青蒿素的一些分子结构片断 [3][4]。

① 屠呦呦（编）:《青蒿及青蒿素类药物》。北京：化学工业出版社，2009 年，第 44 页。

② 李英与吴毓林为夫妻关系。

③ 青蒿素结构研究协作组：一种新型的倍半萜内酯——青蒿。《科学通报》，1977，22（3）：142。

④ 刘静明，倪慕云，樊菊芬，屠呦呦，吴照华，吴毓林，周维善：青蒿素的结构和反应。《化学学报》，1979，37（2）：129-143。

再参考南斯拉夫 [①] 从同一植物中分离出的属倍半萜杜松烷（cadinane）类型的青蒿乙素（Arteannuin B）结构，提出了过氧基团处于内酯环的可能结构，吴照华于 1975 年 11 月参加五二三办公室在北京召开青蒿素研究工作专题会议时做了汇报。由于这个推测的结构式和生物物理所用 X 射线衍射法测得的结构在过氧基团的位置上不一致，后由梁晓天教授主持，经过论证，认为应以 X 射线测得的结构为准，这一结构式既可以解释上海有机所的谱图和化学反应，也符合他们测得的分子片断、过氧桥和其他化学基团。完整的、确切的青蒿素结构最后是由生物物理所的李鹏飞、梁丽等人在化学结构推断的基础上，利用生物物理所的四圆 X 射线衍射仪，测得了一组青蒿素晶体的衍射强度数据。后采用一种基于概率关系而从衍射强度数据中获取相位数据的数学方法，利用北京计算中心计算机进行计算，在 1975 年底至 1976 年初得到了青蒿素的晶体结构，结果于 1977 年公开发表。后经梁丽等人在精细地测定反射强度数据的基础上，又确立了它的绝对构型，并于 1979 年公开发表了"青蒿素的晶体结构及其绝对构型"一文 [②③]。

青蒿素的化学结构与当时已知抗疟药的完全不同，它是一个含有过氧基团的倍半萜内酯。分子中有 7 个手性中心，包含有 1,2,4- 三噁烷的结构单元以及特殊的碳、氧原子相间的链。

根据有关资料记载，1975 年初周维善去昆明参加他们另一军工任务会议时，顺访云南省药物所，了解到黄蒿素的情况时称青蒿素结构测定研究有三点困难，一是结构研究本身的难度大，二是青蒿素的供应跟不上，三是北京中药所的人已回北京，还不知道是否继续搞下去。对于青蒿素化学结构的测定工作，由于北京中药研究所有段时间未能提取到青蒿素，在全

---

① 1972 年在印度新德里举办的"第 8 届天然产物化学国际会议"收载了南斯拉夫科学家 D. Jaremic，A. JokieA，M. Stefanovic 等人从 *Artemisia Annua* L. 中分离出的化合物 I（Ozonide of Dihydroarteannuin）的简介，其分子式和分子量和青蒿素一致，但熔点有差距，和青蒿素的过氧结构也不一致，后来南斯拉夫的学者到中国访问时谈到他们分离出的化合物但是定错了结构的就是我们的青蒿素，估计就是指的这个臭氧化合物。

② 吴毓林：青蒿素——历史和现实的启示。《化学进展》，2009，21（11）：2365-2371。

③ 中国科学院生物物理研究所青蒿素协作组：青蒿素的晶体结构及其绝对构型。《中国科学》，1979（11）：1114-1128。

国五二三办公室的协调下，云南药物所和山东中医药研究所为有机所提供了一些纯度较高的结晶供有机所化学结构鉴定用 [①] 。

从临床试验的成功到全国大会战

北京中药所青蒿素Ⅱ初步临床试验

1973 年上半年，为争取当年秋季进行临床验证，中药所在提取设备不够完善的情况下，在原来人员的基础上增派蒙光荣、谭洪根等人，并从中医研究院临时借调数名进修人员，先后从北京的青蒿中，分离获得青蒿素Ⅱ 100 多克。在进行青蒿素Ⅱ的临床试用前，由于急性动物试验的结果存在一定的问题，中药所内对青蒿素Ⅱ是否可以进行临床使用产生分歧。后经 3 人（男 2 名，女 1 名）进行临床试服，未发现明显问题后于当年 9 月份赴海南开展临床试用 [②] 。以下为当年的临床试验结果："1973 年 9 — 10 月，北京中药所由李传杰用提取出的青蒿素在海南昌江对外地人口间日疟及恶性疟共 8 例进行了临床观察，其中外来人口间日疟 3 例。胶囊总剂量 3 — 3.5g，平均退热时间 30 小时，复查 3 周，2 例治愈，1 例有效（13 天原虫再现）。外来人口恶性疟 5 例，1 例有效（原虫 7 万以上 /mm^3，片剂用药量 4.5g，37 小时退热，65 小时原虫转阴，第 6 天后原虫再现）；2 例因心脏出现期前收缩而停药（其中 1 例首次发病，原虫 3 万以上 /mm^3，服药 3g 后 32 小时退热，停药 1 天后原虫再现，体温升高），2 例无效" [③] 。从此次青蒿素Ⅱ的临床试验结果 3 例间日疟中可以初步看到有一定的效果，但数量过少。从 5 例恶性疟病例只有 1 例有效的结果来看无法证实对恶性疟的疗效。

---

① 张剑方：《迟到的报告》。广州：羊城晚报出版社，2006 年，第 36 页。
② 中医研究院中药研究所药理研究室：青蒿的药理研究。《新医药杂志》，1979（1）：23-33。
③ 中医研究院中药研究所：《青蒿抗疟研究（1971—1978）》，1978 年，第 26 页。

山东省寄生虫病研究所与山东省中医药研究所提取的黄花蒿素的初步临床试验

1974 年 5 月上旬,山东省黄花蒿研究协作组在山东巨野县城关东公社朱庄大队用黄花蒿素(剂量为 0.2g×3d,0.4g×3d 各 5 例)对 10 例间日疟患者进行了首次临床观察,选择的剂量为单用黄花蒿素,第一组:成人每次用量 0.2g,儿童按 10—12 岁 0.1g,13—15 岁 0.15g,每日一次,连服三日,共 5 例;第二组:成人用量每次 0.4g,每日一次,连服 3 日,其中孕妇 1 例。各治疗组控制症状及血内疟原虫消失情况如表 4-1。

表 4-1　1974 年山东省黄花蒿协作组各治疗组控制症状及血内疟原虫小时情况

组别	药物使用情况	病例数	血内疟原虫消失平均时间(h)	症状复燃情况(天)			血内疟原虫再现例数		
				15	16—20	30—60	第 15 天	第 30 天	第 60 天
1	黄花蒿素 0.2g×3d	5	48.0	0	2	0	2	0	0
2	黄花蒿素 0.4g×3d	5	33.6	1	2	0	1	0	0

在临床验证结束后他们得出了以下结论:黄花蒿素为较好的速效抗疟药物,似乎可以做急救药品,治疗过程中未见任何明显副作用,但是作用不够彻底,复燃率较高,为有效地控制复燃率似单独提高黄花蒿素用量不易达到,应考虑与其他抗疟药配伍 [①] 。其结论与简易制剂的临床验证效果类似。山东省黄花蒿研究协作组的 10 例临床验证结果初步确定了黄花蒿素对间日疟有较好的治疗作用,不过由于当时山东难以见到恶性疟患者,因此未能得以进行恶性疟的临床验证。

云南省药物研究所提取的黄蒿素的初步临床试验

1974 年 9 月 8 日,云南临床协作组的工作人员陆伟东、黄衡(因单

[①]　山东省黄花蒿协作组:黄花蒿素及黄花蒿丙酮提取简易剂型治疗间日疟现症病人初步观察。

位有事，仅待了几天）、王学忠带着黄蒿素到云县、茶坊一带进行临床效果观察。当时天气已经转凉，而且这两个地区疟疾已经不太多见，因此近一个月的时间里，他们只收治了一例间日疟患者。当年由于北京中药所未能按年初的要求（后文将有详细介绍）提取出青蒿素上临床，遂派该所的刘溥作为观察员加入云南临床协作组，10 月 6 日刘溥到达云县。得知耿马县有恶性疟患者之后，陆伟东、王学忠、刘溥三人小组于 10 月 13 日到达耿马进行临床观察。此时，他们碰到广东中医学院 [①] 的李国桥率医疗队在耿马开展脑型疟的救治以及 "7351" [②] 的临床验证等工作。在耿马期间，云南临床协作组的成员向经验丰富的广东医疗队学习了不少抗疟药临床验证的一些知识与经验，在学习的同时收治了 1 名间日疟和 1 名恶性疟。云南临床协作组原定于 10 月底返昆，截至 10 月 20 日他们共收治了 3 例疟疾患者，其中恶性疟 1 例，间日疟 2 例。3 例用药剂量为第一日 2.0g，分两次服，第二、三日各 1.4g，分两次服，总量 4.8g（成人），其中 1 例恶性疟在服药 3.2h 后体温恢复正常，原虫无性体 31 小时后转阴，但有性体只见数量减少，并未转阴。而 2 例间日疟退热平均时间为 13h，原虫转阴平均时间为 32 小时 [③]。据李国桥回忆："当年 9 月底（根据张剑方主任等人去云县的时间推测到耿马应为 9 月底而不是 10 月底）全国五二三办公室张剑方主任到耿马视察现场工作时，曾指示他对云南药物所试制的黄蒿素片做临床评价，他当即表示同意。" 10 月 23 日陆伟东向李国桥介绍了一下云南临床协作组的情况并表示打算月底返昆明。李国桥提出可共同观察也可留部分药物给他们，他们进行黄蒿素的临床观察。针对药物是否可以交给临床验证技术较高的广东科研小组一事，陆伟东与所里进行了多次的沟通与请示，因为组里的王学忠、刘溥都反

---

① 广东中医学院名字曾出现过多次更改，在 1956 年学校成立时叫广州中医学院，"文化大革命"期间，1970 年更名为广东中医学院，1978 年重新改回广州中医学院，1995 年更名为现在的广州中医药大学。

② 7351 为磷酸咯萘啶的代号，化学名为 2- 甲氧基 -7- 氯 -10[（ 3',5'- 双 - 四氢吡咯 -1- 次甲基 -4'- 羟苯基）氨基]- 苯骈 [b]1,5- 萘啶四磷酸盐。

③ 云南省药物研究所抗疟药研究组、云南省疟疾防治所：黄蒿素片治疗疟疾 3 例小结。1974 年。

对将药物交给李国桥小组，他们认为那样做违背了科研程序和科研纪律，这件事情一直争论好几天。虽然云南药物所的领导在 10 月 23 日通电话告诉陆伟东可以交给广东一起进行，但是由于组内成员的反对，陆伟东一直不敢，即使当时李国桥收到了一些恶性疟病人，还是用他们自己带去的药物。直到 26 日得到明确的指示：省五二三办公室同意给药之后，陆伟东才正式提供药给李国桥小组进行临床验证，然后他们一起进行临床验证观察 ① 。云南小组的成员于 11 月 5 日返昆明，据李国桥回忆刘溥与云南两位成员走后几天也离开。此事可以反映出五二三办公室领导在整个五二三任务的执行过程中起到十分重要的协调与组织作用。根据资料显示当时北京中药所的刘溥直到 12 月 3 日回京，并于 12 月 9 日在所里汇报了云南及广东小组的临床病例用药等情况 ② 。

自 10 月 27 日至 10 月 29 日，李国桥带领广东医疗队收治了 3 例恶性疟，并进行了药物试服；同时为了探索黄蒿素的使用剂量，收治了 2 名间日疟患者，全部有效。鉴于前几例患者的用药情况和治疗经验，李国桥于 10 月 31 日将黄蒿素的使用方法由原来的 3 日疗法改为 2 日疗法，而且用药剂量大大减少，同时决定到南腊寻找脑型疟患者对黄蒿素进行验证。此次临床验证，广东医疗队共验证了 18 例，其中恶性疟 14 例（包括孕妇脑型疟 1 例，黄疸型疟疾 2 例），间日疟 4 例 ③ 。汇集之前云南协作组验证的 3 例患者，云南提取的黄蒿素首次共验证了 21 例病人，其中间日疟 6 例，恶性疟 15 例，全部有效。

经过临床验证后李国桥认为黄蒿素是一种速效的抗疟药，首次剂量 0.3—0.5g 即能迅速控制原虫发育。原虫再现和症状复发较快的原因可能是该药排泄快（或在体内很快转化为其他物质），血中有效浓度持续时间不长，未能彻底杀灭原虫。李国桥首次验证了黄蒿素对凶险型疟疾的疗效，提出了黄蒿素具有高效、速效的特点，可用于抢救凶险型疟疾患者，并建议尽快将

---

① 陆伟东：《工作日志》。1974 年。

② 章国镇：《工作日志》。1974 年。

③ 云南地区黄蒿素临床验证组、广东中医学院五二三小组：青蒿素治疗疟疾 18 例总结。1975 年。

表 4–2　广东中医学院 18 例临床验证

疗程	总剂量（g）	恶性疟病例数	间日疟病例数	原虫转阴平均时间（h）	原虫再现与症状复发情况
1 天	0.2		1	间日疟 43.5	对其中的 7 例恶性疟进行了短期复查，其中 6 例在服药后第 8—24 天内原虫再现和症状复发，1 例第 11 天复查阴性，以后未再复查
	0.3		1		
	0.6		2		
	1.0	1		恶性疟 2 例未观察至转阴，其余 12 例平均时间 54h	
	1.5	1			
	2.0	1			
2 天	0.9—1.2	3			
	1.5	4			
3 天	1.5	1			
	2.0	2			
	4.8	1			

黄蒿素制成针剂。云南临床协作组与广东中医学院的 15 例恶性疟病例（其中广东中医学院验证 14 例，包含 3 例脑型疟）有 13 例有效，因此从验证结果而言，云南临床协作组与广东中医学院初步肯定了黄蒿素对恶性疟的效果。这在 1978 年 6 月 18 日

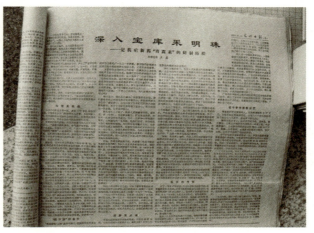

图 4–10　1978 年 6 月 18 日《光明日报》关于青蒿素研制历程的报道

首篇有关青蒿素的报道《深入宝库采明珠——记抗疟新药"青蒿素"的研制历程》中也是如此说的：广东中医学院同云南药物所以及当地的医务部门协作，提出了系统有力的临床验证报告，首次证明了青蒿素在治疗恶性疟、抢救脑型疟方面优于氯喹，一举打开了局面。

三个单位临床验证结果的比较

三个单位用不同的方法从不同产地的药材中提取出来的抗疟有效结晶，在不同的时间和地点用不同剂量的药物经不同的医生使用，各自独立地完成了自己的临床验证，验证的结果也略有不同（见表 4-3）。

表 4-3　三个单位提取的抗疟有效单体进行的临床验证结果比较

单位		北京	山东	云南	广东（用云南的药）
间日疟	病例数	3	10	2	4
	有效例数	3	10	2	4
恶性疟	病例数	5		1	14
	有效例数	1		1	14

虽然用药剂量不同，北京所使用的药物量总体上要大于山东和云南，但是北京、山东、云南都证明各自的提取物对间日疟有很好的治疗效果，原虫转阴率为 100%，不过对恶性疟的效果却有所不同。山东黄花蒿协作组的临床验证过程中没有恶性疟病例；北京中药所 5 例恶性疟病例，由于种种原因只有 1 例患者有效；云南临床协作组与广东中医学院的 15 例恶性疟病例临床均有效，单从疗效而言，验证青蒿（黄花蒿）的抗疟有效单体对恶性疟有效的是广东中医学院，而且他们利用自己丰富的临床治疗疟疾的知识对有效剂量方面进行了更为细致而科学的总结，因此，广东中医学院的临床结果在当时更为关键。

针对北京中药所 1973 年使用青蒿素 II 的临床试验结果与 1974 年山东、云南所提取的黄（花）蒿素大不相同。目前存在着几种争议，其中北京中药所屠呦呦等人认为是由于青蒿素 II 的崩解度有问题，当年北京中药所的剂型室没有恢复工作，提取出来的青蒿素 II 都送到外单位进行加工压片，在海南发现验证效果不好后将药拿回研究发现那些片剂敲都敲不碎，崩解度有问题[①]。曾美怡后来从具体操作的人员处了解到，当时所用原料采购

---

① 屠呦呦访谈，2009 年 4 月 21 日，北京。叶祖光访谈，2012 年 10 月 12 日，北京。资料存于采集工程数据库。

自药材公司，所用的提取分离方法仍是柱层析，由于临床用药量大，时间又紧迫，分离到的青蒿素Ⅱ不纯，带有青蒿素Ⅲ（方晶），当时任由杂质存在，不知道是否和中药所认为"青蒿素Ⅲ与青蒿素Ⅱ以等量配伍之后，可减少青蒿素Ⅱ用量，仅用原剂量的二分之一，即可显示相同的（鼠疟）效价"[①]的想法有关。有的人不认同崩解度不好的解释，因为间日疟用的是胶囊剂，其用药剂量和疗效也和山东、云南不同，青蒿素Ⅱ 3 天疗程总剂量为 3—3.5g，临床治愈 3 例中，1 例 13 天就复燃；山东的黄花蒿素 3 天总量 0.6g—1.2g，19 例间日疟全部迅速临床治愈；云南的黄蒿素治疗 4 例间日疟，只用 1 天疗程，总量 0.2—0.3g，都迅速临床治愈。因此推测当年的青蒿素Ⅱ中含有真正的青蒿素太少[②]。

青蒿素抗疟研究大会战

1974 年广东中医学院李国桥等人用云南提取的黄蒿素对 14 例恶性疟疾患者的临床观察，初步证实了青蒿素治疗疟疾尤其是恶性疟和救治凶险型疟疾的疗效及其优点，这为全国五二三办公室将青蒿素作为当时的重点抗疟药提供了决策依据。1975 年 2 月底，在北京北纬路饭店召开各地区五二三办公室和部分承担任务单住负责人会议，会议主要总结和检查 1974 年五二三工作的执行情况，协调落实 1975 年的工作计划等。广东地区五二三办公室把广州中医学院在云南耿马临床试验的"黄蒿素治疗疟疾 18 例小结"带到会场进行汇报。鉴于 1972 年以来青（黄花）蒿实验研究的情况，尤其是黄蒿素在云南治疗恶性疟取得的良好疗效，青（黄花）蒿素被列入 1975 年五二三任务的研究重点。会议之前，卫生部原负责人刘湘屏听取汇报，对北京中药所五二三工作因青蒿研究挫折又一次准备下马提出了批评[③]，她说：首先要自我批评，从卫生部的直属单位来看，劲头越

---

① 青蒿研究工作座谈会资料（1975 年 11 月）：中医研究院中药研究所，中药青蒿抗疟研究。1975 年，第 6-7 页。

② 曾美怡访谈，2010 年 10 月 19 日，北京。资料存于采集工程数据库。

③ 施凛荣访谈，2009 年 9 月 23 日，北京。资料存于采集工程数据库。

来越小。其中特别提到中医研究院的工宣队向卫生部反映 1973 年下半年他们研究的青蒿组想不干，想要下马，而且中医研究院的针灸组也打报告要不搞了，但是院里没批，虽然没有批，但是也就没有继续做了。北京中药所 1973 年下半年到 1974 年下半年在提取青蒿素工作方面遭遇较大的挫折，主要表现在：1974 年 2 月 28 日—3 月 1 日，在全国五二三办公室的组织安排下，正在进行青蒿抗疟研究的北京、山东、云南三地四家单位的科研人员与五二三办公室、中医研究院的有关领导齐聚一堂，由北京中药所主持在中医研究院召开了青蒿研究座谈会。在会上，会议制定了 1974 年的研究任务和分工，其中一项为 1974 年 10 月前完成 150—200 人青蒿有效结晶的临床验证（其中恶性疟 50，间日疟 100—150），山东提取 150 人份，云南提取 30 人份，北京中药所提取 50 人份；对青蒿简易制剂的临床研究。但是在近一年的时间里，北京中药所由于种种原因（根据章国镇手稿显示，1973 年提取青蒿有效部分和 1974 年提取青蒿素扩大验证的任务，从实验室过渡到药厂扩大试制时，任务都没有完成，特别是 1974 年青蒿素失败，主要原因有几点：①科研人员过少，当时北京中药所化学组仅有 5 名科研人员，两人病休，一人下医疗队，一人与外单位协作搞结构，只剩下一名青年技术员，实验室提取工作没有结束，也不能全部投入药厂参加试制，②科研人员之间文人相轻、互不服气的现象还是比较突出的，出了问题以后相互指责，有说新用的工艺不够成熟，也有说原来的工艺就不好，③药厂与科研人员之间的配合以及药厂的设备等原因 ① 。）并没有提取到用于临床验证的药物，结果由五二三办公室协调该所的刘溥到云南药物所作为观察员一起参与相应的临床验证工作。有了上述的广东中医学院等做出的较为成功的临床验证结果，因此在北纬路饭店会议上，决定当年 4 月，在成都召开全国五二三中草药专业座谈会。1975 年 4 月 14 日—24 日，在成都召开五二三中草药专业会议，北京、上海、江苏、广东、广西、四川、云南、山东等地参加五二三中医中药研究专业代表，河南、湖南、湖北有关单位的代表和老中医、赤脚医生 62 人包括其他领导等共 70 多人出

---

① 章国镇：认真学习毛主席关于理论问题的重要指示，把五二三工作促上去。1975 年。

席 [1]。会上各研究单位汇报交流了各项研究工作的进展情况，特别提到广东中医学院中医中药研究组八年如一日，坚持深入疟区农村，积累了救治脑型疟疾的经验，取得了较好的成绩，与此同时也提到有些单位偏重于实验室研究，关起门来搞提高的倾向也时有表现。会议期间李国桥等人再次报告了云南黄蒿素治疗恶性疟疾和救治凶险型疟疾的疗效，山东黄花蒿素治疗间日疟的疗效。五二三领导小组对青（黄花）蒿及其粗提物、有效结晶、配伍等的临床验证及相关研究工作进行全面部署，更大范围组织有关学科、专业参与这项研究，最终组织了全国 12 省市和部队进行青蒿抗疟研究大会战。此次会议还特别制定了统一的临床病例选择和疗效评定标准，以便所有单位选择病例时有一个一致的标准。

1975 年的重点任务是完成足够的临床试验病例数，以确认青蒿素的临床疗效和特点。7 月，时值广州中医学院五二三小组在海南岛乐东县人民医院开展青蒿素鼻饲救治脑型疟研究。在全国五二三办公室的安排下，由李国桥主持，在海南岛乐东县人民医院举办了临床试验研讨班。研讨班的目的是制定全国统一的临床试验方案，如病例选择标准，效果判定包括治愈、有效、无效的标准，同时各参研单位派来的人员通过观察血片，熟识恶性疟原虫各生长期及用药后的变化规律，以减少效果评定的误差。

1975 年成都会议后，几个主要的参与单位进行了大量的青蒿或青蒿素不同制剂的临床验证工作。按几个主要的地区或者协作单位将各自做的临床验证结果概括如下。

1974 年 8 月至 1975 年 5 月，北京中药所刘静明等到云南药物研究所学习溶剂汽油提取法，得知重庆的青蒿青蒿素含量高后，向重庆药材公司购得酉阳的优质青蒿，在当年五一前夕已提取到 250g 青蒿素供临床使用 [2]。当年 5 月底，他们又提取到青蒿素约 500 克，供扩大临床验证，同时他们组织了一个三人协助小组到武汉参与湖北进行青蒿素及复方的生产，以供湖北、广东省的需要。小组还对生产工艺进行了研究，并和湖北

① 五二三中医中药专业座谈会，五二三中医中药专业座谈会简报，1975-4-24 于成都。见：原全国五二三办公室：《五二三与青蒿素资料汇集（1968—1980）》，内部资料，2004 年。

② 章国镇：认真学习毛主席关于理论问题的重要指示，把五二三工作促上去。1975 年。

省协作组进行青蒿素及复方、简易制剂的临床验证工作[①]。1975 年下半年北京中药所成立了两个临床验证小分队，其中 1975 年 6 月 29 日—10 月 8 日，海南小分队在海南南岛农场职工医院用青蒿素观察恶性疟，总剂量 5.0g，每次 0.5g，一日 3 次，首次加倍，连用 3 天，共治疗 14 例，间日疟用青蒿素总剂量 3.5g 和 3.0g 组各 10 例。另外还有用青蒿素加针刺治疗间日疟 10 例，青蒿素微囊片治疗间日疟 3 例。李泽琳从海南小分队直接前往湖北武钢职工医院临床科研协作组，验证青蒿素组 16 例，复方组 25 例。1975 年到 1978 年间，北京中药所与海南、湖北、江苏高邮、河南等地区共同协作用青蒿粗制剂、青蒿素等约 10 种剂型进行的临床疗效观察总数为 491 例（其中含氯喹对照 20 例）[②]。

四川地区青蒿临床协作组在 1975—1977 年，用四川省中药研究所试制的青蒿素，三年间经过四川、海南两个地区，共十个不同现场验证点，进行间日疟 390 例和脑型疟 8 例的疗效观察，对间日疟治疗和有效率达 99.6% 以上，对脑型疟 8 例观察全部治愈。低剂量的青蒿素配伍复方各种观察间日疟 373 例，结果治愈率 100%[③]。据统计，四川地区青蒿临床协作组用青蒿素验证的病例数达 1171 例。

广东地区参加的协作单位不少，海南五二三工作组与乐东县卫生防疫站 1977 年上半年用青蒿鲜汁治疗各型疟疾 64 例，有效率 91%，其中具有完整验证资料的患者为 38 例（10 例间日疟、28 日恶性疟）[④]。海南五二三组（由海南区卫生防疫站、海南医药研究所、海南人民医院、海南红卫医院、乐东卫生防疫站、保国农场医院、乐中农场医院、抱伦农场医院等单位派员组成工作组）1977 年 7—10 月，在乐东县志仲、番阳两地的抗氯喹疟区，先后用海南青蒿浸膏片、四川青蒿浸膏片、海南青蒿浸膏三种剂

---

① 中药研究所（徐天生拟稿）：《科研工作简报》，1975 年，第三期。

② 中医研究院：青蒿素治疗疟疾临床疗效观察。中医研究院中药研究所：《青蒿抗疟研究（1971—1978）》。

③ 四川地区青蒿临床协作组：青蒿素治疗间日疟 390 例、脑型疟 8 例及复方配伍降低青蒿素近期复燃 373 例的临床疗效总结。

④ 乐东县卫生防疫站、海南五二三工作组：广东省乐东县使用青蒿鲜汁治疗疟疾 38 例效果观察。1977 年。

型，对 72 例（恶性疟 56 例，间日疟 16 例，包括恶性疟、间日疟混合感染 2 例）疟疾现症病人进行临床验证，初步显示疗效较好 [①]。广州中医学院五二三小组用广州中医学院药学教研组提供的青蒿粗制剂（酒提浸膏）治疗恶性疟疾 30 例，取得较好疗效 [②]。1977 年南宁会议后，解放军一六二医院五二三药物验证组、海南五二三工作组、广州中医学院五二三小组用云南省药物研究所提供的黄花蒿素油注射剂、山东省中医药研究所提供的黄蒿素油混悬注射剂和固体分散剂以及广州中医学院提供的青蒿素油注射液，共治疗 130 例恶性疟疾，其中解放军一六二医院五二三药物验证组 52 例、海南五二三工作组 41 例、广州中医学院五二三小组 37 例 [③]。1977 年 10—11 月中旬，广州中医学院五二三小组在海南乐东县卡法岭林场及黄流公社卫生院用广州中医学院药学教研组生产的青蒿素静脉注射液治疗恶性疟 17 例 [④]。其中广州中医学院疟疾防治研究小组自 1974 年 11 月至 1976 年 10 月用青蒿素治疗凶险型恶性疟 48 例（其中 19 例为赴柬埔寨疟疾防治考察组在柬埔寨治疗的），治愈 44 例，占 91.7%，死亡 4 例，占 8.3%。东方县人民医院新医科在 1975 年 8 月至 1977 年 7 月，在广州中医学院疟疾防治研究组的指导下，用青蒿素制剂治疗脑型疟 36 例，痊愈 34 例，自动出院 1 例，死亡 1 例，治愈率达 94.44% [⑤]。海南三亚农垦医院传染科 1975 年用青蒿素治疗脑型疟疾 6 例临床获满意疗效 [⑥]。

1976 年山东黄花蒿素协作组胶南现场用不同剂型的黄花蒿素观察治疗 144 例间日疟，1978 年观察间日疟患者 70 例，用黄花蒿素水剂治疗间日疟现症病人 21 例，用黄花蒿素油混悬剂治疗间日疟 39 例，山东胶南县泊里公社对黄花蒿素固体分散剂治疗间日疟观察了 39 例，河南省卫生防疫站、郑州市郊区卫生防疫站用山东中医药研究所研制的青蒿素水混悬针剂，观

---

① 海南五二三工作组：三种青蒿浸膏制剂治疗疟疾 72 例效果观察。1977 年。

② 广州中医学院五二三小组：青蒿粗制剂（酒提浸膏）治疗恶性疟临床疗效小结。

③ 解放军一六二医院五二三药物验证组、海南五二三工作组、广州中医学院五二三小组：青蒿素制剂治疗恶性疟疾 130 例效果观察。

④ 广州中医学院五二三小组：青蒿素静脉注射液治疗恶性疟 17 例小结。1977 年。

⑤ 广东省东方县人民医院新医科：青蒿素治疗脑型疟疾 36 例小结。

⑥ 海南三亚农垦医院传染科：青蒿素治疗脑型疟疾六例临床小结。

察了 53 例间日疟治疗效果。

云南地区协作组主要由昆明医学院等单位组成，他们于 1975 年 8—9 月、1976 年 8—10 月用黄蒿素救治脑型疟 10 例，全部治愈 [①]。昆明医学院等于 1975 年用黄蒿素片剂治疗恶性疟间日疟 21 例，恶性疟 63 例，1976 年用黄蒿素油剂治疗恶性疟 23 例，间日疟 80 例，混合型 2 例，治愈率均为 100% [②][③]。热区部队验证组于 1976 年 7 月至 10 月，在热区（超高度疟区）收治疟疾 39 例，其中恶性疟 28 例，间日疟 1 例，混合感染云南德宏州卫生防疫站于 1976 年 10 月 9 日至 11 月 9 日用黄蒿素针剂治疗疟疾患者 12 例，其中恶性疟 6 例，间日疟 6 例 [④]。1977 年 6—10 月昆明医学院等用云南药物所提供的黄蒿素油剂、油混悬剂治疗疟疾 84 例，其中恶性疟 17 例，间日疟 67 例，治愈率 100% [⑤]。

在全国五二三办公室的组织协调下，1972—1978 年全国十个省、市、自治区用中药青蒿和青蒿素制剂（包括青蒿素片剂、胶囊、微囊、固体分散剂、油剂、油混悬剂、水混悬剂、微囊注射剂与明胶混悬剂等九种剂型）在海南、云南、河南、山东、江苏、湖北、四川、广西等恶性疟、间日疟流行地区，进行了 6555 例临床验证。用青蒿素制剂治疗了 2422 例，其中恶性疟 627 例，间日疟 1511 例，除 4 例有效外，其余均全部临床治愈，并且青蒿素各种制剂退热时间和原虫转阴的时间明显快于氯喹，包括 1972—1974 年间中医研究院中药所、山东省中医药研究所、云南省药物研究所和广州中医学院做的粗制剂和首次用于临床验证的病例数。青蒿素口服剂和注射剂近期疗效均达到 100%；口服剂 3 天疗程的复燃率为 30% 左右，油混悬注射剂的复燃率为 10% 左右；1974—1978 年间，用青蒿素鼻饲给药、油混悬和水混悬注射剂在海南岛、云南和柬埔寨共治疗脑型疟

① 昆明医学院、昆医附一院、附二院疟疾防治小组：黄蒿素救治脑型疟小结。
② 昆明医学院、昆医附一院、附二院疟疾防治小组：黄蒿素片剂与油剂治疗恶性疟的比较。1976 年。
③ 云南地区疟疾防治研究临床协作组：云南地区黄蒿素片剂治疗 84 例疟疾临床研究小结。1976 年。
④ 德宏州卫生防疫站：黄蒿素治疗 12 例疟疾观察小结。
⑤ 昆明医学院、附一院、附二院疟疾防治组，德宏州民族医院、瑞丽县医院：黄蒿素油剂、油混悬剂治疗疟疾 84 例临床报告。

141 例，其中恶性疟 139 例，恶性疟间日疟混合感染 1 例，间日疟 1 例，治愈率为 92.9%[1]。治疗孕妇病人，也未见不良反应；在海南、云南等地，对氯喹治疗失败的病例共 143 例，用青蒿素治疗均获成功，表明它与氯喹无交叉抗药性，适用于抗药性疟疾的治疗。同期用青蒿浸膏片共治疗 3807 例，其中四川提供的浸膏片治疗 1096 例全部临床治愈，但复燃率高于青蒿素制剂，用青蒿提取物等简易制剂治疗 326 例，也有较好的疗效，便于就地取材、推广使用[2]。

建立含量测定方法和制定质量标准

1975 年，青蒿素的扩大临床验证工作取得圆满成功。当年年底青蒿素的化学结构已经基本确定，1976 年以后进行了进一步的结构测定修订工作。为了进一步开展对青蒿素的深入研究，一种可行与可靠的青蒿素含量测定方法显得十分必要。当时，部分研究单位对含量测定方法已经做了一些尝试，但是由于缺乏对照和参考，无法判断那些测定方法的可行性与实用性。1976 年 12 月 20 日，全国五二三办公室向山东省中医药研究所发文（图 4-11）开展青蒿（黄蒿）有效成分的含量测

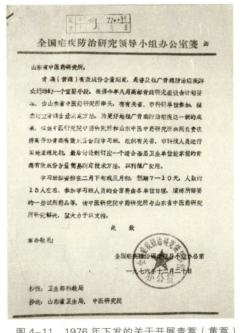

图 4-11　1976 年下发的关于开展青蒿（黄蒿）有效成分的含量测定的通知

---

① 青蒿素制剂治疗疟疾的研究。山东省中医药研究所：《疟疾研究汇编》。
② 全国疟疾防治研究领导小组：青蒿素鉴定书，1978 年。

定，并抄报卫生部科教司和抄送山东省卫生局和中医研究院。文件内容为：

山东省中医药研究所：

青蒿（黄蒿）有效成分含量测定，是普及推广青蒿防治疟疾群众运动的一个重要手段。根据今年八月高邮青蒿研究座谈会计划要求，由山东省中医药研究所牵头，有关省、市科研单位参加，摸索建立青蒿含量测定方法。为更好地推广青蒿防治疟疾这一新的成果，拟请中医研究院中药研究所和山东中医中药研究所共同负责在几年开办青蒿有效成分含测学习班，组织有关省、市科技人员进行实地演练比较，最后讨论制定出一个适合基层卫生单位能掌握的青蒿有效成分含量简易测定技术方法，以利推广使用。

学习班拟安排在二月下旬或三月初，预期7—10天，人数约15人左右。参加学习班人员的食宿费由各单位自理，演练所需要的一些试剂药品等，请中医研究院中药研究所与山东省中医药研究所研究解决，望大力予以支持。

此致

革命敬礼

全国疟疾防治研究领导小组办公室

一九七六年十二月二十日

抄报：卫生部科教局

抄送：山东省卫生局、中医研究院

1977年2月由五二三办公室周克鼎主持，在山东中西医结合研究院（当年山东省中医药研究所已改名为山东中西医结合研究院）举办第一次青蒿素含量测定技术交流学习班（图4-12）。除中医研究院中药研究所、山东中西医结合研究院和云南药物研究所外，还有上海、广东、广西、江苏、河南、四川、湖北等省市有关的药物所、制药厂等15个单位的专业人员，互相交流各自建立的含量测定方法，通过实地操作、互相观摩，比较了各种方法的优缺点。

由于青蒿素没有能产生紫外吸收的化学基团，仅仅在 210nm 处有末端吸收。会上介绍的青蒿素定量方法主要是利用青蒿素的过氧基团和内酯基团的反应，有碘量法、硫酸亚铁比色法和异羟肟酸铁比色法；为了配合植物资源调查，还建立了用柱层析和薄层层析色谱法作为前处理，结合青蒿素的定量方法或用重量法进行含量测定。除了所说的方法之外，南京药学院和广州中医学院合作研究的紫外分光光度法引起学习班的重视，就是利用青蒿素和稀碱溶液反应，产生一个具有强紫外吸收的化合物，只是因为当事人没有参加学习班，没有人实地操作。学习班要求各自回去进一步完善各种测定方法，以便下期学习班最后肯定一种测定方法；青蒿素质量标准规格，由北京中药所、山东中医药所和云南药物所分别起草，提供下期学习班讨论。

1977 年 9 月，五二三办公室又在北京中药所举办第二次含量测定学习班（图 4-13）。在卫生部药品生物制品检定所严克东的指导下，通过集体

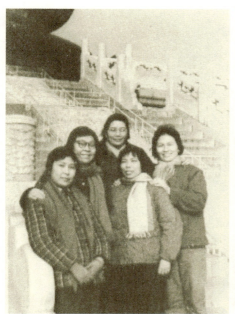

图 4-12　1977 年第二次含量测定班（一）
（从左至右：付桂兰、田樱、曾美怡、
沈璇坤、罗泽渊）

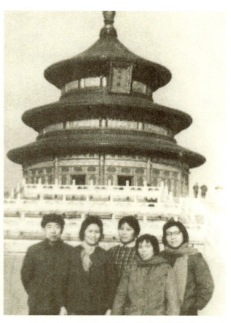

图 4-13　1977 年第二次含量测定班（二）
（从左至右：严克东、罗泽渊、付桂兰、
沈璇坤、曾美怡）

讨论，改进了南京药学院等所建立的紫外分光光度法，经过实地操作，并用不同厂家和型号的仪器进行对比，一致认为青蒿素碱反应后的紫外分光光度法的方法准确，结果稳定，容易掌握，优于其他方法，仪器设备适用于基层药检部门，确定为青蒿素含量测定的正式方法，初步制定出青蒿素的质量规格标准。当时为了保密，这个方法直至 1983 年才批准，以沈璇坤（广州中医学院）、严克东（卫生部药品生物制品检定所）、罗泽渊（云南省药物研究所）、田樱（山东省中医药研究所）和曾美怡（中医研究院中药研究所）名义，公开发表[①]。可以说，由南京药学院为主和广州中医学院共同建立的青蒿素碱反应定量分析方法，开创了利用青蒿素类酸、碱反应产生强紫外吸收产物建立的紫外法测定的先河。1995 年青蒿素正式收载于《中国药典》时，这个碱反应紫外分光光度法被定为法定青蒿素测定方法[②]。青蒿素质量标准是以中药所曾美怡起草的质量标准为基础，参考云南和山东两单位起草的内容，共同整理制订出全国统一的标准。

---

① 沈璇坤，严克东，罗泽渊，田樱，曾美怡：紫外分光光度法测定青蒿素含量。《药物分析杂志》，1983，3（1）：24-26。

② 中华人民共和国卫生部药典委员会编：《中华人民共和国药典》。北京：化学工业出版社，1995 年。

第五章
秘密公开

青蒿素首次走出国门

中国最初开展五二三任务的主要目的是帮助越南，从 20 世纪 60 年代末到 70 年代，防疟 1 号片、防疟 2 号片和防疟 3 号片大量援外。上海第二、第十一、第十四制药厂在研制加工试验样品和生产援外疟疾防治药品中，发挥了重要的作用，全力保证了援外任务的完成。随着 70 年代中期国际形势的变化，东南亚的格局也随之改变。待到中国青蒿素显现出对恶性疟疾具有良好的效果时，越南已经不再需要中国的帮助，但是中国并未因此而停止对青蒿素等抗疟药的研发。中国依然继续对青蒿素的抗疟作用进行研究，并且将青蒿素首次带到了国外，只不过这次不是送往越南而是送往柬埔寨。1976 年 1 月 23 日—7 月 23 日，应柬埔寨的要求，中国派出一个来自军队和各省、市主要是承担五二三任务单位的疟疾研究专业技术人员，周义清、李国桥、施凛荣、焦岫卿、瞿逢伊、王国俊、王元昌、黄承业、李祖资、姜云珍、胡善联、赵宝全、邓淑碧 13 人组成的疟疾防治

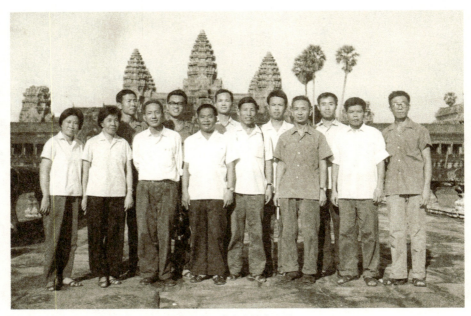

图 5-1　1976 年中国派出的赴柬埔寨疟疾研究专业技术人员
（从左到右：邓淑碧、姜云珍、焦岫卿、李祖资、胡善联、王元昌、李国桥、瞿逢一、施凛荣、周义清、王国俊、黄承业、赵保全）

考察组（图 5-1），赴柬埔寨协助开展疟疾的防治。为做好防治药物的准备，早在 1975 年下半年，由全国五二三办公室商请能大量分离提取黄花蒿素的山东省中医药研究所和云南省药物研究所，分别制备了一批黄蒿素的各种剂型，主要为油混悬注射剂、水混悬注射剂。当时随着疟疾防治考察组去柬埔寨的药物，除了青蒿素还有当时研制的新药磷酸咯萘啶，以及一些之前支援过越南的防疟片 2 号、防疟片 3 号等疟疾防治药物。在这半年的时间里，中方科研人员共治疗疟疾患者 4700 多人，救治危重病人 43 名，其中用青蒿素及磷酸咯萘啶救治的重症患者 31 例（脑型疟 22 例）。这是我国的"抗疟药"——青蒿素第一次出国，只是当时的青蒿素还不能称之为真正意义上的抗疟药，毕竟连中国的鉴定会都还未召开，也未通过后来的新药评审、更无各种生产规范的限制，只能说是第一次出国验证与试用。而且当时在中柬双方的会谈中，中方人员也明确提出："磷酸咯萘啶是……科研人员和工人一起研制的新药，疗效比氯喹、奎宁作用快，使用方便……青蒿素的特点是速效、低毒，专门用于抢救凶险性病人的，这个药是遵照我们伟大领袖毛主席关于发掘祖国医药学宝库，实行中西医结合的教导，研究出的新成果。这两个药，目前在我们国内暂时还没有公开，对帝国主义和修正主义就更是保密了。由于中柬两国是兄弟，党和政府对我们这次来柬埔寨很重视，指示要毫无保留地把这两个药带来，希望他们能更好地为柬埔寨人民服务。"[1] 在柬埔寨临床试用中，再次证明了青蒿素在抗药性严重的东南亚地区，用于救治脑型疟疾和治疗抗药性恶性疟疾的效果非常优异，尤其是用于抢救脑型等凶险型疟疾病人，能使病人得到非常有效救治并很快痊愈，从而挽救了一批病人的宝贵生命，受到柬方的赞扬和感谢。

虽然此次青蒿素已经走出了国门，但是并非对外正式公开，仅仅只能算是一次内部使用。

首篇文章的公开

由于 1970 年南斯拉夫报道了从青蒿（*Aretmisia annua* L）中分离得到一种分子式为 $C_{15}H_{22}O_5$ 的臭氧化合物，1973 年又报道提取得到一种分子式为 $C_{15}H_{20}O_3$ 的新型的倍半萜内酯化合物，并命名为 Arteannuin B[2]，当时南斯拉夫人只是从化学的角度从青蒿中提取得到几种化合物，而中国科学家则是有目的地从青蒿中提取抗疟有效成分。1973 年开始做青蒿素 Ⅱ 的结构测定以来，北京中药所、上海有机化学研究所以及北京生物物理所三个单位的研究人员共同努力，上海有机化学研究所从化学的角度为北京生物物理所提供了一些有价值的参考，终于于 1975 年 11 月 30 日在中国科学院生物物理研究所李鹏飞等化学结构推断的基础上，利用生物物理所的四圆 X 射线衍射仪，测得了一组青蒿素晶体的衍射强度数据。后采用一种基于概率关系而从衍射强度数据中获取相位数据的数学方法利用北京计算中

---

[1] 中柬双方就"疟疾防治考察组"工作问题举行第二次会谈记录，1976 年 2 月 18 日。

[2] D. Jeremic, A. Jokic, A. Behbud, M. Stefanovic: *Tetrahedron. Letters*, 1973: 3039–3042.

心计算机进行计算，得到了青蒿素的晶体结构。当时中国科研人员担心从青蒿中发现抗疟效果很好的抗疟药这一成果被国外人抢先发表。于是中医研究院、中国科学院生物物理所、中国科学院上海有机化学研究所等协作单位共同商议并征求医学科学院药物研究所等有关单位的意见，大家一致认为青蒿素 II 结构测定结果可靠，为了避免被国外抢先发表，初步考虑以简报形式在《科学通报》上发表。经过科研人员的商议以及上报五二三办公室的同意等，1976 年 2 月初，中医研究院向卫生部发文 [①]，请求公开发表有关青蒿素结构一文。文件全文如下。

钱副部长：

我院中药研究所和中国科学院生物物理研究所、有机化学研究所协作进行的抗疟有效单体青蒿素的化学结构，现已基本搞清。经过 X-射线单晶衍射及化学、物理等方法，证明青蒿素为含有过氧基团的倍半萜内脂，是抗疟药物中完全新型的结构。

据文献报道，南斯拉夫也在进行青蒿的研究并已报道了一种结晶的化学结构测定（我们也得到了这种结晶，无抗疟作用）。为此，我们几个协作单位几次研究，并征求了医科院药物所等有关单位的意见，大家一致认为青蒿素结构测定结果的科学性是可靠的，应为祖国争光，抢在国外报道之前发出去。初步考虑先以简报形式在《科学通报》上发表。这个想法向全国五二三办公室做了汇报，他们同意争取尽快发表。因此，我们和协作单位共同整理了一个发表稿，现送上审批。

我们初步考虑，为不引起国外探测我研究动态和药用途径，发稿拟以"青蒿素结构协作组"署名公布，不以协作单位署名公布。当否，请指示。

中医研究院

一九七六年二月五日

---

① 中国中医科学院中药研究所：青蒿抗疟研究。中药所科技档案，编号 19861017。

1976 年 2 月 16 日，卫生部科教局科教司 13 号来文批复："经部领导同意，在不泄密的原则下，可按附来的文稿以简报的形式，在《科学通报》上，以青蒿素结构研究协作组名义发表。"据此，北京中药所已于 2 月 20 日将稿送《科学通报》并以排出校样，准备付印，但随后突然接到卫生部科教局林福明同志的电话，表示不同意发表[①]。

"文化大革命"期间，对文章的发表审查都比较严格，尤其当时很多杂志还处于停刊状态，《科学通报》也曾停刊，于 1973 年才恢复出版。根据部分当事人的回忆：当初卫生部本来同意发表后来又不同意，是因为有人批评争先发表是知识分子的名利思想在作怪，以至于大家不敢发表。1976 年 10 月 6 日，"四人帮"被逮捕并接受隔离审查，标志着延续十年之久的"文化大革命"的结束，国内形势逐渐变好。近一年的时间，对已经写好文章却因为政治形势无法发表的科研人员而言简直度日如年，担心科研成果被抢先发表的心情在不断加剧。1977 年 2 月 5 日，北京中药所再次向中医研究院请示，内容如下：

院领导：

关于一种新型的倍半萜内酯——青蒿素一文的发表问题，我所已于 1976 年 2 月初提出报告，经院领导同意，并报告卫生部。与 1976 年 2 月 16 日经卫生部科教局 13 号来文批复"经部领导同意，在不泄密的原则下，可按附来的文稿以简报的形式，在科学通报上，以青蒿素结构研究协作组名义发表。"按此精神，我所于 1976 年 2 月 20 日送出此稿。《科学通报》以印出校样准备付印，突然接到卫生部科教局林福明同志的电话，表示不同意发表。

在粉碎"四人帮"的大好形势下，青蒿素协作组的三个单位（科学院有机化学所，生物物理所和我所）共同研究，认为此文迟迟不能发表是由于"四人帮"的干扰，现在还应及早发表，经与《科学通报》联系，他们表示可以尽快安排发表但当时原稿系有卫生部调走，

---

① 中国中医科学院中药研究所：青蒿抗疟研究。中药所科技档案，编号 19861017。

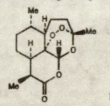

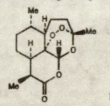

图 5-2　1977 年发表的文章中的
青蒿素相对结构图

图 5-3　正确的青蒿素结构图

目前还应有卫生部退回原稿并签署意见，我所同意此意见，特此报告，请院与部尽快联系，争取早日发表，把受"四人帮"的干扰的时间夺回来，可否请批示。①

中医研究院以（77）中研发字第7号文向卫生部再次提出文章发表的请示，卫生部（77）卫生科字第103号批复同意发表。因此，第一篇以青蒿素结构研究协作组名义为作者的文章"一种新型的倍半萜内酯——青蒿素"② 终于于 1977 年发表于《科学通报》第三期。该文发表时也有所顾虑泄漏抗疟药的秘密，因此并未在文中提及青蒿素的抗疟作用，只是说明从菊科植物 *Artemisia annua* L. 中分离出一种晶体，定名为青蒿素，甚至英文名都未涉及，然后较为简单地从物理、化学角度介绍了青蒿素的结构，不过给

87: 98788g A new type of sesquiterpene lactone – Qing Hau Sau. Coordinating Group for Research on the Structure of Qing Hau Sau (Peop. R. China). *K'o Hsueh T'ung Pao* 1977, 22(3), 142 (Ch). The new sesquiterpene lactone Qing Hau Sau

(I) was isolated from *Artemisia annua*. The structure was detd. by mass spectrometry, IR spectrometry, ¹H NMR, and chem. reactions. The cryst. structure of I was also detd.

07. 00780h. Phenolics of Albizzia lebbek. A. amara and A.

图 5-4　1977 年 *CHEMICAL ABSTRACTS* 收录国内发表的首篇青蒿素文章

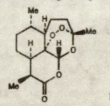① 中国中医科学院中药研究所：青蒿抗疟研究。中药所科技档案，编号 19861017。
② 青蒿素结构研究协作组：一种新型的倍半萜内酯——青蒿素。《科学通报》，1977，22（3）：142。

116

出的结构图有误。在文章发表不久，即被当年的 *CHEMICAL ABSTRACTS*（*CA*）收录 ① 。

青蒿素鉴定会的召开

青蒿素鉴定会的召开

1977 年底，已基本完成了青蒿素抗疟药的各项研究目标。我国在 1985 年新药审评法没有颁布以前，所有的药品评审都是以专家鉴定会通过为准，青蒿素也不例外。1978 年 3 月，全国五二三办公室在北京香山饭店召开中药青蒿（黄花蒿）治疗疟疾科研成果鉴定预备会，经讨论决定，把各单位的研究资料按专业综合在一起，分为 12 个专题，每专题推举一个单位整理，向鉴定会提交技术报告；起草了成果鉴定书（草稿），成果排名经争论基本达成共识。经与会人员讨论，提出来中药青蒿（黄花蒿）治疗

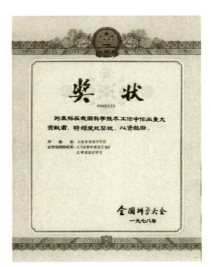

图 5-5　青蒿抗疟研究获 1978 年科学大会奖

疟疾研究成果鉴定书（初稿）和中药青蒿治疗疟疾科研综合技术资料（摘要），并印发发给有关单位征求意见。当年 3 月 18 日，全国科学技术大会在北京召开，华国锋、邓小平、胡耀邦、赵紫阳等党和国家领导人接见获奖代表并与代表合影留念。五二三任务中的多项成果获当年的全国科学大

① A new type of sesquiterpene lactone—Qing Hau Sau. Coordinating Group for Research on the Structure of Qing Hau Sau（Peop. R. China）. *K'o Hsueh T'ung Pao*，1977，22（3）：142（Ch）。

会奖，目前已知因"青蒿抗疟研究"获奖的有中医研究院中药研究所、山东省中医药研究所和山东省寄生虫病防治研究所、云南省药物研究所、中国科学院上海有机化学研究所等，还有其他的多个药物等获奖。

当年6月18日，《光明日报》首次报道了抗疟新药青蒿素的研制历程。同年11月23日至11月29日在江苏省扬州市召开了青蒿素（黄花蒿素）治疗疟疾科研成果鉴定会。会议由全国疟疾防治研究领导小组主持，有卫生部、国家科委、中国人民解放军总后勤部的有关领导和机关干部，有关省、市、区，军区领导和全国五二三办公室、地区五二三办公室的人员，承担研究任务的"三部一院"直属单位，9个省市区、军队所属参与青蒿、青蒿素研究的科研、医疗防疫单位、医药院校、制药厂等主要研究单位和主要协作单位的领导和科技人员参加会议。会议邀请了中华医学会、卫生部药典委员会、中央药品生物制品检定所、《新医药学杂志》的代表参加。共有来自在北京、上海、广东、广西、四川、云南、江苏、山东、河南、江西等地各单位104人参加了青蒿素鉴定会，会议日程安排为：

A：23、24日开会交流；25日参观南水北调工程、鉴真纪念堂等；26日分组讨论，充分发表意见；27日讨论鉴定书；28日青蒿素衍生物的专题报告、学术交流，其他学术报告，制定79—80年的计划；29日制定和计划，闭会。

B：办公室主任会议，因时间问题暂不开，只和大家招呼一下[①]。

根据鉴定会预备会议的分工，提交鉴定会的材料分为12个专题，由14名专家代表报告。①青蒿品种和资源调查报告（广西植物所王桂清）；②青蒿的化学研究（北京中药所屠呦呦）；③青蒿素的药理学研究（北京中药所李泽琳）；④青蒿制剂治疗恶性疟和间日疟的临床研究（昆明医学院王同寅）；⑤青蒿素制剂治疗脑型疟（广州中医学院李国桥）；⑥青蒿素制剂治疗抗氯喹株恶性疟疾资料综合（海南区防疫站蔡贤铮）；⑦青蒿素含量测定和质量标准制定（北京中药所曾美怡）；⑧青蒿素制剂的研究（山东中医药

---

① 朱海：《工作日志》，1978-11-23。

研究所田樱）；⑨青蒿素的生产工艺的研究（云南药物所詹尔益）；⑩青蒿素的生产工艺的研究和综合利用（桂林芳香厂邓哲衡）；⑪青蒿浸膏片的工艺、药理和临床研究（四川省中药研究所吴慧章、臧其中，成都中医学院罗中汉）；⑫青蒿简易制剂治疗疟疾资料（江苏高邮县卫生局陆子遗）①。

各个不同单位的代表从青蒿及青蒿素研究的各个方面进行了详细的汇报。从朱海的会议记录来看，除了大家的报告外，会上大家彼此交流了很多意见，有意见一致的，比如确定了鉴定书送审稿的内容，也有意见不一致的，比如关于抗疟有效单体到底应该命名为青蒿素还是黄花蒿素。在11月26日上午由原卫生部副部长郭子恒主持的领导小组扩大会议上各地的领导除了讨论鉴定书初稿内容外，对抗疟有效单体的命名进行了十分激烈的讨论。现就有关抗疟有效结晶的命名的讨论意见摘录如下：

上海：名字问题应该力求科学。

广西：名字青蒿素应该为黄花蒿素。大家认为黄花蒿是对的，是科学的，黄花蒿素确实是黄花蒿中提取出来的，黄花蒿是已经搞清了品种的问题，不应在混乱。黄花蒿素应该定个拉丁名。

云南：名字问题不符合事实的，应用黄花蒿。

南京张主任②：过去叫青蒿，实际上是黄花蒿内提出的，要弄个名副其实的东西。

北京中药所的张速说：我们的科技人员有两种意见，认为祖国遗产中就是青蒿治疗疟疾，中药黄花蒿另有用途，并不治疗疟疾。因为已经发表了，特别是对外没有更正的必要了。中药青蒿品种均不含黄花蒿素，提出来的要叫什么名字。如果大家都有此素，叫青蒿素问题不大。要实事求是叫黄花蒿素较好。将来还要有药典委员会进行讨论名字。改名字如果影响不大，可以改。拉丁名称我们可以根据命名原则定一个③。

---

① 1978年11月23、24日大会交流专题综述报告资料索引。见：原全国五二三办公室：《五二三与青蒿素资料汇集（1968—1980）》，内部资料，2004年。

② 经核实此处张主任应为南京五二三办公室副主任张立安。

③ 朱海：《工作日志》，1978-11-26。

从记录上看来当时大家对命名问题进行了激烈的讨论，大部分人认为从科学的角度出发用黄花蒿素比较好，但是从张迭的发言可以看出，中医研究院中药研究所对此命名是商量过的，比较倾向于用青蒿素。据发言情况可以看出当时已经涉及优先权之争，虽然讨论激烈，但是最终也没有达成一致意见。到 11 月 28 日上午郭子恒发言的时候还提到："名字问题经过讨论定下来是可能的，但时间有限，领导小组扩大会议上认为暂挂，带到北京进行专家们的意见，在更大的范围内进行"[1]。于是在送审稿中还是没有确定命名，而是以"从中药青蒿（植物黄花蒿）中分离出的抗疟有效单体的命名待定"。[2]

其实有关命名的争议并非到 1978 年鉴定会才开始，在 1975 年 4 月的成都会议上，就已经开始对命名有争议。据有关参会人员李英回忆："那个时候因为山东跟云南都已经提取出结晶来了，他们都是按植物命名，一个叫黄花蒿素，一个叫黄蒿素。他们的含量高或者说是方法好，所以在会上觉得他们的命名是正确的。后来周克鼎就说这个我们会上就不谈了，以后再讨论这个问题。结果最后在北京还是用了青蒿素这个名字。"[3]

命名的争议，不仅仅是一个学术的争议，更是关系着排名的争议。尤其是在访谈了几位当时的与会者之后，笔者也认同这样的观点，在争议青蒿素的命名到底应该叫"青蒿素"还是"黄花蒿素"的时候其实可以看出命名的争议已经包含着优先权之争，但同时也存在着社会组织在其中的影响。首先，中医研究院中药研究所最开始提取的是叫青蒿素Ⅱ，后来改叫青蒿素，而且他们提取的时间相对较早。如果叫青蒿素就表明是北京最先提取出来的，而如果叫黄蒿素或者黄花蒿素就表明是云南或者山东先提取出来的。据科研人员回忆，当时可能还有一个原因，中医研究院中药研究所属于卫生部系统，而云南省药物研究所当时属于化工部，因此大家就觉得还是以卫生部系统的为准[4]。因此，后来多次开会在争议名称的时

---

① 朱海：《工作日志》，1978-11-28。

② 1978 年青蒿素鉴定书。见：原全国五二三办公室：《五二三与青蒿素资料汇集（1967—1981）》，内部资料，2004 年。

③ 李英访谈，2010 年 7 月 26 日，上海。资料存于采集工程数据库。

④ 有关五二三工作的回忆。北京大学医学史研究中心，五二三任务相关档案，20090925。

候始终未果，即使科研人员认为叫黄花蒿素更名副其实，但是最后还是叫了青蒿素。

不过中医研究院中药研究所认为抗疟有效成分是从中药青蒿中提取出来的，所以应该叫青蒿素，而其他单位认为是从植物黄花蒿和大头黄花蒿中提取出来的所以应该叫黄蒿素或者黄花蒿素，也都有道理。20世纪80年代，青蒿素、黄蒿素或黄花蒿素的叫法在不同的单位还是有所不同。直到青蒿素1995年进入《中国药典》二部，从当时开始，药典委员会一直使用的是青蒿素的名字，命名而得到统一。有资料表明《中国药典》是按照中药用药习惯，将中药青蒿原植物只保留黄花蒿一种，即 *Artemisia annua* L.，其抗疟有效成分随传统中药定名为"青蒿素"①。虽然命名统一，但是在很多科研人员看来青蒿素这个名字还是觉得与植物黄花蒿不相符。尤其说起植物青蒿是不含有青蒿素，只有植物黄花蒿里才含有青蒿素时，很多人总是觉得很难理解。

其实，不仅仅是青蒿素的中文名字让人会有所费解，就是如今的英文名 Artemisinin 这个英文单词也同样让人迷糊。在 1977 年首次命名为青蒿素发表文章时，没有发表英文名，当年 *CA* 收录时使用的名字是 Qing Hau Sau。第一次使用英文名正式发表是 1979 年发表于《化学学报》上的青蒿素（Arteannuin）的结构和反应 ②，当时这篇文章的收稿日期是 1978 年 4 月 3 日，Arteannuin 这个英文单词是依据植物黄花蒿的拉丁名（*Artemisia annua* L.）而确定的，当时也参考了南斯拉夫科学家从青蒿中发现的 Arteannuin B、Arteannuin A 相关文献报道。在同一年的《科学通报》上，中国科学院上海药物研究所发表"青蒿素衍生物的合成"一文的英文摘要中，青蒿素使用了 artemisinine 这个英文单词，这篇文章的收稿时间为 1978 年 9 月 19 日，稍晚于前一篇文章 ③。据李英介绍，这个英文单词为他们当时的所长高怡生根据植物拉丁名的种来源确定的，不过当时这个词的

① 张剑方：《迟到的报告》。广州：羊城晚报出版社，2006 年，第 56 页。

② 刘静明，倪慕云，樊菊芬，屠呦呦，吴照华，吴毓林，周维善：青蒿素的结构和反应。《化学学报》，1979，37（2）：129-143。

③ 李英，虞佩琳，陈一心，李良泉，盖元珠，王德生，郑亚平：青蒿素衍生物的合成。《科学通报》，1979，24（14）：667-669。

结尾采用的是 ine 结尾的，容易被误解为是生物碱类的化合物。有些科学家认为 Arteannuin 这个命名依据植物拉丁名的种、属加词（由于是倍半萜类化合物，并非碱类或氨类等，采用 –in 结尾）来确定的，是比较容易被人接受的。CAS 给青蒿素注册号 63968–64–9 时，青蒿素有三个名字分别为：Arteannuin、Artemisinin 以及 Qinghaosu[①]。Daniel L.Klayman 认为这个名称是由于 *CA* 更喜欢 Artemisinin[②]，估计 *CA* 也是考虑到青蒿素是倍半萜类化合物，因此没有采用 –ine 结尾。现在广为使用的是 Artemisinin，Qinghaosu 这个中文拼音也因其来源于中国在慢慢地被人所知，但是 Arteannuin 这个词虽然有部分科学家还在使用，但是较为少见。有中国学者认为青蒿素（黄蒿素、黄花蒿素）Arteannuin，得自黄花蒿（中药青蒿）（*Artemisia annua* L.），青蒿素还有两个外文名 Artemisinin 和 Qinghaosu，成为一物多名。可将 Arteannuin 作为正名，后二者作为异名，写成 Arteannuin（Artemisinin，Qinghaosu）[③]。

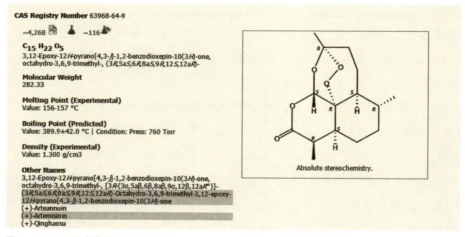

图 5–6　CAS 给青蒿素的注册号码

①　Chemical Abstracts Service Registry Number：63968–64–9。

②　Daniel L. Klayman：Qinghaosu（artemisinin）：an antimalarial drug from China. *Science*，1985，228，4703：1049–1055。

③　郑礼胜，王彦丽，江纪武，潘明佳，林旺，王洁：天然化合物的俗名命名和翻译天然化合物的俗名命名和翻译。《中国药学杂志》，2014，49（9）：790–794。

军工任务向民用项目过渡

    五二三任务刚下达时是一个军工任务，在 1967 年和 1968 年会议中，对该任务的保密性都有明确规定，尤其是在 1968 年会议之后要求确定临床使用以及定型生产的药物一律使用代号 ① 。1972 年为了更广泛地介绍和交流科研实践经验和成绩，要求对过去几年开展的疟疾研究工作经验和资料进行整理总结和汇编时，提出：在编写时不应受保密的限制而影响到总结内容，各种药物一律不写代号，若为书写方便，在第一次用代号时，则注明药物的名称 ② 。在同年 11 月份的疟疾防治研究工作简报中则提出：有关疟疾防治研究的技术资料的交流，凡不涉及国家、战备机密（如疟疾发病率、该任务的军事用途等）由承担任务单位审查批准，可用单位或个人名义在国内各种内部刊物上发表。从 1973 年上海召开的会议可以看出五二三任务已经开始慢慢地从战备任务向常规任务过渡。到后来，保密性则更不如以前，很多原先不承担五二三任务的单位在一些单位寻求协作单位时也加入进来，在论文发表方面也没有强制要求不许发表。尤其是在 1977 年以青蒿素协作组的名义发表第一篇论文以后，多篇结构测定相关的文章便陆续发表。

    青蒿素是因为中国为了帮助越南解决在越南战争当中碰到的抗药性恶性疟疾问题，组织科研单位进行战备任务而发现的，可是还未等它研制成功，越南战争就接近尾声，所以没能派上用场。中国首次大规模生产青蒿素也是备战，不过这次备战是因为中国对越自卫反击战。1979 年初，在中越边境发生中国对越自卫反击战。1 月 23 日，国家医药管理总局、中国人民解放军总后勤部以（79）国药生字第 12 号；（79）后卫字第 87 号；（79）卫科字第 68 号联合下文《关于协助安排青蒿素（黄花蒿素）生产的函》给云南省

---

    ① 北京五二三领导组办公室：抗疟研究协作工作中有关问题规定的通知，1968-5（密级：机密）。见：原全国五二三办公室：《五二三与青蒿素资料汇集（1968—1980）》，内部资料，2004 年。

    ② 北京五二三办公室：关于整理总结和汇编疟疾防治研究工作资料的通知，（72）疟办字第 6 号，1972-6-6。见：原全国五二三办公室：《五二三与青蒿素资料汇集（1968—1980）》，内部资料，2004 年。

经委、化工局，广西壮族自治区经委、轻工局，四川省经委、轻工局、卫生局，广东省经委、化工局，由于备战的需要，要求他们迅速组织相关单位工业化生产青蒿素 100 公斤，同意相关单位用现有库房的黄花蒿草加工提取青蒿素，总后卫生部按出厂成分负责收购[①]。各地五二三办公室组织落实，一些科研、生产和使用单位反映，迫切希望有关部门尽快解决青蒿素定点生产问题[②]。后来主要由云南省药物研究所、四川省中药研究所存有的黄花蒿草转给昆明制药厂和重庆制药八厂生产，桂林芳香厂和海南制药厂现存的黄花蒿草由该两个工厂自行组织生产。截至当年 3 月底，昆明制药厂生产了 25 公斤，桂林芳香厂生产了 7.3 公斤[③]，后来海南制药厂生产了 15 公斤[④]，到 6 月份完成 50 公斤[⑤]。最终由云南省药物研究所、昆明制药厂、广西芳香厂、海南制药厂、四川省中药研究所和重庆制药八厂等单位，为部队战备生产提供了近百公斤青蒿素，并制成片剂、注射剂等各种剂型。随着边境局势的变化以及国内疟疾的缓解，抗疟药的研究变得不那么重要。

1980 年 6 月 13 日，在北京召开了全国五二三领导小组会议。国家科委、国家医药管理总局、总后勤部卫生部以及军事医学科学院等部门有关负责人员出席了会议。会议由卫生部黄树则副部长主持，会上对过去 13 年来五二三工作方式及其成果加以了肯定，也为后面的工作方式的调整做了相应的规定，为后面撤销全国和地区疟疾防治研究领导小组和办事机构做好相应的准备工作[⑥]；同年 8 月份，卫生部、国家科委、国家医药管理总局、总后勤部四个领导部门联合向国务院和中央军委请示——将防治疟疾

---

① 国家医药管理总局、总后勤部、卫生部文件（79）国药生字第 12 号；（79）后卫字第 87 号；（79）卫科字第 68 号，关于协助安排青蒿素（黄花蒿素）生产的函。1979 年。

② 全国五二三办公室：关于安排青蒿素（黄花蒿素）战备生产落实情况的简报。1979 年 2 月 7 日。

③ 国家医药管理总局文件（79）国药生字第 102 号，关于进一步落实青蒿素（黄花蒿素）生产的函。1979 年。

④ 海南制药厂：青蒿素试制工作小结。1981 年。

⑤ 全国疟疾防治研究领导小组办公室：疟疾防治研究工作简报。《青蒿素研究工作通讯》，1979 年第一期。

⑥ 全国疟疾防治研究领导小组：全国五二三领导小组会议简报，（80）疟研字第 1 号. 1980-7-16。见：原全国五二三办公室：《五二三与青蒿素资料汇集（1967—1981）》，内部资料，2004 年。

科研项目纳入有关部委省市计划，撤销全国协作组织机构[①]。1981年3月3—6日，在北京举行了"各地区疟疾防治研究领导小组、办公室负责同志座谈会"。会上主要对五二三协作组织进行了调整，并提出虽然五二三的组织形式发生了变化，但是疟疾防治研究任务作为医药卫生科研重点项目，纳入有关部、委、省、市、自治区和军队的经常性科研计划内。而且，鉴于五二三协作组织的调整，卫生部在医学科学委员会下成立了疟疾专题委员会，军队也决定由总后卫生部组织，拟定于同年5月在流行病专业组内成立疟疾防治专题组[②]。

国家卫生部部长钱信忠，副部长黄树则、副部长胡昭衡，局长陈海峰，国家科委副主任武衡，中国人民解放军总后勤部副部长张汝光，国家石油化工部局长陈自新，中国人民解放军军事医学科学院院长涂通今，副院长祁开仁，五所所长、五二三办公室主任白冰秋，五二三办公室副主任张剑方，中国医学科学院院长吴征鉴，北京生物制品研究所所长陈正仁，第二军医大学教授龚建章等人出席。

会上，卫生部、科委、医药管理总局和总后勤部给参加"五二三任务"的单位（集体）和领导小组个人联合颁发了奖状。当时获奖的条件为：①组织领导五二三研究工作有显著成绩的；②取得五二三重大科研成果的研究单位，参加单位和主要协作单位；③长期坚持五二三工作，在科技情报、产品鉴定、技术等方面取得显著成绩的；④在生产、推广五二三科研成果方面成绩突出的。

完成五二三科研任务成绩突出的，奖状发到单位。取得重大成果者，奖状发到任务组和研究室。

获奖的单位（集体）共有134个，其中科技系统有17家，医务卫生系统有55家，医药化工系统27家[③]，部队系统26家，轻工、高教及其他

---

① 卫生部、国家科委、国家医药管理总局、总后勤部文件（80）卫报科字第45号，关于将防治疟疾科研项目纳入有关部委省市计划，撤销全国协作组织机构的请示报告，1980-8-25。见：原全国五二三办公室：《五二三与青蒿素资料汇集（1967—1981）》，内部资料，2004年。

② 全国疟疾防治研究领导小组、办公室负责同志工作座谈会在京召开。《中国人民解放军军事医学科学院院刊》，1981-2：174。

③ 根据征求意见稿中显示，有上海市化学工业局和云南医药管理局在其中。

系统9家；获奖个人有北京、广东、广西、南京、上海、四川、云南七个地区的85位①。由于资料收集的局限性，本文主要列举最早收集到的几个单位的奖状和证书作为代表（如图），其中图5-7为各研究单位获奖奖状的代表，图5-8为"地区五二三办公室"获奖奖状的代表，而图5-9则为个人荣誉证书的样本。从个人荣誉证书样本可以看出，当时下发的证书是在事后由受奖人员自己写而不是写好了之后才下发的。

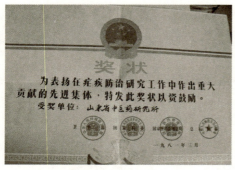

图5-7 研究单位获奖奖状

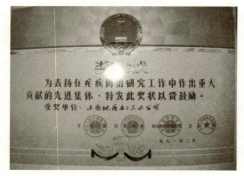

图5-8 地区五二三办公室获奖奖状

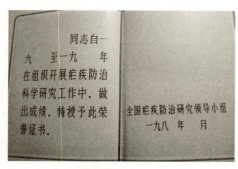

图5-9 个人荣誉证书样本

在同年5月11日，四个领导部门作为全国疟疾防治研究领导小组联合颁发了的最后一个文件——转发《疟疾防治研究领导小组、办公室负责同志座谈会纪要》的通知，对整个五二三的善后工作做了总体的规划——五二三办公室的文件、技术档案、经费、物资等如何移交由地区领导小组主管部门确定；有关主管部门和原单位对长期脱离原单位专职担任五二三任务科研组织管理工作的工作人员要做出妥善安排②。

① 张剑方：《迟到的报告》。广州：羊城晚报出版社，2006年，第172—180页。

② 卫生部、国家科委、国家医药管理总局、总后勤部文件（81）卫报科字第26号，转发《疟疾防治研究领导小组、办公室负责同志座谈会纪要》的通知，1981-5-11。见：原全国五二三办公室：《五二三与青蒿素资料汇集（1967—1981）》，内部资料，2004年。

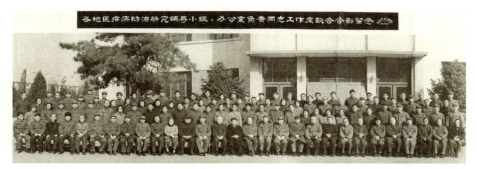

图5-10　1981年3月6日，在北京举行"各地区疟疾防治研究领导小组、办公室负责同志座谈会"合影

青蒿素获国家发明奖二等奖

国家发明奖的申报过程

中华人民共和国发明奖励条例于 1963 年由国务院正式颁发，国家发明奖主要用于奖励在社会主义建设中取得前所未有的、先进的、经过实践证明具有应用价值的重大科技新成就的科技人员。国家发明奖设一、二、三、四共四等奖（并另设特等奖），授予发明证书，奖章和奖金。评奖活动由国家科学技术委员会组织进行，每年评选一次。

中国在新药审批办法出台以前，新药的评审一般都是组织一个鉴定会，请相关的专家进行鉴定，鉴定会通过一般就算一个新药发现或发明了。1978 年 11 月 28 日，由全国疟疾防治研究领导小组主持鉴定的"青蒿素鉴定书"在经过几天激烈的讨论之后，终于形成了当时的送审稿，鉴定书中主要研究单位为：卫生部中医研究院、山东省中西医结合研究院、云南省药物研究所、广州中医学院、四川省中药研究所、江苏省高邮县卫生局。主要协作单位有：中国科学院生物物理研究所、中国科学院上海有机化学研究所、山东省寄生虫病防治研究所、青岛医学院、昆明医学院等近40家。

1965—1976 年间，国家科学技术奖励工作陷于停顿。粉碎"四人帮"以后，国务院 1978 年 12 月 28 日颁布了重新修订的《中华人民共和国发明奖励条例》，恢复了国家发明奖。当时的发明奖设有一、二、三、四等奖，奖金额度分别为 1 万元、5 千元、2 千元、1 千元。

1979 年 4 月 17 日，国家发明奖评选委员会召开第一次会议，组成第二届国家发明奖评选委员会，主任委员为武衡，副主任委员为何康、岳志坚、黄家驷，委员有 28 位。

根据参与青蒿素申报工作的李泽琳回忆：

当时的发明奖由各个部委往上申报，一共报上去 14（15）个，卫生部就报了我们这一个项目，那时候周克鼎在卫生部成果处那里上班。因为当时已经到了五二三任务后期，这个五二三办公室虽然没有正式撤销，但是实际上基本归卫生部管，就叫青蒿素办公室。当时张剑方主任和施凛荣老师他们已经撤了，就剩下周克鼎一个人。他就到卫生部的成果处上班。因为归成果处管，科教司的陈海峰司长算办公室的领导。成果处处长王秀峰也算是办公室的。他们就上报了青蒿素这个项目，他们跟中医研究院一起商量好，要我们提供材料，然后他们上报。上报以后，就等着评。所以我们所里边，包括院里边也同意，就是由我去报告。所以后来我们做了很多这方面的 PPT，整个全面的介绍。有一天就通知去评，后来周克鼎，成果处有一个处长，一个姓郑的女的，还有我们三个人去的，我做的汇报。

评审过程是这样，有五个评审委员，都是很大的科学家。报告以后，他们就可以讨论，讨论以后，大家觉得确实不错，是很好的。当时武衡是主任，他主持的会。可以评几等奖，当时有一等、二等、三等，这个意见就不一致了。有的委员说，青蒿素这个可以评一等奖，有的说老祖宗有的东西，就是评一等奖并不合适，这样他们就意见不一致。当时武衡主任就问黄家驷，黄家驷当时是医学科学院院长，卫生部就是他一个专家，医学界就是他一个专家。但是因为他是医学科学院的，所以他对这个青蒿素工作不了解，他就不好发言。当时他就说我很难确定，后来武衡主任说，那就这样吧，回去再讨论。因为他们还要往下进行，我们是中间的，后边还有。那就说这样吧，就给卫生部说，你们也回去讨论一下，应该评哪一等合适，然后国家科委跟这些专家再安排时间来讨论，到底是评几等合适。后来好些日子，卫生部征求我们院里面、我们所里面的意见，我们认为可以评一等，卫生部也认为可以评一等。后来卫生部也把意见反映给国家科委。

最后我们得到回答的消息是，评了二等，他们的理由是，如果评一等，再有就是对国民经济影响更大的项目，那就不好评了，就是说到头就不好评了，是这个理由。我们当时觉得这个理由也不充分，但是国家科委已经定了。当时上报的这 14（15）个项目中间，只有我们是二等奖，其他有的是三等或四等奖，好像有的还没有评上。①

同年 9 月 18 日、20 日、21 日，国家发明奖评选委员会召开第三次会议，审定发明项目及相应的奖励等级，审查批准了十五项发明创造，并分别评定为二、三、四等发明奖。其中抗疟新药——青蒿素的制造获国家发明奖（二等）。10 月 15 日《人民日报》第四版报道了卫生部中医研究院中

人民日报

国家科委召开发明评选委员会第三次会议审查批准

十五项发明创造获得发明奖

新华社北京十月十一日电　国家科委最近召开了发明评选委员会第三次会议，审查批准了十五项发明创造，并分别评定为二、三、四等发明奖。

获得二等发明奖的有：石油部四川省石油管理局一坪化工厂谢德生及酰胺小组发明的十八烷基对苯二酸酰胺钠盐稠化剂制造工艺、合成脂肪胺对苯二酸酰胺钠盐稠化剂及其润滑脂的制造工艺；胜利油田钻采工艺研究院郑州三磨所发明的喷射式人造聚晶金刚石三刮刀钻头的制造工艺；卫生部中医研究院中药研究所、山东省中医药研究所、云南省药物研究所以及中国科学院生物物理研究所、上海有机化学研究所，以及广州中医学院发明的抗疟新药——青蒿素的制造；首都钢铁公司机械厂张德华、李春元、周崇文、洋德兴发明的首钢71型涡轮副制造工艺；

获得三等发明奖的有：胜利油田会战指挥部测井总站郑星斋、肖玉复、毕应泉等发明的SDC—3型曲线数字转换仪的制造技术；石油部石油化工科学研究院关景杰、王素坤、郑曼英等发明的提高“偏Y”分子筛催化剂活性稳定性的洗涤工艺；化工部北京化工学院王其祥等发明的卧式进动离心机的制造技术；郑州大学王文祥、丰定豪、李光谱等发明的氯合成球形催化剂的制造技术；地质部矿床地质研究所王裕先、林晋钊、李品山发明的GJF—1型高频介电分离仪及其分离方法；地质部地质力学研究所丁佩辰、王连捷制造的CW—250型传感器围压率定机的制造；中国科学院化工冶金研究所、上海化工学院郭慕孙、刘大陆发明的气控式多层流态化床及其在净化气体中的应用；中国科学院昆明植物研究所聂瑞麟发明的昆虫蜕皮激素新植物——C·C·A及其生产工艺；湖北省洪湖江安县农业机械厂、湖北省机械研究所、湖北农业机械学院制造的湖北—12型机耕船；

获得四等发明奖的有：中国科学院地理研究所、大连油脂化工厂创造的土面增温剂的生产技术。

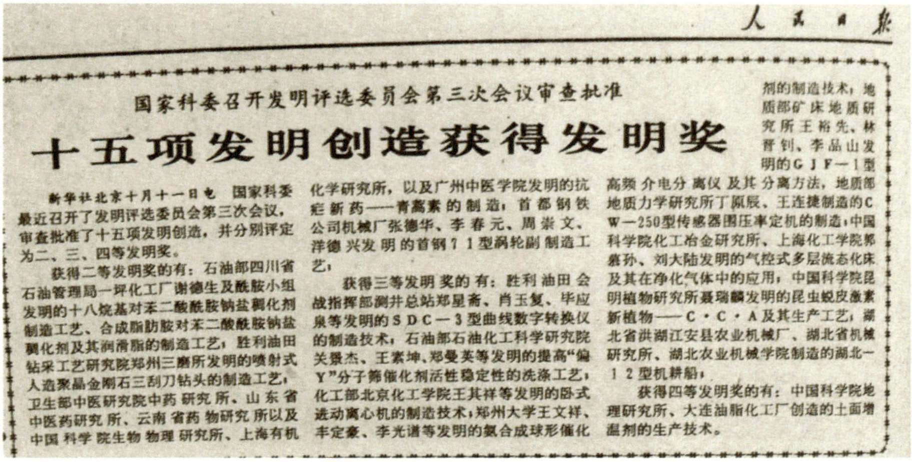

图 5-11　1979 年《人民日报》报道国家发明奖获奖情况

① 李泽琳访谈，2013 年 4 月 13 日，北京。资料存于采集工程数据库。

药研究所、山东省中医药研究所、云南省药物研究所、中国科学院生物物理所、上海有机化学研究所，以及广州中医学院发明的抗疟新药——青蒿素的制造获得国家二等发明奖。

国家发明奖名单与鉴定会名单的差异

1978 年鉴定会上的主要研究单位为卫生部中医研究院、山东省中西医结合研究院、云南省药物研究所、广州中医学院、四川省中药研究所、江苏省高邮县卫生局六家，其他单位为协作单位，而 1979 年获得国家发明奖时，获奖单位为卫生部中医研究院中药研究所、山东省中医药研究所、云南省药物研究所、中国科学院生物物理所、上海有机化学研究所以及广州中医学院六家。而且对外公开报道的就是这六家，至于其他的协作单位包括之前在鉴定会上确定在主要研究单位中的四川省中药研究所、江苏省高邮县卫生局两个单位完全没有提到。据四川省中药研究所人员回忆，他们对鉴定会之后申报国家发明奖事宜毫无所知。

在《迟到的报告》一书出版后，四川省中药研究所曾经参加过五二三任务的研究人员还给科技部成果局写过相应的文件要求"还历史于本来面目"。他们认为：

> 当时的评奖是不公正的，尤其是在鉴定书上他们作为第 5 家主研单位，为青蒿研究做了大量的工作，比如 1975 年全国青蒿素研究大会战时，北京中药所从四川购买了大量的青蒿提取失败后，通过国家五二三办公室与四川五二三办公室联系后，将提取青蒿素的任务交给四川省中药研究所，后北京中药所从四川省中药所购买了一万余元的青蒿素；在青蒿素鉴定书上，全国青蒿素验证病例数为 2099 例，其中四川省中药研究所占了 55.8%；此外他们还对青蒿素的提取工艺、剂型品种等做了相应的研究。但是当青蒿素研究获得奖励时，四川一线的科技工作者却无一人授奖。在青蒿素获国家发明证书时，他们所

的五二三科技人员均不知道，未将他们排入获奖单位并没有征求他们的意见。[①]

对此《迟到的报告》一书上认为：鉴定会由于是把青蒿简易制剂和青蒿素的研究两个项目作为一个大项，合并进行鉴定的，因此，青蒿素的研究部分排了 4 个单位；青蒿简易制剂的研究排了 2 个单位。后来国家科委发明奖评选委员会在评审中，认为青蒿素作为一个新药的发明，确认药物的化学结构必不可少。一个新药若不清楚其化学结构，就不可能确定为新药。因此，提出负担青蒿素化学结构研究的中国科学院生物物理研究所和中国科学院上海有机化学研究所应列入主要研究单位。四川省中药研究所和江苏省高邮县卫生局，研制的主要成果是青蒿生药片，对于青蒿素成果的研究发明，应列入主要协作单位。

在当时的发明奖励条例中有规定：

第十三条　对发明项目如有争议，可向上级机关反映，上级机关应认真调查审理。

第十四条　各部门和各单位对群众的发明，应当给予鼓励，采取严肃认真和实事求是的科学态度。在贯彻执行奖励制度时，必须加强思想政治工作，提出社会主义大协作精神，反对本位主义、个人主义、互不协作等不良倾向。对打击、压制发明和在发明尚弄虚作假，剽窃他人劳动成果的行为，应当批评教育，加以纠正，情节恶劣者，应给以处分，甚至依法惩办[②]。

对于发明权的争议和处理：

凡国家科委发明评选委员会通过的奖励项目，自公布之日起三个月内，任何人如有疑义，均可向国家科委发明评选委员会办公室提

---

① 齐尚斌、万尧德：还历史于本来面目——青蒿素研制中鲜为人知的故事。2005 年。
② 中华人民共和国发明奖励条例（1978 年 12 月 28 日国务院发布）。

出。公布三个月后如无人提出异议，即行授奖，超过三个月提出的异议，一般不予受理。

凡国家科委发明评选委员会通过奖励的项目，自公布之日起三个月内，如有争议，一般由发明申报部门负责处理。为及时解决争议问题。正以任何一方，均应按照争议处理部门的要求，及时地、如实地提供有关争议的补充材料和旁证文件。如在六个月内不做答复，即判为弃权，由争议处理部门裁决[①]。

四川省中药研究所并没有在 1979 年公布结果的时候依据发明奖条例上的规定向国家科委提出意见，而是到 2005 年才提出意见。此时国家科委并没有给出明确的解释。对此，笔者认为，这是"文化大革命"后国家发明奖首次评选，在没有一个十分明确、细致的评审标准的情况下，国家发明奖评选委员会在评审时认为：作为一个新药的发明，确认药物的化学结构必不可少；一个新药若不清楚其化学结构，就不可能确定为新药。这种依据，也符合当时的历史事实。不过，无论是国家发明奖评奖委员会还是五二三办公室在 1979 年并未对四川和江苏这两家单位排除在获奖名单之外做出公开说明或者说并未告知他们，这说明当时在荣誉分配的问题上处理得不是很好，也从一个侧面反映了五二三任务在快要结束时的收尾工作做得不够完善。虽然后来《迟到的报告》一书中对四川省中药研究所和江苏省高邮县卫生局未能出现在获奖名单上做出了解释，也肯定了四川省中药研究所在五二三任务开展过程中的大量工作，但是这样的说明似乎有点晚而且权威性并不够。

国家发明奖证书编号引发的误解

《迟到的报告》一书与《青蒿素研究》一书中所使用的青蒿素的发明证书主要内容相同，但其中的证书号码与排版方式略有不同，《迟到的报

---

① 中华人民共和国发明奖励条例（1978 年 12 月 28 日国务院发布，1984 年 4 月 25 日国务院修订）。

告》一书中编号为 A00011，而《青蒿素研究》一书中的编号为 A00612。为此，笔者在访谈不同的科学家时也提到这个疑问，但是他们都不清楚这是为什么，有人说可能有真有假，也有人说是所里面弄丢了后来补发的，但是具体什么时候补发的就不知道。

目前收集到的关于青蒿素的国家发明奖证书有几个不同编号的证书，第一个是中医研究院目前保存的编号为 00011 的发明证书[①]，其他为保存在其余获奖单位的证书，编号为别为 A00609（山东省中医药研究院）[②]、A00610（云南省药物所）[③]、A00612（中国科学院上海有机化学研究所）[④]。这几个单位拥有的证书原件如图 5-12 至图 5-15。

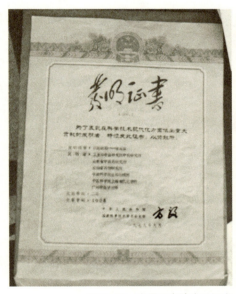

图 5-12　中医研究院发明证书

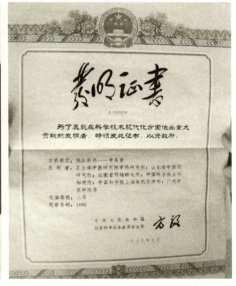

图 5-13　山东省中医药研究院发明证书

根据证书的编排，可以推断还有两张编号不同的证书，其中之一为中国科学院生物物理所的，证书编号为 A00611，另一张为广州中医学院的证

---

①　屠呦呦提供。

②　山东省中医药研究院档案处提供。

③　罗泽渊提供。

④　中国科学院上海有机化学研究所档案处提供。

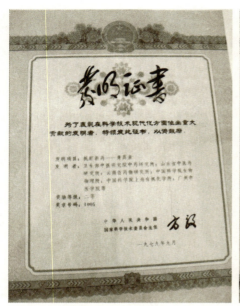

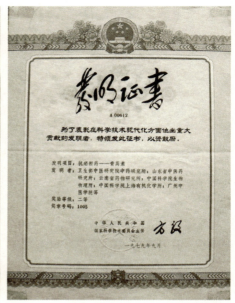

图 5-14　云南省药物所发明证书　　　　图 5-15　上海有机化学研究所发明证书

书编号为 A00613，这些证书是连号的。

根据发明奖规定的奖金分配原则：集体发明（包括协作单位），所得奖金按照发明者贡献大小，合理分配。几个单位共同完成的发明，其奖金由申报部门负责进行合理分配。针对青蒿素是卫生部作为申报部门申报的，因此奖金分配也由卫生部进行。有关发明奖证书、奖章以及奖金的分配情况，有如下记载：[①]

根据卫生部当时的文件指明：国家科委颁发的青蒿素发明证书（见中医研究院的发明证书）、奖章（只有一份，如上图为复制件）[②]，建议由中医研究院照相复制给其他五个单位，原件由中医研究院中药研究所保存。根据中医研究院的信函以及相关单位的档案显示，当时中医研究院中药研究所将复制的影印件给了其他单位。

---

① 青蒿素的结构和反应。中国科学院档案馆，档案号 D144-357。

② 屠呦呦提供。

中华人民共和国卫生部

关于青蒿素发明奖奖金分配问题的通知

⑩卫科字第583号

中医研究院、山东省中医药研究所、云南省药物研究所、中国科学院生物物理、有机化学研究所：

根据《中华人民共和国发明奖励条例》精神，结合青蒿素研究工作实际情况，对国家科委授予抗疟新药—青蒿素二等发明奖奖金五千元分配如下：

中医研究院中药研究所	2,200元
山东省中医药研究所	1,000元
云南省中医药研究所	1,000元
广州中医学院	400元
中国科学院生物物理研究所	200元
中国科学院有机化学研究所	200元
合　计	5,000元

鉴于协作的历史条件，建议中医研究院中药研究所考虑对海南，山东省中医药研究所考虑对河南，云南省药物研究所考虑对云南择其协作关系密切，并在青蒿素临床研究工作中做出积极贡献的单位，从分得奖金的总数中抽出10～15%以协作名义给予奖励。

国家科委颁发的青蒿素发明证书、奖章（只有一份），建议由中医研究院照相复制分送给其他五个单位。原件由中医研究院中药研究所保存。

署名单位接通知后将你单位银行账号于十二月十日前寄卫生部科技局成果处。

卫生部科技局

一九八〇年十一月二十五日

抄送：山东、云南、广东省卫生局，中国科学院，本部计财局

抄报：国家科委成果局

图5-16　卫生部科技局下发青蒿素发明奖奖金分配的通知

因此，当时虽然是六家单位为发明单位，但是拥有证书和奖章原件的只有中医研究院中药研究所一家。

既然当时只有一张证书，现在为什么出现了6张，而且编号相差很多，但是后5张却是连号？为此笔者询问了原国家科委的一位对此有所了解的工作人员，据他所述："青蒿素是1979年获得的国家发明二等奖，但是后来因为获奖单位和发明人的排名问题一直存有争议，后经较长时间的调解，达成较为一致的排名顺序（但还是有些单位和人员

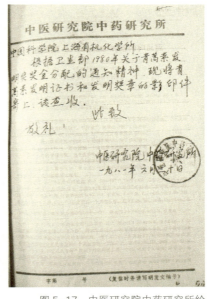

图5-17　中医研究院中药研究所给上海有机化学研究所关于青蒿素发明奖的信

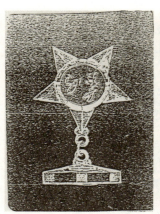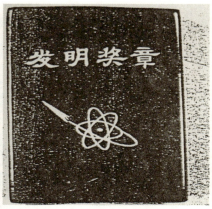

图 5-18　青蒿素发明奖奖章复印件

不服），重新打印了获奖证书。这就是两个证书的来由，应该是以第二张证书为准。"①

其实前后的证书，内容都是一样，不同的只是证书编号和排版方式。因此，经过上述的说明，笔者认为，两种版本的 4 张证书以及还可能出现的两张不同编号的证书从根本上来说都是真的。根据科委工作人员所说的对排名问题一直存在争议，说明这个问题一直未得到很好的解决，就算是重新打印了获奖证书之后，很多研究人员并不知情，有关争议还是存在。

有关奖金分配问题

根据国家科学技术委员会的规定，二等发明奖有 5000 元人民币的奖金，但是获得这项发明奖的六家单位的奖金是由卫生部分配后下发的，卫生部科技局于 1980 年 11 月 25 日下发了关于青蒿素发明奖奖金分配的通知，内容主要包括奖金的分配和证书相关的问题，5000 元分配的结果是：中医研究院中药研究所 2200 元，山东省中医药研究所 1000 元，云南省药物研究所 1000 元，广州中医学院 400 元，中国科学院生物物理所和中国科学院有机化学研究所各 200 元。通知中还指示有关单位抽出 10%—15% 的奖金

① 有关获奖证书的回忆。北京大学医学史研究中心，五二三任务相关档案，20101119。

对各协作单位加以奖励，主要包括中药研究所对海南，山东对河南，云南药物研究所对云南。卫生部根据什么条件来决定的这六家单位的奖金数额的分配，其中的协作单位又是如何确定的，为什么鉴定会上确定的大部分协作单位并没有在此之列，如此泛泛的协作单位如何具体确定是哪一个？笔者并没有找到相关的资料。奖金发放到各单位之后如何分配？笔者通过访谈一些当时的研究人员从而了解到当时几个单位的奖金分配情况。

中医研究院中药研究所的分配方案

根据倪慕云手中保存的一份手稿显示当年的发明奖奖金分配如下：①按照卫生部文件规定海南岛现场应给10%—15%，给海南现场300元，另抽出其中的15%给了科研行政后勤330元。②剩余的1570元按照五个等级发给参加青蒿素研究的工作人员，大致的分配方案如下：

获奖级别	人员名单	奖数（元/人）
一等奖	1人：屠呦呦	200
二等奖	10人：刘菊福、钟裕蓉、倪慕云、崔淑莲、刘静明、李泽琳、蒙光荣、刘溥、杨立新、戴绍德	50
三等奖	13人：景厚德、叶祖光、薛宝云、周钟鸣、张慕群、张衍箴、樊菊芬、曾美怡、付桂兰、沈联慈、胡金凯、郎林福、沈元奇	30
四等奖	27人：李荣生、马振山、李兰娜、毛华训、谭洪根、李秀媛、谢念祥、刘月美、古云被、朱湘杰、	10
五等奖	34人：王苔琴（？）、李桂琴、王秀珍……	5

其他单位的奖金分配情况

对于参加人员较少的单位则奖金分配比较清晰，据中国科学院上海有机化学研究所吴毓林回忆：当时上海有机化学研究所参加的人员主要有吴照华、周维善和他三人，分奖金时，他本人正在国外，听说当时原本的分配方案是：因为周维善是室负责人，得120元，而另外两人各分得40元，后因主要工作为吴照华所做，吴照华反对，最终为吴照华分得80元，其余二人各60元 [①] 。

---

① 吴毓林访谈，2010年7月26日，上海。资料存于采集工程数据库。

据李国桥回忆，广州中医学院的分配方案为：当时有二三十个人获奖，有一到五等，最多的人是 50 元，其他的有像钢笔这一类的做留念①。

而云南则有明确的分配细则，据曾经在云南药物所的工作人员罗泽渊回忆："我记得参加主持分配的人有詹尔益、罗开均等。因为那时我们早已离开了昆明，我们是在 81 年前后收到的。我和黄衡共收到 112 元（？）左右，估计对一等奖的四个人（罗、黄、詹、罗开均）都一样，另外听说有相当部分的人得二、三等奖，还有部分钱买成脸盆等奖品分发给全所的其他人员，包括清洁工、伙食团的成员等，充分体现了当时的社会主义特色。"②

其实，分奖方案并非是在国家发明奖确定之后确定，而是在此之前就确定的，而且分配方式极其详细。

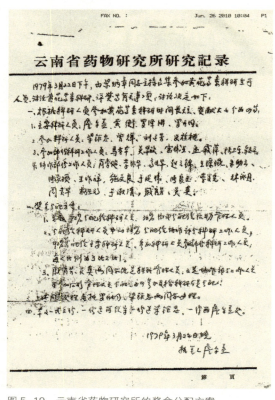

图 5-19　云南省药物研究所的奖金分配方案

---

① 李国桥访谈，2010 年 7 月 31 日，广州。资料存于采集工程数据库。
② 罗泽渊访谈，2009 年 8 月 18 日，四川。资料存于采集工程数据库。

第六章
走向国际

青蒿素类药物的研发

青蒿素的结构确定之后，五二三领导小组就开始统筹规划青蒿素类药物的研发工作，以提高青蒿素类药物的疗效。20世纪中国研发了多个青蒿素衍生物以及青蒿素栓剂，这些研究已跨越了五二三任务、青蒿素指导委员会时期，至今依然在不断研发中。

蒿甲醚的研制

从1975年开始，各种青蒿素制剂的临床试验在全国各疟区展开。大量临床资料证明青蒿素对疟疾具有速效、低毒的特点，尤为突出的是它对抗药性恶性疟有特效。恶性疟病人口服青蒿素片剂（3天总剂量5克）近期疗效可达90%，但30天内的复发率高达50%左右，而青蒿素油混悬和水混悬注射剂的月复燃率仅为10%左右，但因注射剂液放置期间青蒿素颗粒不断长大，以至无法再用于注射。为解决青蒿素生物利用度低、复燃率高、因溶解度小而难以制成注射剂液用于抢救严重病人的问题，全国五二三办公室根据当时各承担五二三抗疟药研究任务位单正在研究的工作，技术设备和研究技术力量的实际情况，1976 年 2 月将青蒿素结构改造的任务下达给中国科学院上海药物研究所，要求寻找疗效更高、溶解度更大、复燃率不超过 10% 的青蒿素类抗疟药。上海药物所接受任务后，将合成化学室、植物化学室、药理室的五二三研究小组做了具体分工。合成组负责青蒿素结构小改造（李良泉，李英负责）；植化组负责青蒿素结构大改造和代谢研究（陈仲良负责）；药理组负责结构改造化合物的动物筛选（瞿志强负责）。合成组在已有的青蒿素化学反应研究的基础上，开展了化学结构和抗疟活性关系的研究。发现青蒿素中的过氧基团是抗疟活性的必需基团，从而解开了青蒿素抗疟作用的"密码"；他们还发现双氢青蒿素的效价比青蒿素高 1 倍。由于双氢青蒿素的分子中存在半缩醛的结构，性质不够稳定，而且溶解度也未见改善，因此，合成组李英等又从双氢青蒿素出发合成了它的醚类、羧酸酯类和碳酸酯类衍生物[①]。经药理组顾浩明等通过鼠疟（抗氯喹虫株）的动物试验，测定它们的 SD_{90}（抑制 90% 的疟原虫所需剂量），发现几十个衍生物的抗疟活性几乎都高于青蒿素，比如当时他们做的青蒿素的 SD_{90} 为 6.20mg/kg，还原青蒿素为 3.65mg/kg，SM224 为 1.02mg/kg[②]。由于 SM224（后命名为蒿甲醚）的油溶性大、性质稳定，抗疟活性是青蒿素的 6 倍，被选中为重点研究对象。植化组陈仲良等对蒿甲醚的生产工艺进行了研究，发展了用硼氢化钾替代硼氢化钠的一步法工艺。1978 年 7—9 月，在完成药学、药理、制剂等实验研究后（军医科院协助完成毒理研究），全国五二三领导小组批准蒿甲醚在海南岛进行首次临床试验，由广州中医学院五二三临床研究小组负责，上海药物所的研究人员顾浩明、朱大元将临床用药送到海南岛并参加了临床观察。临

---

① 李英，虞佩琳，陈一心，李良泉，盖元珠，王德生，郑亚平：青蒿素类似物的研究 I：还原青蒿素的醚类／羧酸酯类及碳酸酯类的合成。《药学学报》，1981，16（6）：429-439。

② 顾浩明，吕宝芬，瞿志强：青蒿素衍生物对伯氏疟原虫抗氯喹株的抗疟活性。《中国药理学报》，1980，1（1）：48-50。

床试验证明疗效很好，为扩大临床试验，在全国五二三办公室的协调下，云南昆明制药厂（现改为"昆明制药集团股份有限公司"）承担了试制蒿甲醚的任务。1980年初夏，朱大元等到昆明制药厂参与扩大中试，该厂完成蒿甲醚及其油针剂的试产任务，为蒿甲醚大规模临床试验提供了全部用药并以后成为蒿甲醚的生产厂。

1978—1980年，由全国五二三办公室安排，在海南、云南、广西、湖北与河南五省按照统一的临床试验方案，开展蒿甲醚油针剂临床扩大试验。3年中，共收治1088例疟疾病人，其中恶性疟829例（包括脑型疟56例、抗氯喹疟疾99例），间日疟259例。3天总剂量600—640mg，近期治愈率100%，病人在24—48小时内退热、疟原虫转阴，其速度均超过氯喹。追踪临床治愈病人354例，月复燃率为7%。蒿甲醚油针剂肌肉注射能方便、安全地抢救危重病人，受到疟区医生和病人的欢迎。1981年1月20—21日由全国五二三领导小组主持，在上海召开"蒿甲醚治疗疟疾成果鉴定会"，通过了技术鉴定。1985年由云南省卫生厅批准试产试销。

1985年卫生部颁布"新药审评办法"，青蒿素指导委员会组织有关单位按照"新药审评办法"的要求，增加了蒿甲醚的三致（致癌、致畸、致突变）试验，补做了Ⅰ期临床试验。根据Ⅱ期临床试验结果，把疗程和剂量调整为五天疗程总剂量480mg。1987年9月中国科学院上海药物研究所和昆明制药厂研制的蒿甲醚及其注射液获得新药证书，编号分别为（87）卫药证字X-13和（87）卫药证字X-14号。

1996年12月，蒿甲醚获国家科委颁发的国家发明三等奖。以后通过国际合作和交流，蒿甲醚被列入了世界卫生组织（WHO）1997年颁布的第9版"基本药物目录"。

青蒿琥酯（早期也叫青蒿酯）的发明

1977年4月22日至4月29日，全国五二三办公室在广西南宁召开"中西医结合防治疟疾专业座谈会"。上海药物研究所的代表在会上介绍了青蒿素衍生物的合成和抗鼠疟效价。广西壮族自治区化工局的代表基于广西地区是我国黄花蒿资源较丰富，青蒿素含量较高的三个省份之一，在会上主动提出参加该项研究。会议上确定的1977—1978年中西医结合防治疟疾药物研究计划表中对青蒿素结构改造的研究工作规定的承担单位为：上海药物研究所、中医研究院、四川省中药研究所和桂林制药厂。1977年5月21日广西自治区科委、化工局、卫生局，广西军区后勤部联合下文，转发全国疟疾防治研究办公室的通知给桂林制药厂，题目为："青蒿素结构改造的研究"，目的和要求是："寻找优于青蒿素的化合物"。内容是："增强疗效及减少复燃率；解决水溶性；探讨结构及疗效的关系"。桂林制药厂将此项研究安排给中心实验室的306室。306室也就成为"青蒿素结构改造"项目的专题组。

1977年6月，全国五二三办公室在上海召开疟疾防治研究合成药专业会议。广西五二三办公室的陈秀庄带领桂林制药厂306室的刘旭和广西寄生虫病研究所的王槐芳一起去上海参加会议。在会上，上海药物所的盖元珠，报告了他们制备得到了SM105、SM224等17个青蒿素衍生物的合成、筛选结果和青蒿素结构改造计划。刘旭回厂后，按上海会议五二三办公室的安排，让广西桂林制药厂复制上海药物所的SM105（乙酰双氢青蒿素）。刘旭在做青蒿素的还原反应时，将该厂已有的原料硼氢化钾成功代替硼氢化钠。当时所使用的青蒿素原料由桂林芳香厂提供，桂林制药厂合成之后交由广西寄生虫病防治研究所做动物试验。但广西寄生虫研究所在动物试验中发现SM105有肝、肺损伤及共济失调等毒性，与此同时全国五二三办公室通知上海药物所也发现了SM105有类似的毒性问题，于是决定终止SM105的工作。1977年8月，刘旭等设计了20多个青蒿素衍生物，至1978年3月共合成出了13个新的青蒿素衍生物，计：三个羧酸酯，三个磺酸酯和七个醚化合物。由广西医学院药理室和广西寄生虫病防治所进行抗疟疗效及物理性能测试。结果发现双氢青蒿素的琥珀酸半酯（代号"804"），可制成溶于水的钠盐（代号"804-Na"），在鼠疟筛选中抗疟作用比青蒿素提高了3倍（灌胃）至7倍（静注），疟原虫转阴时间比青蒿素快12—24小时，与氯喹无交叉抗药性，并可制成水溶性注射剂，静注可用于抢救凶险型重症疟疾。

1978 年 7 月，桂林第二制药厂将 804-Na 制成粉针冻干注射剂。同时桂林制药厂将"804"制成片剂。"804-Na"由广西医学院、广西寄研所、广州中医学院、北京师范大学放化教研室等进行药理、毒理等试验，未见明显的毒性。1978 年 9 月，由广西寄研所在广西宁明县用 804-Na 冻干粉针剂肌注治疗 32 例疟疾患者，疗程 3 天，总剂量 300mg，退热时间和原虫转阴均在 48 小时之内，治疗疟疾的效果得到肯定。此后两年，广西寄研所和广州中医学院在海南岛完成用"804"肌注，静注，口服及联合用药治疗疟疾 284 例，均获高效、速效、低毒的治疗效果，但仍存在复燃率较高的缺点。

具有水溶性的新型疟疾治疗药，青蒿素衍生物 804-Na 在完成制剂、药理、毒理和临床研究之后，于 1980 年 11 月底，由广西自治区科委、医药局、卫生局主持，在桂林召开"804"技术鉴定会通过技术鉴定。"804"被正式命名为青蒿酯。1981 年 3 月 27 日广西卫生厅批准桂林制药厂的青蒿酯和青蒿酯片生产上市。

1981 年 10 月，WHO/TDR 疟疾化疗科学工作组第 4 次会议在北京召开，中方报告了用青蒿酯静脉注射和蒿甲醚油剂肌肉注射救治脑型疟的良好疗效。由于青蒿酯水针剂可静脉给药，对于救治休克型等重症患者，比肌肉注射更具优越性，故在该会议上提出：为解决治疗危重患者的急需，优先开发青蒿酯静脉注射剂。为此，青蒿素指导委员会提供供经费，统一计划协调，组织上海医药工业研究院、军事医学科学院、中国医科院药物所、中医研究院中药所、广州中医学院、桂林制药厂、桂林第二制药厂、广西医学院、广西中医学院、广西寄生虫病防治研究所等单位，从原料药、制剂工艺、质量标准、生产车间管理、动物实验到临床试验等方面，按照 WHO 提供的标准重新进行了新药的研究开发。

1982 年 3 月，国家医药局科教司在上海召集上海医药工业研究院、桂林制药厂、桂林第二制药厂和昆明制药厂协商青蒿类药物的"标准化注射剂"。桂林第二制药厂和上海医药工业研究院（一起对青蒿酯钠冻干粉针剂的工艺又进行了进一步的试验，当时桂林第二制药厂使用国内的冻干机无法控制产品水分的均匀性，稳定性较差。上海医工院使用"双针法"解决了这一问题，即一支安瓿装青蒿酯微晶，另加一支装碳酸氢钠溶液，临用时将碳酸氢钠溶液注入青蒿酯的安瓿中反复摇匀，待溶解、澄明后作注射用。制备微晶用"干法"小试验时效果不错，但放大试验时，制备的微晶过筛操作很困难，难在生产中使用。1983 年 6 月，桂林第二药厂工程师施光霞改用"湿法"制备青蒿酯微晶，几经优化工艺后获得成功。

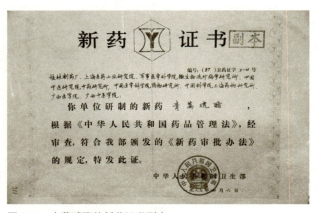

图 6-1　青蒿琥酯的新药证书副本

1985 年 4 月 1 日，桂林制药厂申报国家发明专利。青蒿素指导委员会为青蒿琥酯重新研发，除统一组织科研力量，统一计划协调外，还提供了经费保障。1987 年 4 月由青蒿素指导委员会申报，国家卫生部于 1987 年 4 月 6 日向桂林制药厂、上海医药工业研究院、军事医学科学院微生物流行病研究所、中国中医研究院中药研究所、中国医学科学院药物研究所、中国科学院上海药物研究所、广西医学院、广州中医学院、8 个合作单位颁发《新药证书》，编号：（87）卫药证字 X-01 号，新药正式定名为"青蒿琥酯"；其注射剂则由上海医药工业研究院、桂林第二制药厂、广州中医学院合作完成，3 个单位共同获得国家卫生部颁发的注射用青蒿琥酯《新药证书》。

1989 年 3 月，桂林制药厂赴曼谷与泰国大西洋药厂合作在泰缅边境进行青蒿琥酯片临床验证。泰国卫生部于 1991 年 7 月 10 日批准青蒿琥酯片在泰国注册成功并上市。

1989 年，青蒿琥酯获得国家科委颁发的国家发明三等奖。1991 年，青蒿琥酯的发明专利获中国专利优秀奖。2002 年青蒿琥酯片由 WHO 列入基本药物目录第十一版。2003 年 WHO 将青蒿琥酯和青蒿琥酯片载入《国际药典》第五版。2006 年 WHO 的《抗疟疾用药指南》，将注射用青蒿琥酯列为抢救重症疟疾的第一选择。1996 年 11 月 WHO 在马尼拉会议上制定了青蒿琥酯片的标准剂量疗程（体内敏感性评价的标准方案）。桂林南药股份有限公司是青蒿琥酯注射剂的主要生产供应企业，2011 年底通过 WHO 青蒿琥酯片和注射用青蒿琥酯供应商资格的质量预审。

青蒿素栓剂的研究

WHO 在第 4 次疟疾化疗（北京）会议上，提到"优先开发青蒿琥酯静脉注射剂，以解重症疟疾患者救治的急需"。但药品必经由 WHO 认定符合 GMP 的药厂制备，符合 GLP、GCP 要求的研究机构和医院重新进行药理、毒性、临床的研究。但是，经过 WHO 专家对我国生产青蒿琥酯的药厂检查，却没有一家药厂符合 GMP 要求。因此，WHO 不同意中国生产的青蒿琥酯直接用于国际标准化的重新研究，而要求中国提供青琥酯的原料，由美国制成制剂供进一步的研究。对此，我方则坚持独立自主的立场，不同意原料外流，合作也暂时被搁置。

根据这一变故，青蒿素指导委员会召开会议，要让生产注射剂的桂林药厂和昆明药厂达到国际 GMP 标准才进行研究、生产，时间难以预期，于是重新审视形势商量对策，提出应两条腿走路：一方面对注射剂药厂按国际 GMP 标准进行改造，对已生产应用的青蒿琥酯静脉注射剂和蒿甲醚油注射剂按国际 GLP、GCP 标准重新进行实验室和临床研究；另一方面，应另辟蹊径，让青蒿素尽快应用于疟区民众，尤其是用于救治儿童脑型等凶险型疟疾。李国桥认为，他们曾经用青蒿素灌肠方法成功救治脑型疟患者。借鉴中药栓剂肛门直肠给药方法，把青蒿素做成栓剂，用于治疗一些不能口服的昏迷或小孩患者，不失为一种简便可行的方法，而且栓剂的生产规范标准可能不像注射剂那么高，可更方便于农村基层和家庭使用，救治危重患者，因而向青蒿素指导委员会建议研究青蒿素栓剂。

北京中药所也考虑到青蒿素口服制剂用量大，复燃率高的问题可能和药物在肝脏的首过效应有关系，如果做成栓剂有希望克服首过效应的影响，提高了药物利用度，又便于危重患者和儿童使用。于是开展了青蒿素栓的开发研究。由沈联慈负责青蒿素栓的制剂工艺研究，李泽琳负责药理毒理研究，曾美怡负责含量测定和药代动力学血药浓度测定方法的研究，周钟鸣负责动物和健康人及疟疾患者的药代动力学研究。

为了让青蒿素尽快用于疟区患者，1982年，北京中药研究所所长刘静明和李泽琳、沈念慈等开展青蒿素栓研究。该由沈联慈负责制剂工艺和供临床用药；李泽琳承担药效、毒理和药代动力学研究；曾美怡承担制剂的含量和体液中含量的检测。关于栓剂的临床研究，1983年6月中医研究院中药研究所代表刘静明与广州中医学院代表李国桥签订了1982—1984年"关于合作进行青蒿素栓剂研究的协议书"，协议书中确定青蒿素栓剂的主要研制单位是中医研究院中药研究所和广州中医学院。中医研究院中药研究所负责青蒿素栓剂工艺，青蒿素栓剂质量规格标准，必要的毒理学研究和组织有关单位用青蒿素栓剂治疗间日疟50例（统一表格由广州中医学院提供），广州中医学院主要负责：①青蒿素栓剂Ⅰ期临床研究，志愿者18人，其中栓剂15人，安慰剂对照组3人，②青蒿素栓剂Ⅱ期临床研究第一阶段。治疗恶性疟患者80—100例。比较青蒿素栓剂、青蒿酯静注和二盐酸奎宁静滴的杀虫速度。③青蒿素栓剂Ⅱ期临床研究第二阶段。治疗恶性疟310例，与青蒿素口服和二盐酸奎宁杀虫速度对照18例，间日疟50例。1982年至1984年，李国桥带领科研小组在海南岛收治恶性疟358例，其中重症疟疾32例，又先后在湖此枣阳、深圳和海南岛收治间日疟108例，疗效良好。

1984年10月10—11日在广州由中央药检所朱燕主持开了"青蒿素栓剂治疗疟疾的研究"鉴定会。如果还跟以往一样，药物鉴定会通过之后一个新药在中国就可以生产使用了。但是由于1983年全国人民代表大会常务委员会法制委员会就已经在酝酿制定《中华人民共和国药政法》，1984年9月20日中华人民共和国主席令批准的《药品管理法》（1985年7月1日起实施）第24条提到"国务院卫生行政部门和省、自治区、直辖市卫生行政部门可以成立药品审评委员会对新药进行审评"；1985年3月15日卫生部党组决定成立卫生部药品审评委员会，同年6月12日该委员会在北京成立成为卫生部新药审评的咨询机构。由于多年来青蒿素、蒿甲醚和青蒿琥酯在其研发过程中得到国内外专家的帮助，不断完善其基础和临床研究，无论在药效学、作用机理、特殊毒性、非临床和临床药代动力学以及临床试验等方面都为我国药物研究填补了空白，因此，将青蒿素指导委员会重点开发的青蒿素栓、青蒿琥酯注射液和蒿甲醚注射液作为第一批新药审批对象。

由于青蒿素栓比起另外两个药生产规范没有那么高，而且相当原料药青蒿素而言也主要是剂型的不同，其他与青蒿素基本一致，因此青蒿素栓成为青蒿素指导委员会时期最早开发的一个药。据当事人回忆，卫生部收到青蒿素栓剂新药证书的申请后，告知北京中药所，应先报批原料药青蒿素新药证书，再报批"青蒿素栓剂"，因此北京中药所同时申报了青蒿素的新药证书。卫生部于1985年6月12日聘请医药专家成立了药品审评委员会，按照卫生部药政局的建议，药品审评委员会西药分委员会于6月16日在京举行了第一次会议，对青蒿素及其栓剂进行试评。会上认为青蒿素是国内首创的抗疟新药，由卫生部中医研究院中药研究所研究并交由广州白云山药厂试制的，广东省卫生厅按规定报请卫生部审批。会议首先由中药研究所的研究人员简要介绍研制的有关情况，委员会立即就有关方面提出问题，中药研究所的研究人员当场做了答辩。然后，委员会请研制人员退席，开始进行审评鉴定，最后，向卫生部提出咨询意见[①]。评审委员经过讨论，提出16条书面评审意见，要求进行补充。当时主持鉴定会的中央药检所朱燕要求"青蒿素栓"必须按照将于1985年7月1日开始实施的《新药审批办法》的要求申报。会后青蒿素及其栓剂课题组按书面意见补充了相关资料。申报材料上送后，经审评办公室的严格初审，对药理方面提出补充进行栓剂的实验治疗、动物药代和人的栓剂药代实验等材料的要求。因此，又由军事医学科学院微生物流行病研究所协助，完成青蒿素栓的猴疟的药效学试验。青蒿素栓经过临床试验，在治疗恶性疟、凶险型疟疾都收到良好的效果。首先，Ⅰ期临床试验结果表明，健康志愿者对青蒿素栓3天疗程总量4200mg耐受性良好。Ⅱ期临床对不同用药剂量的治疗

---

① 傅俊一：卫生部药品审评委员会西药分委员会第一次会议——审评新药青蒿素极其栓剂。《中国临床药理学杂志》，1985（3）：209。

效果进行试验研究，确定了用药剂量，随后又与二盐酸奎宁进行了杀虫速度的比较试验和与磷酸哌喹治疗恶性疟对照治疗实验。北京中药所于 1985 年 11 月完成了青蒿素栓的申报材料，其原料药青蒿素虽然已经于 1978 年由五二三办公室组织相关部门通过鉴定，但是作为原料药按照新法规也要履行报批手续。因此，在申报青蒿素栓时，也同时报批了原料药青蒿素的技术资料。1986 年 3 月评审委员会进行第一次正式评审，由有关人员全面介绍情况，专家提问，申请人按专业当场答辩后，有关人员退场，由专家们进行评议。1986 年 10 月 3 日，北京中药所获得原料药青蒿素的新药证书，青蒿素成为中国人民共和国成立之后出台新药审批办法以来第一个获得新药证书［编号：86（卫药证字 X-01）号］的药品，同时青蒿素栓也获批新药证书［编号：86（卫药证字 X-04）号］以及生产批文，由广州白云山制药厂生产。由于国内恶性疟疾已经很少，开拓国际市场难度较大，白云山制药厂一直没有生产。后来由 Keith Arnod 博士将其带往越南试用于临床，随后越南自行生产用于基层。

双氢青蒿素及其片剂的研发

双氢青蒿素作为新的抗疟药，是五二三办公室撤销之后，由北京中药所在青蒿素指导委员会的领导人开始研发并取得成功的。青蒿素指导委员会为双氢青蒿素的研发提供了启动经费。

早在 1973 年，北京中药所在探索青蒿素结构的时候做过一些还原反应，他们将青蒿素 II 还原后的产物成为二氢青蒿素 II，不过由于当时对青蒿素 II 的结构尚不清楚，对二氢青蒿素 II 的结构也就无从了解了。1974—1975 年间上海有机化学研究所和北京中药所在化学结构的研究中重复中药所已进行过的青蒿素 II 还原反应和二氢青蒿素 II 乙酰化反应。以后一年多时间内又进行了氢化、硼氢化锌和硼氢化钠还原、酸降解、碱降解等系列反应，明确青蒿素分子中并无酮、醛类羰基，而是内酯基受到过氧基的影响，被硼氢化钠等还原剂还原成为半缩醛，但过氧基团保留未被还原。通过过氧基团的确证之后，有机所提出了青蒿素的可能结构式，1975 年年底后经生物物理所确证了青蒿素的相对和绝对构型，二氢青蒿素的结构才得以确证。

1976 年上海药物所在青蒿素衍生物的研究中，发现双氢青蒿素对鼠疟的抑制效价比青蒿素更强。但由于它含有半缩醛结构，化学稳定性差，加上它的溶解度不大，抗疟效果也不及其他衍生物，因此当时未被进一步研发。1985 年，中医研究院中药研究所对双氢青蒿素作为抗疟药立项开展研究。

1990 年，中药研究所邀请中国医学科学院药物研究所、军事医学科学院微生物流行病研究所等单位讨论，认为双氢青蒿素是蒿甲醚和青蒿琥酯的体内活性代谢产物，而且生产成本较低，可以作为开发对象。于是启动了对双氢青蒿素的抗疟药理、毒理和安全性进行评价，后由广州中医学院进行临床试验，先后在海南岛共收治恶性疟疾 349 例，其中 7 天疗程总剂量 480mg 治疗 239 例，观察 28 天，治愈率达 97.5%，结果表明双氢青蒿素具有良好的抗疟效果。

1992 年中国中医研究院中药研究所研制的双氢青蒿素原料及其片剂均获新药证书，编号分别是（92）卫药证字 X-66 号和（92）卫药证字 X-67 号。后由北京第六制药厂生产，其产品"科泰新"由北京科泰新技术公司推向非洲市场销售。双氢青蒿素的重新评价，使青蒿素衍生物抗疟药的家族里又增添新的一员，为青蒿素抗疟疾药物的应用又多了一个选择，也为后来双氢青蒿素复方的研制提供了重要的条件。青蒿素片和双氢青蒿栓也于 2003 年获得新药证书，编号分别是国药证字 H20030144 和国药证字 H20030341。

青蒿素指导委员会期间共制订了三期（1982，1983 和 1985）研发计划，财政部 1982，1983，1984 三年先后给开发青蒿素类药物专款 200 万元，另卫生部科技司 88 年拨给 5000 元，计 2005000 元。其中青蒿素，青蒿琥酯，蒿甲醚，双氢青蒿素和复方蒿甲醚（蒿甲醚与本芴醇的复方，在当时的资料中可以看到有复方本芴醇和复方蒿甲醚两种叫法，1996 年与诺华公司合作后统一为复方蒿甲醚）的原料药和制剂研发都得到青蒿素指导委员会经费资助，青蒿素指导委员会对其他项目诸如海南临床研究基地，军事医学科学院动物房建设，全国青蒿资源普查，青蒿素工业化建设等也给予了资助。经费使用情况见表6-1，主要用于对参与单位的支持。

表 6–1　青蒿素及其衍生物开发指导委员会年度拨给研究单位专款数（单位：元）

单位	1982	1983	1984	1985	1986	1987	1988	1989	合计
桂林制药厂	50000	15000	20000	5800					90800.00
桂林第二制药厂	150000	30000	5000						185000.00
昆明制药厂	90000	5000							95000.00
上海医工院	50000	5000	10000	5000	13000				83000.00
上海药物研究所	20000	20000	15000	41000					96000.00
中药研究所	130000	60000	30000	15000	108900			2295.88	346195.88
广州中医学院	95000	85000	10000	100000					290000.00
医科院药物研究所	30000	40000	10000	20000	2000				102000.00
广西医学院	8000	8000	3000						19000.00
广西中医学院	8000	8000							16000.00
军科院二所五所	100000	50000	10000	50000	83000				293000.00
山东中医药研究所	45000	25000	8000		20000				98000.00
厦门中医药研究所	15000	30000		5000					50000.00
四川卫生厅及酉阳县		18000			2000				20000.00
国家医药总局制剂所				5000	10000		3,000		18000.00
卫生部药政局					12000				12000.00
四川酉阳制药厂					15000				15000.00
合计	791000	399000	121000	246000	265900	0	3000	2295.88	1828995.88

注：1. 财政部82，83，84三年先后给开发青蒿素类药物专款200万元，另卫生部科技司88年拨给5000元，计2005000元。

2. 拨给各研究单位1828995.88元，八年指导委员会各项活动支出共176994.12元。

3. 8年共组织召开中、大型会议21次，其中国际会议一次。出差50余人次。接待外宾5次，出国协商共同开发复方蒿甲醚会谈一次，共去4人。

上述两项计2005000元。

制表1989年2月28日

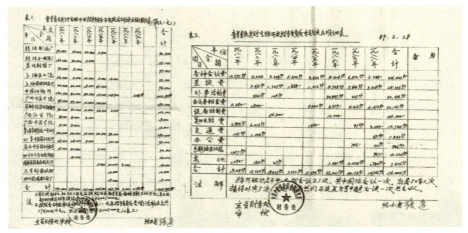

图 6-2　青蒿素及其衍生物开发指导委员会年度拨给研究单位专款数目情况

青蒿素指导委员会时期经费使用较多的单位是中医研究院（约 35 万元）、军事医学科学院（约 29 万元）和广州中医药大学（29 万元）；用于青蒿琥酯的费用至少也有 40 万元（合计上海医工院，桂林药厂，广西医学院费用，未计入军科院和其他单位用于青蒿琥酯的费用）。

与 WHO 的初试及青蒿素指导委员会的成立

中国与 WHO 的渊源

中国是 WHO 的创始国之一，从 1945 年世界卫生组织的创议、筹备到 1948 年的正式成立，中国都是积极主动的参与其中。但是中华人民共和国成立以后，由于国内政治及国际环境的影响，中华人民共和国在 WHO一直未取得合法席位，这个位子一直被台湾当局占据。直到 1972 年 5 月10 日，第 25 届世界卫生大会通过决议，恢复了中华人民共和国在 WHO的合法席位。同年，WHO 总干事马戈林诺·戈梅斯·坎道（Marcolino Gomes Candau）访华，宣布与台湾断绝一切联系，姬鹏飞外长会见并通知中国将逐步参加世界卫生组织活动。1973 年 5 月，卫生部黄树则部长任团长，率中国代表团出席第 26 届世界卫生大会，中国当选为执委会成员国。1978 年 9 月 29 日—10 月 15 日，WHO 总干事哈夫丹·马勒（Dr. Halfdan T. Mahler）访华期间，中国卫生部部长江一真与其在北京就扩大中国与 WHO 的卫生技术合作举行了会谈，并于当年 10 月 5 日双方在北京签订《中华人民共和国卫生部与世界卫生组织卫生技术合作备忘录》[①]，这是双方合作史上的里程碑。我国著名的病理生理学和血液学家陈文杰教授 1975—1982 年任 WHO 助理总干事兼总部规划委员会主席。1981 年 WHO 在北京设立驻华代表处。

青蒿素类药物与 WHO

1978 年 9 月 29 日—10 月 15 日，中国卫生部部长江一真与 WHO 总干事马勒在北京就扩大中国与世界卫生组织的卫生技术合作举行了会谈，并签订《中华人民共和国卫生部与世界卫生组织卫生技术合作备忘录》。之后不久，卫生部拟定了准备与世界卫生组织在寄生虫病方面进行技术合作会谈的方案，目前我们只是找到了当时拟定的草案。从后来的合作内容看来，具体合作项目与草案较为一致。

卫生部拟与世界卫生组织在寄生虫病方面进行技术合作会谈方案
（草案）

据我部与世界卫生组织 1978 年 10 月 5 日签署的卫生技术合作备忘录实施计划，就寄生虫病科学研究与技术合作项目做了如下考虑：推荐中国医学科学院寄生虫病研究所（上海）、北京友谊医院热带病研究所各作为一个合作中心，山东省寄生虫病防治研究所（山东济宁）可就共同感兴趣的问题，特别是丝虫病问题，商议适当的合作途径。

[①] 法律图书馆。http://www.law-lib.com/law/law_view.asp?id=75742。

一、关于建立世界卫生组织寄生虫病合作中心问题

根据我国主要寄生虫病的流行特点和防治现状，照顾到原有的工作基础、实际条件，初步拟定合作中心研究项目如下：

上海寄生虫病研究所拟与世界卫生组织合作项目：

1. 新抗血吸虫药物研究，包括药物筛选、药理、临床药理。

2. 新抗疟药研究，以间日疟根治药为重点。

3. 血吸虫及疟疾的免疫学诊断，包括抗原提取、纯化、评价。

4. 传疟媒介按蚊生物学、生态学研究，包括生物防治，野栖中华按蚊防治方法的研究，拟请 WHO 协助引入里氏索虫进行稻田灭蚊幼虫试验。

5. 有关寄生虫学基础理论研究。

北京友谊医院热带病研究所拟与世界卫生组织合作项目：

肺吸虫病和肝吸虫病的研究，寻求敏感特异的诊断方法、治疗。鉴于和热病在世界上尚未消灭，该所应承担黑热病疫情监视任务，并进行动物保虫宿主和野栖白蛉生态学研究。其他热带病合作研究项目逐步视情扩展。

山东寄生虫病防治研究所愿在丝虫病的诊断方法、丝虫性乳糜尿发病机理与治疗方面同世界卫生组织合作开展研究。

二、合同性技术服务协定项目

1. 青蒿素抗疟作用原理的研究

（1）青蒿素化合物对鼠疟原虫（P.berghei）细胞膜磷脂代谢的影响；

（2）青蒿素类药物的代谢及药物代谢动力学研究；

（3）青蒿素构型与疟原虫表膜结构的关系。

研究单位：中医研究院中药研究所、中国科学院上海药物研究所

2. 疟疾免疫研究

（1）人恶性疟红血球内期裂殖子疫苗的制备；

（2）疟疾免疫现场应用及效果评价。

研究单位：卫生部生物制品研究所、上海生物制品研究所

3.蚊虫抗药性研究

（1）研究并提出各种抗药性蚊虫对各种杀虫剂的抗性谱、为替换用药提供依据；

（2）研究杀虫剂增效问题；

（3）研究抗药性蚊类的解毒与遗传机理，探讨消除或减少抗药性的途径。

研究单位：中国科学院上海昆虫研究所

三、科研人员培训

建议世界卫生组织从1980年起，每年拨给我部3—5名的关于热带病方面科研培训奖学金。

1980年拟派两人去欧洲国家（其中一人去法语国家）学习寄生虫病生物化学，为期一年，派两人去美国学习药理学，为期一年。

四、聘请外国专家来华讲学、办短训班

去年，世界卫生组织与我部联合举办了两期酶结合免疫吸附试验训练班，办得很成功，借此机会再次表示谢意。今年九月将在上海、北京举办人恶性疟原虫体外连续培养短训班，我们表示欢迎。希望这样的短训班继续办。每年可办两期。

1980年拟请美国夏威夷大学医学院西迪奎（W.A.Siddiqui）教授来华做疟疾疫苗研究报告，并作技术指导。

五、专业考察

提请世界卫生组织每年为我部安排一至两个热带病考察团。1980年，由上海寄研所和北京友谊医院热带病研究所、湖北寄生虫病研究所等单位研究人员组成，到非洲、英国考察，考查内容是现代化热带病研究中心，关于血吸虫病、疟疾、丝虫病的研究。

六、科学工作组

拟推荐几名热带病、寄生虫病学家，以作为世界卫生组织临时顾问身份参加科学工作组，人数三至五人。

七、对可能提及问题的态度

1.世界卫生组织会提出要我国专家去非洲桑给巴尔指导防治血吸

虫病，此事应慎重，中国流行的血吸虫病是日本血吸虫病，非洲是埃及血吸虫病和曼氏血吸虫病，彼此有巨大不同，对非洲病情了解甚少。如再问起此事可原则同意，但应附有先派人去现场考察的条件。

2. 索要青蒿素时，样品可以答应，量大则困难，国内供不应求。

3. 关于疟疾预防药物的研究，包括无抗药性新结构长效预防药，第二军医大学和上海医药工业研究院有条件与世界卫生组织合作。总后领导同意二军大参加，请示军委已批示。

1979 年 2 月 28 日

1980 年 3 月 TDR/CHEMAL（the Steering Committee on Drugs for Malaria）的 Wallace Peters 教授受中国卫生部的官方邀请来中国访问 [①]，由李泽琳负责接待。W. Peters 教授提出的建议，一是以 TDR/CHEMAL 的

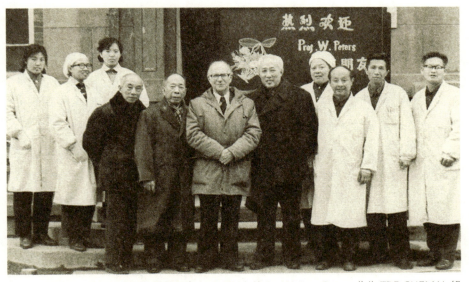

图 6-3　伦敦卫生和热带病学院（LSHTM）的 Dr. Wallace Peters 作为 TDR CHEMAL 组
专家 1980 年 3 月访问中国时在北京友谊医院（来自 Dana）

① Dana G. Dalrymple：Agriculture, Artemisia annua, Artemisinin, ACTs and Malaria Control in Africa：The interplay of Tradition, Science and Public Policy. *Working Paper*（*draft*），2008.9. http://artemisia-for-all.org/wordpress/wp-content/uploads/Artemisia_Agr._and_Malaria_in_Afr._Consolidated__no._4-1.pdf。

名义在北京召开一次会议，二是资助中国学者到其实验室共同做青蒿素的研究工作。李泽琳说：

> 1980 年 3 月 WHO 热带病访华组来华确定了四个研究所谓 WHO 在中国热带病研究的中心以及一些协作项目。访华组走后，卫生部国际合作处主持召集了 8 个单位在北京开会，落实协作计划，分组讨论。其中药理组包括上海寄生虫病研究所的毛守白所长、余同志、二军大的龚建章教授、上海药物所的顾浩明、北京的周克鼎、徐天生和我等人一起讨论青蒿素协作时，建议派出一个组，至多 2—3 个人出去把他们的一整套方法学回来，包括从筛选到药物作用原理等。因为之前 WHO 访华组来后在会议纪要中提出充分评价青蒿素研究工作中所取得的成绩，欢迎中国科学家带药到国外去协作。后来因为国际合作处说卫生部不同意带药出去而作罢。改由我们中药所和上海药物所各定一个协作计划在国内做。WHO 后拨款资助我们定的青蒿素五项工作，上海药物所定的 SM224（蒿甲醚）五项工作。WHO 后对计划执行问题给我们所回信计划延缓执行，希望先做"三致"（致癌、致畸、致突变）实验，并训练我们人员，同时给上海药物所一个文，拨 35000 美金购高压液相色谱仪，也提出三致实验问题。经五二三办公室建议，我们与上海药物所协作进行，按药理工作的特点，按指标分工而不是按药分工，达成一致协议后，我们所承担致畸和致突变实验，既做青蒿素又做 SM224，上海药物所承担致癌，也是既做 SM224 又做青蒿素。[①]

1980 年 10 月 27 日，李泽琳离开北京前往英国 London School of Hygiene and Tropical Medicine（LSHTM）的 Wallace Peters 教授实验室开展青蒿素的药理研究工作，这是为青蒿素工作最早派到国外的学者；李泽琳原定的是在英国待一年的时间，后面有一些工作又延续了一段，后来于

---

① 李泽林访谈，2012 年 4 月 2 日，北京。资料存于采集工程数据库。

1982 年 1 月回到中国。

李泽琳在国内就已经开展了对青蒿素类药物作用原理的研究，如叶酸代谢腺苷渗入实验、色素凝集实验均为阴性结果，仅口服给药对疟原虫超微结构存在着影响，表明主要为膜的变化，所以迫切需要进一步深入了解青蒿素对疟原虫究竟如何作用的，与已知抗疟药物有什么异同，为阐明其作用原理以及解决复燃问题提供线索和依据。所以她在国外主要是研究青蒿素类药物的抗疟作用原理。一年多的时间里主要开展了下面几个方面的研究：①抗疟活动及毒性研究，采用 N 株鼠疟原虫，对小鼠进行四天治疗实验及毒性试验比较，结果证明青蒿素抗疟作用好、毒性低而对氯喹抗性株数疟原虫实验表明对重度氯喹抗性株有一定交叉抗性。②青蒿素及衍生物对鼠疟原虫糖代谢影响。③青蒿素及其衍生物对人体恶性疟核酸代谢的影响采用同位素氚标记核酸前提次黄嘌呤渗入实验。几年之后在 TDR 的资助下上海药物所的顾浩明研究员也参加了这个团队的工作。

同时，当年根据 W. Peters 教授的建议，并在 WHO 助理总干事陈文杰教授的积极推动下，1980 年 12 月 5 日，世界卫生组织总干事马勒博士致信卫生部长钱信忠，"TDR/SWG-CHEMAL 认为下一次科学工作会议应讨论抗疟药青蒿素及其衍生物，因为发展新抗疟药物非常紧迫，建议此会议于 1981 年 4 月上旬在北京或其他地方，优先考虑在中国召开"。[①] 随后，卫生部、国家医药管理总局、国家科委向国务院申请了关于在北京召开青蒿素国际学术会议的报告，该报告于 1981 年 4 月得到了国务院陈慕华等领导的批准。

由于五二三办公室已于 1981 年 3 月正式撤销，卫生部为此会议临时组建了会议筹备组。从当年 4 月下旬开始，会议筹备组参照 WHO 的提议，组织相关人员撰写了青蒿素及其衍生物的化学、药理毒理、临床研究等报告 14 篇并于 6 月下旬召开了审稿会，最终在 14 篇报告的基础上讨论汇总为七个方面的综合性报告，并组织人员进行了试讲和讨论。在会上，根据专家的意见，他们提出要组织力量进行论文修改和补做一批必要的实验数

---

① 青蒿素及其衍生物的发展会议筹备组，联合国计划开发署 / 世界银行 / 世界卫生组织热带病研究和培训特别规划疟疾化疗科学工作组：《青蒿素及其衍生物的发展会议文件汇集》。1981 年，第 8 页。

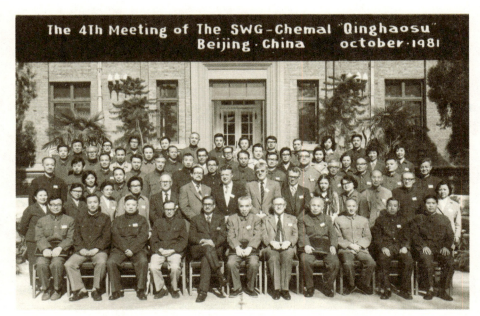

图 6-4　1981 年联合国计划开发署、世界银行、世界卫生组织热带病研究和培训特别规划署赞助的疟疾化疗科学工作组（SWG/CHEMAL）第四次会议

据，准备好与 **WHO** 合作的技术方案等 [①]。同年 7 月，卫生部黄树则副部长主持，成立了筹备领导小组。

1981 年 WHO 会议

1981 年 10 月 6—10 日，由联合国计划开发署、世界银行、世界卫生组织热带病研究和培训特别规划署赞助的疟疾化疗科学工作组（SWG/CHEMAL）第四次会议在北京举行，大会主题为"抗疟药青蒿素及其衍生物的研究"。这是世界卫生组织疟疾化疗科学工作组第一次在日内瓦总部以外召开的一次会议。参加这次会议的疟疾化疗科学工作组的成员，印度中药药物研究所所长 N. Annan 教授、美国国立卫生研究院药物化学部主任 A. Brossi 博士，美国华尔特里德陆军研究所实验治疗部主任 C. J. Canfield 上

校，英国伦敦热带医学和卫生学院原生动物研究室主任 W. Peters 教授，世界卫生组织官员 W. H. Wernsdorfer 和 P. I. Trigg 以及东南亚地区疟疾顾问 D. F. Clyde 博士。中方主要有卫生部、国家医药管理总局、中医研究院的

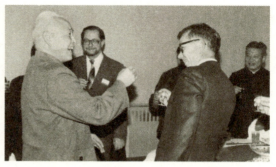

图 6-5　1981 年钱信忠与参会的国内外专家交谈

相关领导以及研究人员的科技人员和相关专家沈家祥、周廷冲、梁晓天、宋振玉、嵇汝运、金蕴华、周围山、刘静明、何斌、刘尔翔、滕翕和、屠呦呦、李国桥、王同寅、朱海、杨立新、顾浩明、周钟鸣、刘旭、周克鼎等参加。在会上，中方宣读了 7 篇研究报告，主要内容为：青蒿素的分离和结构测定、青蒿素及其衍生物的化学和化学研究、抗疟效价和作用机制的初步研究、药物代谢及药代动力学研究、急性亚急性及特殊毒性试验报告和临床适用报告等 [①]。在分组讨论时，外国专家就相关专题提出进一步研究的建议。双方同意按照会议报告中的内容进行合作，在化疗科学工作组规划范围内制订有关研究计划，以便使这些药物最终能应用于将来的疟疾控制规划 [②]。会议结束后，卫生部部长钱信忠会见了出席会议的 WHO 疟疾化疗组的全体成员和其他国际参会人员。1981 年 10 月 12 日在北京友谊宾馆会议厅举行了"中国研究机构与疟疾化疗科学工作组之间在抗疟药青蒿素及其衍生物研究的合作"会谈 [③]，会议双方就以下各点达成了协议 [④]：

①　周廷冲、宋振玉、周克鼎：世界卫生组织在北京召开青蒿素及其衍生物学术讨论会。《药学学报》，1982（17）：158–159。

②　UNDP/World Bank/WHO Special Programme for Research and Training in Tropical Diseases, Fouth Meeting of the Scientific Working Group of the Chemotherapy of Malaria: *The Development of Qinghaosu and its Derivates as Antimalarial Drug*。1981 年。

③　中国研究机构与疟疾化疗科学工作组之间在抗疟药青蒿素及其衍生物研究的合作会谈记录要点。1981 年 10 月 12 日。

④　青蒿素及其衍生物研究协作会议会务组：中国研究机构与疟疾化疗科学工作组之间在抗疟药青蒿素及其衍生物研究的合作会谈记录要点，1982.1.4。原全国五二三办公室：《五二三与青蒿素资料汇集（1981—1988）》，内部资料，2004 年。

1. 指出中国在青蒿素及其衍生物的研究中存在的主要问题是药代动力学和毒理学方面的资料不足；探讨合作研究的优先计划，目的是为了中国当局对青蒿素及其衍生物进行可能的国际注册打下基础。

2. 报告的工作计划包括以下几个研究：

1）在中国国内自行研究；

2）在中国国内由世界卫生组织进行研究，即向化疗科学工作组提出的培训和研究项目；

3）在外国由化疗科学工作组协调进行研究

4）在外国由中国当局直接安排进行研究。

3. 为了发展这一类化合物，中国当局同疟疾化疗科学工作组将在科学研究领域进行合作，而不涉及任何商业和有关生产活动。有关药物的生产事宜不论在中国国内或在外国进行，均由中国当局直接安排。

4. 中国当局将在中国国内成立一个小型的指导委员会，目的为了履行规划和保证有效的组织协调。

5. 化疗科学工作组将通过卫生部对外联络局薛公焯局长与中国指导委员会进行联系。卫生部外事局是中国研究规划的联络处。中国指导委员会与疟疾化疗科学工作组之间的交往将是直接的，有关文件抄送致西太区办事处。

6. 中国当局通过自己的指导委员会讨论化疗科学工作组的报告，并提出能够实现建议研究计划的科研单位。包括优先研究的项目、主要研究者的姓名，涉及的研究机构以及进行研究的提纲。希望中国研究计划将在 1982 年 1 月定稿，化疗科学工作组将在 1981 年 11 月间发出他们的建议。

7. 在第 6 项内容讨论之后，中国当局考虑提出由化疗科学工作组赞助的某些研究经费计划。为了有助于最后确定申请，开始以草案形式密封送去，符合 TDR 要求。

8. 中国当局将供应在外国进行研究所需要的有关化合物。这些化合物将由中国当局交给化疗科学工作组秘书处分发给与化疗科学工作组研究计划相符合的适当研究项目。化疗科学工作组依照法律规定发出这些化合物，即限制研究人员只能用于特定的研究工作，并把研究结果通过化疗科学工作组秘书处报送给中国当局。

9. 为确保青蒿素及其衍生物的研究计划符合国际规定要求，化疗科学工作组指派一名熟悉药物研究和药政管理条例的顾问访华，帮助中国当局推进研究规划和各项研究工作的标准化。双方要共同努力保证这位顾问最迟在1982年2月能够访问中国，为期2—3周。顾问将由温斯多费尔或屈立格博士陪同前往中国。

10. 化疗科学工作组通过WHO法律部对在执行研究计划中所发生的任何问题提供法律咨询。

青蒿素及其衍生物研究指导委员会（简称青蒿素指导委员会）的成立

1982年1月5—8日，卫生部、国家医药管理总局在北京召开了青蒿素及其衍生物研究攻关协作会议，依据的是卫生部与WHO在1981年10月关于开发青蒿素类化合物作为新的抗疟药在世界范围内推广会谈精神，制订1982—1983年的研究攻关计划，确定近两年研究的目标与重点为"按照国际新药注册标准要求，优先完成青蒿酯钠水注射剂、蒿甲醚油注射剂和青蒿素口服制剂的临床前药理毒理实验资料，为进一步实现三药商品化和国际注册确立基础"；同时，会上提出了成立研究指导委员会，指导委员会的任务是：组织制定和协调科研计划；提出与国外技术合作方案；组织学术交流与成果评定；提出经费分配和人员培训计划；通过实践总结我国创新药物研究与开发研究的经验等。另外，会议中还提到了以下两个方面，特别强调青蒿素及其衍生物的科研成果是集体的成果：

（1）关于统一归口问题：青蒿素及其衍生物是国家重点研究项目。有关协作的日常工作由中医研究院牵头负责，遇有重大问题必须报请卫生部、国家医药管理总局审批。它的一切科研成果都是全国多部门、多单位长期共同努力协作的结果。为维护国家利益不受损失，在今后工作中，凡需向 WHO 或国外提供有关青蒿素及其衍生物的研究资料、原料、制剂及进行各种形式的合作谈判等，均由卫生部外事局统一归口，根据情况由卫生部外事局与有关部门或单位协商处理，或报请上级批准。

（2）要继续发扬全国一盘棋和大协作的精神。会议认为要搞好与 WHO 的技术合作，首先是搞好我们国内的协作。青蒿素及其衍生物为我国首创药物，但要真正把这些新药达到国际注册标准，进入国际市场推广应用，还有大量的工作要做。这些不是一个部门、一个单位所能办得到的，必须依靠全国大协作和各部门、各单位共同支持，提倡全国一盘棋的精神，顾全大局，团结攻关。

参会的有中医研究院、军事医学科学院、中国医学科学院、上海医药工业研究院、中国科学院上海药物研究所以及广东、广西、云南、山东省、市、区等有关科研、院校药厂的代表共 50 多人 [1]。其实在这次会上，青蒿素指导委员会就基本成立，而且落款也已经使用了秘书处的名义，主要的任务也确定下来，但是正式成立青蒿素指导委员会的文件直到当年 3 月 20 日才下发，卫生部、医药管理总局联合发文［（82）卫科字第 15 号］关于成立中国青蒿素及其衍生物研究指导委员会的通知 [2]，卫生部科技局局长陈海峰担任主任委员，中医研究院副院长王佩和医药管理总局科教司工程师佘德一担任副主任委员，委员 8 名，有国家科委四局丛众、中国医学科学院副院长吴征鉴、军事医学科学院副院长陈宁庆、卫生部外事局国际处处长刘锡荣、卫生部药证局傅俊一、中医研究院中药研究所所长刘静明、中国科学院上海药物研究所科研处处长张淑改、军事医学科学院周克鼎（兼秘书），科学顾问 6 名，有国家医药管理总局科教司高级工程师金蕴华、军事医学科学院基础医学研究所所长周廷冲、中国医学科学院药物

---

[1] 青蒿素及其衍生物研究指导委员会秘书处：青蒿素及其衍生物研究攻关协作会议简报，1982.1.10。见：原全国五二三办公室：《五二三与青蒿素资料汇集（1981—1988）》，内部资料，2004 年。

[2] 卫生部、国家医药管理总局：关于成立中国青蒿素及其衍生物研究指导委员会的通知［（82）卫科字第 15 号］。

研究所药理研究室主任宋振玉、中国科学院上海药物研究所副所长嵇汝运、中医研究院中药研究所分析研究室章育中、军事医学科学院微生物与流行病学研究所副所长何斌，秘书 4 名，有中医研究院中药研究所药理研究室副主任李泽琳、山东省中医药研究所主任朱海、卫生部科技局成果处干部王秀峰以及周克鼎（兼），其中秘书处设在中医研究院。下设化学专业、药理专业、临床和临床药理专业以及制剂 4 个专业协作组。秘书处和办公地点设在中医研究院。青蒿素指导委员会组成人员，除了领导和承担研究工作的研究人员外，只有周克鼎一人是唯一的专职委员和秘书，其余人员都是兼职。因此，周克鼎承担着青蒿素指导委员会繁重的日常任务、计划拟定和"向上请示、向下传达"的文件、报告以及总结工作。

据张逵回忆：

> 青蒿素指导委员会的秘书处当时设在中医研究院宾馆地下室的一间小屋子里，只有两套办公桌椅、一部电话、一张双层单人床和几个资料柜，外地的秘书朱海同志来京办事也居住在这里。周克鼎家住丰台干休所，每天风里来雨里去，要乘公交车两个多小时到东直门这间办公室里上班，放弃在军事医学科学院可能升迁和提高待遇的机会，只为使青蒿素药物早日走向世界。①

青蒿素类药物与 WHO 合作的艰难之路

青蒿素指导委员会规划和与 TDR 拟定的七项合作

1982 年 1 月的青蒿素及其衍生物研究攻关协作会议上提出了与世界

---

① 张逵：再忆周克鼎——青蒿情，黄花香。2008 年，第 47—52 页。

卫生组织合作的建议，同时军事医学科学院的滕翕和起草了与世界卫生组织合作内容的清单。根据 1981 年 10 月卫生部与 WHO/TDR/SWG-CHEMAL 会谈关于开发青蒿素类新抗疟药在世界范围推广的精神，会上提出为确保青蒿素及其衍生物的研究计划符合国际规定要求，化疗科学工作组指派一名熟悉药物研究和药政管理条例的顾问访华，帮助中国推进研究规划和各项研究工作的标准化，最迟在 1982 年 2 月能够访问中国，为期 2—3 周。1982 年 2 月 1 日至 14 日，由 TDR/CHEMAL 指导委员会秘书 P. I. Trigg 博士陪同药物政策顾问 M. H. Heiffer 博士（美国华尔特里德军事医学研究所药物科主任），毒理学专家 Cheng Chun Lee（李振钧）博士（美国有害物质环境保护办事处顾问）来华访问并参观了北京、上海、广州有关科研单位和桂林第二制药厂，组织了多次学术报告讨论，最后就两年合作研究项目与资助等问题双方交换了意见。同意从中方提出的合作计划中选出的七个课题：①青蒿酯钠、蒿甲醚特殊毒性的研究包括致畸畸胎、致突变和对男性生殖的影响，由中医研究院中药研究所主要承担；②测定生物样品中青蒿素和青蒿酯钠浓度的灵敏方法以及药代动力学的研究，由中国医学科学院药物研究所主要承担；③青蒿酯钠、蒿甲醚对够急性、亚急性毒性的研究，由军事医学科学院五所主要承担；④蒿酯钠、蒿甲醚对啮齿类动物（大、小鼠）急性、亚急性毒性的研究，由中国科学院上海药物研究所主要承担；⑤青蒿素、青蒿酯钠、蒿甲醚对鼠疟 ANK 抗性株的研究，由山东省中药研究所主要承担；⑥蒿酯钠、蒿甲醚的临床试验研究，由广州中医学院主要承担；⑦青蒿酯钠、蒿甲醚标准制剂的研究，由上海医药工业研究院主要承担。上报 CHEMAL，并就预期在两年内的开发研究项目、技术要求、资助问题，以及提请 WHO 考虑的培训计划（5 名人员出国学习，包括药代动力学、青蒿素及其衍生物生物利用度测定方法、新药开发考察、临床药理学、毒理学五个方面），在中国举办气象色谱——质谱研究青蒿素及其衍生物药代动力学和药物代谢培训班，出国考察新药制剂研究与质量标准，以及到国外进行青蒿酯钠临床试用等初步达成了共识。拟同意在进行青蒿素衍生物临床 I、II 期临床试验期间，WHO 派一名观察员来华指导工作，观察员为临床药理学家，主要实地了解临床试验情况 [①]。

当时的青蒿素指导委员会考虑到国内外的实际情况，坚持两条腿走路：对另一些未列入 TDR 合作计划而又需要进行研究的课题，如青蒿素口服制剂、抗疟作用原理、部分系统药理、延缓抗性产生以及资源调查等，将它们均列入国内研究计划。

表 6-2　1982 年国内青蒿素及其衍生物抗疟药开发研究项目表

单　位	项　目
桂林制药厂	青蒿酯、蒿甲醚的工艺制剂研究
桂林制药二厂	青蒿酯钠工艺制剂的制备
昆明制药厂	蒿甲醚工艺制剂的研制
上海医药工业研究院	青蒿酯钠制剂工艺的研究
中医研究院中药所	青蒿素衍生物三致、药理、制剂等研究
军事医学科学院五所	青蒿素衍生物大动物急慢性毒性实验等
广州中医学院	青蒿素衍生物临床、临床药理研究
上海药物所	青蒿素衍生物小动物急慢性毒性实验
医科院药物所	青蒿素超微量测定方法的建立
山东省中医药研究所	青蒿素及其衍生物抗性、口服制剂等研究
广西中医学院	青蒿素衍生物系统药理实验
广西医学院	青蒿素衍生物系统药理实验
中医研究院、军事医学科学院	引进 Beagle 物种饲养繁殖条件的创立
中医研究院中药所	青蒿素及其衍生物指导委员会活动、机动费
厦门市医学研究所	青蒿资源调查

1982 年 3 月 1—3 日 SWG-CHEMAL 指导委员会开会，3 月 26 日 P. I. Trigg 博士致函卫生部外联络局薛公焯局长 [②]：SWG-CHEMAL 指导委员会

①　青蒿素及其衍生物研究指导委员会：关于青蒿素发展研究与 WHO 合作问题讨论情况的报告，1982 年 2 月 20 日。见：原全国五二三办公室：《五二三与青蒿素资料汇集（1981—1982）》，有关 WHO 资料，2004 年。
②　P. I. Trigg：致卫生部对外联络局薛公焯局长（1981 年指定其为 TDR/CHEMAL 的联络人）的信（译稿），1982 年 3 月 26 日。见：原全国五二三办公室：《五二三与青蒿素资料汇集（1981—1982）》，有关 WHO 资料，2004 年。

确认开发青蒿酯钠作为治疗脑型疟及其他复杂类型的恶性疟的可能性药物优先开发，并以青蒿酯钠制剂符合 GMP 生产标准，该要的实验室和动物的设备情况符合 GLP 等为前提，同时提出Ⅲ临床观察与泰国进行协作时要使用符合 GMP 标准的青蒿酯钠进行，并且临床观察工作要全盘为泰国工作者掌握，然后对资助前往国外学习的科研人员偏向于与青蒿酯钠有关的人员。此外，还对药代动力学及代谢研究的培训班、新药配制的培训以及 Beagle 狗种的引进等提出了相应的意见与建议。在当时的文件中可看到 1982 年 TDR/CHEMAL 制订了第一份"青蒿酯钠开发计划概要"[1] 中，其目的是"使应用于治疗脑型疟，优于奎宁的高效低毒的新药其静脉注射剂型获得国际注册"，具体目标是青蒿酯钠的开发工作在可进行临床研究的中国及其他国家进行，因为中国的有些条件尚不完善，可有 FDA 的官员或官方的设计对已经做出的实验结果或者将要进行试验的地方进行检查，如果必须做而在中国不易开展的可在美国开展，比如：同位素标记物的开发研究、药代动力学研究等，还准备在美国开展Ⅰ期临床药理的研究等。1982 年 6 月 19 日陈海峰、王佩代表青蒿素指导委员会给 Trigg 回信[2]，告知中方对他 3 月 26 日来信的一些看法以及如果他们的时间合适可以 7 月 20 号左右来华，虽然大部分意见能与 Trigg 等达成一致，但是也有一些不太一致的看法，比如对Ⅲ临床试验的看法希望能在 7 月份 Trigg 等来中国的时候再商议。6 月 29 日 P. I. Trigg 回信[3] 陈海峰告知在 6 月他与 TDR 的 Canfield、Heiffer、Wernsdorfer 共同前往华盛顿与 FDA 商讨派出检察官到中国的事宜，后来确定了 9 月份来中国检查的人员和行程安排，并将安排告知中方。7 月份，Trigg 又给陈海峰来了两封信，其中提到有不少科研人员向他们询问能否提供一些青蒿素及其衍生物的样品给他们做实验用，其实这个请求在 5 月 18 日给陈海峰的信中也可以见到，在其他国外科研人员与 Trigg 的信件交

---

① 蒿酯钠开发计划概要（译稿），1982 年。见：原全国五二三办公室：《五二三与青蒿素资料汇集（1981—1982）》，有关 WHO 资料，2004 年。

② 陈海峰、王佩：致 Trigg 的信，1982 年 6 月 19 日。见：原全国五二三办公室：《五二三与青蒿素资料汇集（1981—1982）》，有关 WHO 资料，2004 年。

③ P.I. Trigg：致陈海峰信（FDA 检查 GMP 事），1982 年 6 月 29 日。见：原全国五二三办公室：《五二三与青蒿素资料汇集（1981—1982）》，有关 WHO 资料，2004 年。

流中也可看到。中方于 8 月 28 日回信 ① Trigg，希望他们来后增加对昆明制药蒿甲醚注射剂的检查，还谈及增加中医研究院中药研究所出访国外学习事宜，至于提供青蒿素及其衍生物样品事宜等他们来了之后商量。由于 TDR 和 FDA 人员只能在 9 月份以后才能安排出来中国的时间，这样从 3 月底 Trigg 提出的将安排人来检查就留出个五多月的时间给国内进行必要的准备，之前以为是 7 月底来，后来又多出了近两个月，因此利用这一期间，青蒿素指导委员会立即组织上海医药工业研究院、桂林第一、二制药厂、上海药物研究所等单位对现有青蒿酯钠制剂从原料制备、工艺流程、质量标准等方面进行了一系列评价和研究改进。因蒿甲醚的开发研究也取得了更进一步的进展，因此建议他们对昆明制药厂蒿甲醚注射剂也进行检查。青蒿素指导委员会于 1982 年 7 月 10—19 日在北京召开了青蒿素衍生物制剂评议讨论会 ②，重点评议了青蒿酯钠制剂的生产工艺。本次会议"确认使用碳酸氢钠溶液和改进的冻干制剂两种生产工艺作为下一步重点研究的剂型"。会议还认为，青蒿酯钠当前研究的关键是制剂的标准化问题，又在于严格按照 GMP 的要求抓好生产工艺和技术操作过程中的各个环节。为了迎接 GMP 审查，青蒿素指导委员会专门拨出经费，完善青蒿酯钠采用碳酸氢钠溶液和冻干制剂的生产工艺。同时对桂林第二制药厂青蒿酯钠制剂车间和昆明制药厂的蒿甲醚制剂车间进行了部分改造，增加设备，上海医工院派人培训，建立和健全有关生产管理方面的规章制度。

1982 年 9 月 14 日至 10 月 2 日美国 FDA 国际调查部调查员 D. D. Tetzlaff 先生，由 TDR/CHEMAL 的秘书 P.I.Trigg 先生和青蒿素指导委员会秘书周克鼎、李泽琳的全程陪同下访问了昆明制药厂和桂林第一、二制药厂。由于时间关系，Tetzlaff 先生对昆明制药厂生产程序未能进行全面检查，但是通过工厂制定的管理规程和生产程序的质量控制等方面要求的文件检查，认为未达到 GMP 标准。对桂林第一制药厂只进行了书面上的检查

① 陈海峰：致 Trigg 的信，1982 年 8 月 28 日。见：原全国五二三办公室：《五二三与青蒿素资料汇集（1981—1982）》，有关 WHO 资料，2004 年。

② 青蒿素及其衍生物研究指导委员会秘书处：简报，第三期，1982 年 7 月 25 日。见：原全国五二三办公室：《五二三与青蒿素资料汇集（1981—1988）》，有关 WHO 资料，2004 年。

也认为未达到 GMP 标准，甚至从青蒿素生产青蒿酯所使用的设备和建筑来看他们都未必能符合 GMP 标准。对桂林第二制药厂生产青蒿酯制剂过程做了较为详细的检查，也认为不符合 GMP 标准。当时对桂林第二制药厂检查了有关消毒，建筑的设计、结构和维护，蒸馏水等方面，每个环节都指出了十余处的不符合规定的方面，比如消毒过滤设备装在不消毒的地方，沸水（100℃）不是一种可以接受的消毒方法等等。鉴于对昆明制药厂和桂林第二制药厂的状况持"缺乏 GMP"的否定态度，青蒿素指导委员会又临时要求请检查员到上海看看当时国内生产水平最高的上海信谊制药厂。结果，结论一样，Trigg 博士认为上海信谊制药厂一样不符合 GMP 要求，最终认为信谊制药厂也不适合生产用于中国以外的青蒿酯无菌注射剂。

1982 年 9 月 29—30 日，卫生部科技局周敏君副局长主持了总结会，TDR 依据此次检查得出结论 ①："均不符合生产青蒿琥酯静脉注射剂的条件，因此中方提供的青蒿琥酯制剂不能用于正式实验研究和提供国外临床试验"，"目前青蒿酯钠的生产不符合 GMP 标准，因而导致 TDR 所建议的临床前和临床研究项目还不能开始进行"，这就意味着中国开发青蒿酯钠的研究计划有关在中国以外进行临床观察的时间要予以重新考虑。这一说法让青蒿素指导委员会担忧其与 TDR 已达成的合作内容要全部推倒重来，甚至终止。因此青蒿素指导委员会上报卫生部领导，请他们直接与 WHO/TDR 对话，寻找解决办法。Dr. Trigg 提出两条选择途径，第一是由中国自己建造一个符合 GMP 标准的新的车间或者改建一个新的车间，其二是由中国以外的合适的研究所生产一批符合 GMP 标准的青蒿酯钠，CHEMAL 同意帮助中国在中国以外选定一个研究所。

20 世纪 80 年代初国内外的政治、经济背景和环境等多种因素导致青蒿素指导委员会的工作步履艰难。从专业观点来看，主要是 TDR/CHEMAL 提出的合作开发青蒿琥酯注射剂的前提条件是生产厂家要符合 FDA 现行 GMP 的标准，而我国的生产厂尚未建立这样的管理规范。

在 1981 年 10 月会议后中方与 TDR 讨论的会议纪要中，一再强调了

①　P. I. Trigg: Note for the Record，1982 年 9 月 30 日（会议纪要，周克鼎手迹）。

中国有关部门和 CHEMAL 只是在发展青蒿素及其衍生物抗疟药的科学领域内合作，而不涉及商业与生产活动，中方的原意是：与商业或者生产相关的活动将在中国进行或是有中国有关部门直接安排在国外进行。而实际的合作过程中，对包括 GMP、样品供应、委托生产等，双方对上述原则有不同理解导致难以磨合。

当时考虑到维系与 WHO 之间的关系不仅仅是以青蒿酯钠一个药物为开发对象，而是整个中国自身开发青蒿素衍生物系列药物走向世界必须有来自 WHO 的帮助。青蒿素指导委员会"反复研究，权衡利弊，争取时间，尽快完成国际注册，保障我新药开发权益为上策"。经国家医药管理总局的齐谋甲局长批准后，1982 年 11 月 16 日（实际到达时间可能是 12 月），卫生部科技局周敏君副局长代表青蒿素指导委员会回复 Trigg 信函称："计划在中国按 GMP 要求筹建车间，同时探索与国外适合的单位（如WRAIR）协作，加工一批量制剂和进行有关的，甚至全面的研究合作的可能性，希望你能协助联系合作单位并提出进行合作的具体建议，以便共同商讨制定下一步的工作计划。"由此掀开了与美国国防部隔空谈判、以及在桂林和昆明建设国内 GMP 标准车间的序幕。

与美国的谈判过程

1983 年 1 月 4 日 Trigg 博士回信周敏君告知：接 1982 年 12 月 13 日的信后已正式写信给美国华尔特里德陆军研究所实验治疗部主任 C. J. Canfield 上校，请予合作，如经美国当局批准，应召开一次有中国、美国以及 WHO 疟疾化疗科学工作组三方人员参加的会议，阐明合作细节，确保开发工作迅速落实。并告知培训项目已经 TDR 特别规划处处长批准，与中国的合作 [1]。根据 1984 年青蒿素指导委员会秘书处写给领导参政的《与 WHO 合作开发青蒿素备忘录》显示在 1983—1984 年间双方信件往来

---

[1] P. I. Trigg: Letter to Zhou Min-Jun, 1983。见：原全国五二三办公室：《五二三与青蒿素资料汇集（1983—1986）》，有关 WHO 资料，2004 年。

相对频繁，主要如下 [①]："1 月 26 日正在举行的 WHO 第 71 届执行委员会会议期间，Trigg 与中国参会代表王连生约谈，并写了一个备忘录 [②]，请王连生带回。他说 WHO 已同 WRAIR 商联系，该研究所告之正式答复还有待美国有关当局决定，但生产一批青蒿酯的全部计划已经做好。建议三方于 4 月初在日内瓦或北京召开一个会议，考虑到中国方便在北京开更好。另外他说据悉 CHEMAL 资助的李国桥将到曼谷 Machidol 大学，可能要带足量的青蒿酯钠在泰国进行临床前试验，这将有损于中国和 CHEMAL 利益，并为 WHO 所不赞同，因此请周敏君注意既不要李带青蒿酯去泰国，也不要让他在泰国进行任何青蒿素类衍生物的试验，并要求提出书面保证。原本李国桥是应邀去泰国访问，拟带少量青蒿酯与甲氟喹作对照，后未被批准而放弃。鉴于李国桥准备带药到泰国进行试验的工作确实不是青蒿素指导委员会与 TDR 批准的项目，因此卫生部科技局回 Trigg 称："无意让李带青蒿酯去泰国。"

实际上早在 1979 年曼谷 Machidol 大学的英国 Welcome Trust 基金会的科学家 White 研究小组就开始与李国桥接触，1980—1981 年间在香港进行甲氟喹研究的 K. Arnold 教授就与李国桥教授在国内进行了青蒿酯钠与甲氟喹的临床对比试验 [③]。这次 TDR 阻拦李国桥带青蒿酯到泰国试验工作事出有因，但也被认为是"鸡蛋里挑骨头"式地要求中国 GMP 生产，推迟抗疟药上市时间，也是为了维护 TDR 自身的利益而阻止英国 Welcome Trust 抢先；中方的思路也是齐头推进，缩短时间，而不是先有符合标准的制剂，再做临床前和临床研究的开发顺序。

2 月 10 日，Trigg 博士致信周敏君，告知他将于 2 月 14 日访美与 WRAIR 讨论加一批青蒿酯合作的可能性但需了解中国交付一批 3—5 公

---

① 青蒿素指导委员会秘书处：与 WHO 合作开发青蒿素备忘录，1984.3.2（周克鼎手迹）。见：原全国五二三办公室：《五二三与青蒿素资料汇集（1981—1988）》，2004 年。

② Development of Artesunate, 1983.1.26。见：原全国五二三办公室：《五二三与青蒿素资料汇集（1983—1986）》，有关 WHO 资料，2004 年。

③ Li GQ, Arnold K, Guo XB, Jian H, Fu Li: Randomised comparative study of mefloquine, qinghaosu and pyrimethamine-Sulfadoxine in patients with falciparum malaria. *LANCET*, 1984（Ⅱ）：360-1。

斤青蒿酯最早的时间。经周敏君同意由科技局回电：数量、时间中方无问题。3 月 11 日 Trigg 博士致信周敏君，告知已与 WRAIR 讨论，已起草了计划并确定了制备方案，估计从收到青蒿酯原料后七个半月可完成制剂生产。为了缩短时间，希望中国同意在与美国的方案未批准前寄去 50 克药品让 Canfield 做试验。同时还说 WHO 总干事 2 月 11 日向华盛顿送交正式要求，使之能尽快得到批准合作。也说到访美期间与 M. Horning 教授会晤后对青蒿素血药浓度含量测定学习班的计划进行了安排。为此青蒿素指导委员会及时召开会议并于 1983 年 3 月 21 日向卫生部、国家医药管理局、国家科委就青蒿酯国际合作谈判方案进行请示报告 [①]，报告主要内容为介绍合作的背景，合作的指导思想和内容，特别强调只是技术合作不涉及商品经济利益；有关青蒿素及其衍生物生产工艺技术秘密和开发研究权等，联合国法律部应予保护；中方与美方的技术合作是通过 WHO 直接安排的，双方的权利和义务应由 WHO 做出保证，双方的合作仅限在青蒿酯的制剂加工和完成青蒿酯国际注册所必需的试验资料数据，最后达到国际注册的目的。采集小组未见到此报告的正式批复。Trigg 博士 1983 年 5 月 10 日突然来电报 [②] 告知 WRAIR 属于国防部下属单位国际卫生事务处主任 Jerry M. Brown 中校、WRAIR 的 Dr. Heiffer 将于 5 月 31 日—6 月 2 日来中国谈判此事。由于周敏君当时在外地开会，因此于 5 月 24 日才回复 Trigg，希望美国能够将合作协议先寄来，经讨论后再确定会谈时间。

1983 年 11 月 1 日卫生部国际处并驻 WHO 代表陆如山转来 Trigg 博士的信件和美国国防部的协议书草案（15 条）。秘书处当即召开了会议进行研究并将文本复制分送给青蒿素指导委员会主要成员，并于 11 月 20 日草拟了对"协议书的意见送交有关领导传阅，提到对协议草案中的 5 条内容有异议，中方认为更多的应该由中方人员参与其中的一些关键性工作，而不是由美方主导，在涉及合作的领域也主要是科研领域而不是商业

① 青蒿素及其衍生物研究指导委员会：关于青蒿酯国际合作谈判方案的请示报告，中医研究院文件（83）中研字第 57 号，1983 年 3 月 21 日。见：原全国五二三办公室：《五二三与青蒿素资料汇集（1983—1986）》，有关 WHO 资料，2004 年。

② P.I. Trigg：Briefing Note，Subject：Visit of Colonel Robert Young to China for discussions on production of Artesunate。

利益等。12 月 22 日收到 Trigg 博士的信及协议书正式文本，信中说明这是 WHO 与 WRAIR 的意见文本，美国国防部已同意协议，也为协议书草案的起草用了 6 个月的时间致歉，并希望中方尽快就此安排三方会晤讨论细节。协议书的内动包括三部分：①制定协议书的根据；②三方在协议中应承担的责任和权利；③协议执行过程中可能遇到的问题及其处置。12 月 23 日，许文博召开会议，由唐由之、佘德一、姜廷良、张遘、李泽琳、王秀峰、周克鼎等青蒿素指导委员会主要负责同志对美起草的协议书专门进行了分析讨论，首先秘书处汇报了对协议书的意见，认为协议条款是"主次颠倒，取而代之""条件苛刻，喧宾夺主""混淆发明，企图获利"，对 WHO 为中国科研人员培训和中国科研人员前往进修附加的条件也认为不够合理，不能够和协议书结合在一起 ①。1984 年 1 月，青蒿素指导委员会写信给卫生部外事局徐守仁局长，拟趁他前往日内瓦开会之际给 TDR 主任 A. O. Lucas 带去关于青蒿素与 WHO 合作的几点原则意见：①关于对美国国防部起草的"青蒿酯合作研究协议书的意见"可以概括的总结为对协议书的一些条款认为是必要的，一些条款有待协商，一些条款尚须澄清，协议已报上级有待批准；②完全同意 Lucas 博士关于新的 1984 年加速青蒿酯开发研究合作的建议；③中国政府已批准在中国新建符合 GMP 青蒿酯生产车间；④中国科学家愿意为人类的抗疟灭疟工作及其活动中积极做出自己的贡献，希望 WHO 利用自己的职权有效的保护中国在开发青蒿素及其衍生物活动中的正当权益；⑤会谈的时间可以在 1984 年的三四月份 ②。

1984 年 2 月 17 日，中国国际贸易促进委员会专利处就协议草案提出意见。同一天，TDR 主任 Lucas 博士来电告知将于 3 月 13 日来华会谈与美国合作方案以及对修改协议书的意见。2 月 21 日，青蒿素指导委员会正式向卫生部、国家医药管理局、国家科委提交了关于合作开发青蒿酯谈判方案

---

① 秘书处：对"协议书"的意见，1983 年 12 月 24 日（周克鼎手迹）。见：原全国五二三办公室：《五二三与青蒿素资料汇集（1983—1986）》，有关 WHO 资料，2004 年。

② 青蒿素及其衍生物研究指导委员会：关于合作开发青蒿酯谈判方案的请示报告，1983 年 12 月 21 日（周克鼎手迹二页）。见：原全国五二三办公室：《五二三与青蒿素资料汇集（1983—1986）》，有关 WHO 资料，2004 年。

的请示报告 ①。2 月 27 日，青蒿素指导委员会主任许文博正式回复 TDR 的 Lucas 博士，欢迎他来中国访问的同时，也提出了中国对协议书草案的意见：中国科学家愿意为 WHO 抗疟活动做出贡献，希望 WHO 利用自己的职权，保护中国开发青蒿酯的正当权益等 ②。3 月 2 日，青蒿素指导委员会秘书处准备好《情况分析与建议》报告供指导委员会讨论参考；3 月 8 日，起草好送审稿《对"青蒿酯合作研究协议书"修改的建议》（中英文稿）③。

1984 年 3 月 14 日，在卫生部举行合作会谈，TDR 主任 A. O. Lucas 博士、W. H. Wernsdorfer 教授和 P. I. Trigg 博士与青蒿素指导委员会的相关人员就与美国合作的事务进行了第一次面对面的会谈，双方就协议中的一些疑问进行了讨论，WHO 也就一些协议条款进行解释，修改了协议条款。然后就具体的合作计划进行了商谈，包括研究提纲、研究内容、计划的实施，WHO 与中国的联系，青蒿酯的商业性生产和 WHO 同意帮助中国了解有关青蒿酯制剂研究中可出现的相关专利等。3 月 18 日，卫生部和国家医药管理总局起草给国家科委、外交部的文件《关于请批准"合作研究青蒿酯协议书"的报告》。5 月 3 日，卫生部和国家医药管理局给国家科委和外交部上报《关于提请批准〈合作研究青蒿酯协议书〉的报告》，（［84］卫科教字第 29 号）。1984 年 10 月 10 日，卫生部、国家科委和外交部上报国务院《关于我与世界卫生组织、美国共同开发抗疟药青蒿酯的请示》（［84］卫报科教字第 52 号）。此报告由万里副总理和姬鹏飞国务委员批准。1984 年 11 月 5 日，青蒿素指导委员会主任许文博致函给 TDR 主任 Lucas 博士，正式确认中方最终由国务院批准的协议草案文稿，然而直到 1985 年 3 月 13 日 WHO 总干事 H. Mahler 博士写给中国卫生部长信函 ④，

① 青蒿素及其衍生物研究指导委员会：关于合作开发青蒿酯谈判方案的请示报告，1984 年 2 月 21 日（周克鼎手迹二页）。见：原全国五二三办公室：《五二三与青蒿素资料汇集（1983—1986）》，有关 WHO 资料，2004 年。

② 许文博给 Lucas 博士的信（有修改），1983 年 12 月 21 日（周克鼎手迹二页）。见：原全国五二三办公室：《五二三与青蒿素资料汇集（1983—1986）》，有关 WHO 资料，2004 年。

③ 青蒿素指导委员会秘书处：对"青蒿酯合作研究协议书"修改的建议（送审稿），1984.3.8。见：原全国五二三办公室：《五二三与青蒿素资料汇集（1983—1986）》，有关 WHO 资料，2004 年。

④ H. Mahler: WHO Letter to the Minister of Public Health of PRC, T16/83/M2/2, 1985 年。

就这个协议草案提出了修订意见，信函中说明 WHO "愿意采用你们的草稿，然而，对 WHO 和美国国防部已经同意的 1983 年 10 月的协议书做出的若干修改给 WHO 带来一些困难，这可能推迟美国官方的赞同，因为他们可能不会照办"，然后就协议书的大部分条款提出了修改意见，最后说希望中国能对他们提出的意见提出建议，以便 WHO 写出一份所有三方均能接受的协议书。可以说，从 1984 年 3 月会谈开始到 1985 年 3 月的来信整整一年的时间，浪费了整整一年的时间，三方均有各自的想法，其中涉及政治、经济、技术等诸多因素。

1985 年 5 月 20 日以卫生部科教司的名义给出复核意见 [1]，基本上同意 WHO 的修订意见，只有一条 "拟在条款中加上 '由中国科学家把药带到美国'，而不是 WHO 提出的把药交给美国国防部"。TDR 主任 Lucas 博士于 1985 年 8 月 21 日与陆如山交谈并请他带了三个备忘录，首先他感谢中国带给他一公斤青蒿素，有利于加速抗疟药青蒿素系列衍生物的进一步研究，同时他提到中国科学家在美国国立卫生研究院（NIH）Brossi 博士实验室近期进行的研究工作表明青蒿酯在某些条件下并不稳定，给今后的实际应用带来了困难；鉴于此 CHEMAL 建议 1985 年应进行更多的青蒿素类化合物和制剂的稳定性研究，CHEMAL 考虑有几种衍生物，包括乙醚类化合物，Brossi 博士已同意第一步先通过一个小的合成计划来确定看是否值得进一步发展的稳定衍生物，而且 Brossi 博士、CHEMAL 已经和一名中国科学家在探索该领域的潜在合作，在这一期间，这批青蒿素将送到一个合作的符合 GMP 条件的实验室，并立即开展下列研究工作：①化合物的单独分析；②对目前的一些标准研究正在由 CHEMAL 进行，诸如从植物中包括提取和植物组织培养生产青蒿素方法的改进，合成适用于在动物模型上进行研究的放射标记化合物和合并用药的制剂。在肯定稳定衍生物或剂型之后，这批青蒿素将按 GMP 标准制备成适当的化合物供进一步临床前研究，该项研究的详细计划将在 1985 年 10 月 14—16 日召开的 CHEMAL 指导委

---

[1]　对 WHO 来信关于修改 "青蒿酯合作协议"（草稿）的复核意见（周克鼎手迹），1985 年 5 月 20 日。见：原全国五二三办公室：《五二三与青蒿素资料汇集（1983—1986）》，有关 WHO 资料，2004 年。

员会上予以考虑。这个备忘录可以看作是终止青蒿琥酯优先开发的一个预告，即发现青蒿酯不稳定，因此 TDR 决定放弃开发，也可以看做是 TDR/CHEMAL 决定结束青蒿琥酯开发转而与美国开发蒿乙醚的理由。

1983 年 1 月到 1985 年 9 月长达两年半，青蒿素指导委员会通过 TDR 与 WRIAR 隔空谈判，始终未能坐在一起进行实质性的讨论，各方在安排合作上的目的、做法和实施的可行性方面，存在很大差距，对各方的权利和义务争议不断，每次条款修订需要半年的时间。由于我国已将青蒿素及其衍生物的发明公开发表，此期间，国外在青蒿的引种栽培、育种和种植试验、药理研究，以及衍生物的研究均已全面启动，美军方在美国本土也寻找到青蒿和提取出青蒿素，肯定青蒿素功效的文章于 1985 年在 *Science* 上发表[①]。最终，TDR 以青蒿琥酯不稳定为由放弃了与我国的合作研发。

从 1982 年到 1985 年 TDR/CHEMAL 决定支持美国开发蒿乙醚为止，青蒿素指导委员会与 TDR/CHEMAL 在青蒿素方面的合作主要内容如下：

1. 向中国提供了 WHO 出版的 GLP 和 GMP 规程文件。

2. 资助了中国 7 名科技人员出国进行专业培训或技术考察。

3. 提供 8 只 Beagle 种狗和部分仪器设备、试剂。

4. 资助举办"建立青蒿素及其衍生物在生物体液中含量测定方法学习班"。

5. 资助美国 FDA 国际调查部调查员到中国检查 GMP。

6. 参与卫生部与美国国防部就青蒿琥酯的生产合作的谈判。

7. 接受中国提供的青蒿素样品（最多一次 1 公斤）。

这个历时几年的合作不了了之，在这段时间，国外对青蒿素类药物的研究十分迅速，从 1985 年 8 月 WHO 出版的 *Newsletter*[②] 上可以看出，TDR 在未予中方通报的情况下，单方把青蒿素及其衍生物的发展研究项

---

① Klayman, Daniel L.: Qinghaosu (artemisinin)：An Antimalarial Drug from China. *Science*，1985，228.4703：1049–1055。

② WHO Newsletter (Special issue：TDR Workplan)。1986 年第 5 页。

目，包括从植物中提取青蒿素（1公斤数量）、改进从植物中提取生产青蒿素工艺技术、合成新的衍生物等六个方面的工作进行公开招标。也许就是在这样一个过程中，由于中国对国际药品政策的不甚了解以及国内的各种条件所限等种种因素，中国错失了青蒿素类衍生物在国际上申请专利的最好时机，而当时青蒿素及其衍生物的发明早已经公开了。

中国与美国的隔空谈判不了了之，这个合作失败的经历进一步坚定了国内"自力更生，以我为主，两条腿走路"的方针。青蒿素指导委员会秘书处在1984年提出的如下设想和对策 [①] ：①继续争取 WHO"对中国有力的支持或资助，但不能等、靠、要，更不能让其捆着我们的手脚"。②加紧国内工作，建设 GMP 车间，"这条开发药的路子迟早还得靠我们自己来走，国外援助总是暂时的，也代替不了我们的工作"。③积极寻找其他渠道加工制剂，协助在国外进行国际注册的可能性，确保药品在国际上生产销售的权益。④积极开展双边技术交流，打开通往疟疾流行地区、国家销售药物的渠道。

这些设想在随后的若干年间以各种形式和方式得以实施，这也是当时中国青蒿素类药品拓展国际市场和合作所采取的步骤。

青蒿素指导委员会时期的其他工作

体液中含量测定方法学习班

卫生部与 WHO 联合于1983年10月15—17日在中医研究院举办了"建立青蒿素及其衍生物在生物体液中含量测定方法学习班" [②] 。

---

① 青蒿素及其衍生物研究指导委员会：关于合作开发青蒿酯谈判方案的请示报告（周克鼎手迹二页），1984年2月21日。

② 中国青蒿素及其衍生物开发指导委员会秘书处：简报（第六期）（周克鼎手迹），1983年12月5日。

WHO 聘请美国休斯敦 Baylor College of Medicine 生化系和脂质研究所的 Marjorie. G. Horning 和 Evan Horning 教授、英国曼彻斯特大学（University of Manchester）药学系 Malcolm Rowland 教授、美国阿拉巴马大学（The University of Alabama）化学系 Wolfgang Bertsch 教授和美国哥伦比亚大学（Columbia University）医学院免疫学教授 Vincent P. Butler 教授 5 名专家来华讲学，中国科技工作者李泽琳、曾美怡、黄教诚、曾衍霖、于毓文 5 人担任课堂翻译，来自中医研究院中药研究所、中国医学科学院药物研究所、中国科学院上海药物所、广州中医学院、上海医药工业研究院、山东省中医药研究所、军事医学科学院微生物流行病研究所和中国法医研究所的从事这一工作相关的 10 名科技人员参加了学习：周钟鸣、徐植灵、王晓良、吴大方、束汉麟、李锐、章毓声、田樱、张正光和刘耀。

学习班教学内容包括五个方面：①药物代谢途径及其代谢产物的提

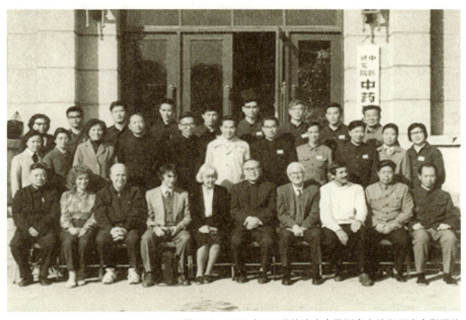

图 6-6　1983 年 10 月体液中含量测定方法学习班合影照片
（前排左起：周克鼎、Rowland 夫人、Vincent P. Butler、Malcolm. Rowland、Marjorie G Horning、唐由之、Evan Horning、Wolfgang Bertsch、张遽、王秀峰
第二排左起：x 丽珠，曾美怡、李泽琳、曾衍霖、于毓文、黄教诚、李锐、？、？、束汉麟、田樱　第三排：黄一平、李荣生、温瑞兴、徐植灵、？、？、？、周钟鸣、朱海）

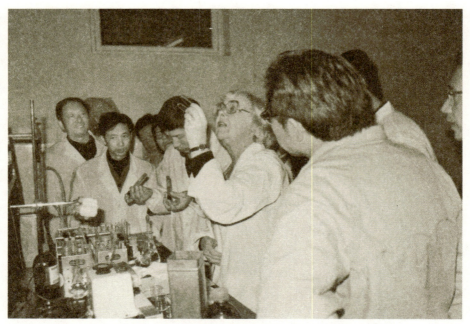

图6-7　1983年10月体液中含量测定方法学习班实际实验操作

取、分离和鉴定。②气质联用在定量测定生物体液中药物及其代谢产物的应用。③毛细管气相色谱法及其应用。④放射免疫测定法的建立。⑤药物代谢动力学的研究。

学习班采取了理论结合实际的方式进行，收到了显著的效果，有助于以后建立青蒿素及其衍生物血药浓度测量方法。

支持复方蒿甲醚的研发与南斯拉夫合作

大部分的青蒿素衍生物及其复方都是青蒿素指导委员会时期得到深入研究与开发的。有关蒿甲醚、青蒿琥酯以及双氢青蒿素的研发在之前有了详细的介绍，本节重点介绍军事医学科学院研究青蒿素类药物复方的过程。

支持复方蒿甲醚的研发

1981年国际会议后，军事医学科学院滕翕和带回由青蒿素指导委员会下达的研究课题，"青蒿琥酯静脉注射对狗的毒性实验研究"，青蒿素指导委员会拨了专款，要求军事医学科学院参照国际规范要求进行，学习GLP的有关要求，改造动物房，建立各种操作规程和标准等。当时，周义清在药效组，是刚从研究所副所长和五二三北京办公室主任的位置上退下来不久，正在搜集有关抗药性的文献资料，准备做青蒿素抗药性和延缓抗性产生的研究，在滕翕和的支持和协助下，1982年他向青蒿素指导委员会申请了"合并用药延缓抗性产生的探索研究"课题，被青蒿素指导委员会批准纳入国内研究课题经费资助计划，提供2万元的启动费，第二年又提供了1.5万元，一共3.5万元，并维持了三年的实验研究。这个经费其实是很少的。周义清在组方选药方面，突破了传统的抗疟药组方理念。传统的选药是通过组方药物间作用协同达到增效，药物代谢半衰期相似或相近，比如氨苯砜—乙氨嘧啶的组合（防Ⅰ）、周效磺胺—乙氨嘧啶（防Ⅱ）组方就是如此。而青蒿素的速效和代谢快的特点造成它杀虫不彻底，因而容易复燃，周而复始就容易产生耐药。如果选择一个代谢慢的特效药物，尽管它奏效慢，但通过与速度快的青蒿素互补达到增效和彻底杀灭疟原虫，从而可以延缓抗性的产生，这一想法是否行得通要通过实验加以验证。周义清选了一个老药周效磺胺—乙氨嘧啶（SP）与青蒿素组方，又选了一个新药本芴醇（当时正在进行临床研究阶段）与青蒿素组方进行研究。将青蒿素和本芴醇的组方作为重点，因为本芴醇（76028）是五所邓蓉仙、滕翕合等在五二三任务期间合成并得到验证的新药，这个药代谢较慢，半衰期较长，而且毒副作用小，如果组方成功很有应用价值和发展前景，该药后于1987年获得国家一类新药证书，并于当年转让给昆明制药厂生产，1990年获国家发明一等奖。周义清当时做相关工作的时候由于人力少（只有一名实验动物工作助手）和工作量大的困难，因为需要进行药物最佳配比得筛选、杀虫速度、治愈效果、增效指数、延缓抗性等多项指标综合判定，每项指标都需要单独做实验与组分单药进行比较，每次实验都需要六七十只小白鼠，甚至上百只，每只鼠得灌胃给药、取血涂片，然后显微镜检查等。

在1985年初，五所进行体制改革，抗疟药研究被分成了药化室、药理毒理室、开展药效和临床研究的疟疾室三个部分，宁殿玺从药理毒理组调到疟疾室做室主任，原药效临床组组长焦岫卿调到研究所任所长助理。滕翕和与邓蓉仙（本芴醇的发明人）两位教授退居二线，分别在药理毒理室和药化室做研究。不过各室之间还有很多研究一起做，当时宁殿玺也经常参与周义清的实验，协助他操作、分析结果、商量下一步的实验设计，后来周义清将宁殿玺纳入他这个课题的参与者。由于疟疾室以技术优势开展技术服务，承接外单位的委托实验，为赴热带地区的出国人员疟疾防治提供药品和咨询服务等，逐渐积累了一定的科研经费，可以拿出一部分支持周义清教授课题的后续研究。经过三年多的艰辛工作，他们已基本完成各项指标的实验，积累了大量的实验数据，也形成一套较完整的评价程序和方法。实践表明这种药物作用特点不同、药物代谢差异较大的长短结合的组方思路是成功可行的，取得了互补增效、延缓抗性产生的效果。1986 年，宁殿玺参加在成都举行的全国化疗学术会议，在会上宁殿玺用题为"青蒿素伍用周效磺胺—乙氨嘧啶延缓伯氏鼠疟原虫抗药性作用"的论文在会上做了学术交流，发表在 1986 年的《四川生理科学杂志》上。

1985 年冬，周克鼎告知五所疟疾室，卫生部将组团赴南斯拉夫访问商谈青蒿素抗疟药合作事宜，青蒿素指导委员会已向卫生部推荐五所正在研制的有可能获得专利的青蒿素—本芴醇复方。为此，疟疾室组织了一次讨论会，并邀请滕翕和、邓蓉仙、周克鼎三位顾问参加，共同审议青蒿素与本芴醇组方的实验结果，大家对这一组方的互补、增效、延缓抗性产生的效果予以肯定，但也发现两药配比相差过于悬殊，青蒿素：本芴醇为 20：0.625，认为应该用效果更好的青蒿素衍生物替代青蒿素。青蒿琥酯和蒿甲醚药效的实验结果已证实其效价比青蒿素要高 10 倍左右，考虑到口服制剂的稳定性和可行性，宁殿玺提出用蒿甲醚。当时距代表团访问南斯拉夫的日期仅有几个月的时间，显然按以前那样设计一个实验流程的方式肯定完不成，拿不到完整的评价资料，更写不成专利申请书，怎么能与南斯拉夫合作呢。为赶任务，周义清提出希望研究室组织人员协作，保证在 3 个月的时间内完成前期工作，这次会议后决定由宁殿玺作为蒿甲醚－本芴醇课题负责人重新立题，按新药研究程序进行实验，组织室内外有关专业协作完成。为此，安排了王淑芬、李国福、丁德本、刘光裕、单成启加入组成，形成 7 人攻关小组，分工按周义清已建立的实验方法重新进行蒿甲醚—本芴醇的组方实验，这就是复方蒿甲醚专利发明人由团队 7 人组成的原因。当时周义清提出让宁殿玺担任课题负责人，因为自己很快要退休了，而新药研究周期长，涉及的专业多，需要多科学甚至外单位的配合，宁殿玺作为室主任年富力强、有申报新药青蒿琥酯的经验，会把课题组织好。于是这次重新组建新的研发团队，宁殿玺作为第一负责人，周义清作为第二负责人，另外请当时还在六所的王云玲作为第三负责人承担制剂研究，向五所提交了"抗疟新药复方蒿甲醚的研究"课题白皮书，这属于自主开发性课题，经费自筹，自行组织，研究所管理。好在当时疟疾室已积累了点经费，可以维持一段时间，因此请药理毒理室的王京燕承担药理、乌增炎承担急性毒性实验，丁德本等人做猴疟的药效实验。分工协作，有序进行药效学等研究工作，终于在卫生部代表团赴南斯拉夫前完成了任务，也开始了申报国家发明专利的准备工作。据宁殿玺回忆：

　　在复方蒿甲醚的研制中，由于参加研制人员的业务素质和敬业精神都是很高的，他们不计较个人得失，集思广益，密切合作，总体来说研究工作和进展都是比较顺利的，但也遇到了一些技术难点和意想不到的问题。如在完成鼠疟模型的药效评价实验后，证实蒿甲醚与本芴醇的最佳配比是 2 : 0.75，但我们长期积累的研究经验告诉我们不能直接简单的套用此比例过渡到临床人用。我们的研究规程中还有一步更贴近人疟的动物模型（猴疟），必须要经过猴疟实验加以证实，那么两药对猴疟的最佳比例是多少呢？我们不能像做鼠疟那样采取正交设计来做，因为猴子价格昂贵，也得不到如何大量的猴疟模型进行实验，这就要求我们动脑筋，想办法进行科学分析和有的放矢的配比设计。宁殿玺反复查阅两个单药鼠疟、猴疟及人疟的药效数据，并且通过数据换算推断，鼠疟蒿甲醚：本芴醇的 2 : 0.75，换算后对猴疟的最佳配比约为 1 : 5.5，因此设计了 1 : 4 和 1 : 6 配比，以这两种配比进行实验研究，结果证实 1 : 6 配比的治愈率优于 1 : 4 的配比，两种配比的杀虫速度基本相同，为此我们节省了大量的人力和财力，争取了时间。后来在临床初试时也表明了蒿甲醚和本芴醇的配比 1：6 是适宜配比。这种推理换算，后来在研制复方磷酸萘酚喹中也被沿用。复方蒿甲醚项目的国际合作阶段临床药代动力学的检测结果也证实这个配比是科学实用的。[①]

与南斯拉夫的合作

1984 年 7 月，时任卫生部长的崔月犁访问南斯拉夫社会主义联邦共和国，崔月犁部长与南斯拉夫联邦国务委员、人力、健康和社会福利联邦委员会主席 Dr. Dorde Jakovljevic 一致同意双方可以合作开发青蒿素类药物。

南斯拉夫化学家在 20 世纪 70 年代初研究了黄花蒿，从中分离出一种晶体，结构鉴定为青蒿乙素[②]。但他们仅从植物化学的角度研究，并不了解青蒿及青蒿素的抗疟功效。而南斯拉夫 Krka 制药公司具有在疟疾流行国家开发药品市场的经验。1985 年 7 月南斯拉夫卫生部派专家组来华考察，在北京会谈，双方商定组成 6 人专家组，中南两国各三人，组织各方专家进行合作的可行性研究，包括技术评价、制订研究计划和商业分析等事项。

1986 年 2 月以卫生部科教司许文博司长带队的青蒿素指导委员会代表团访问了南斯拉夫，对方由 Krka Pharmaceutical of Novo mesto 的主席 Milos Kovacic 先生牵头与中方交流，"双方同意以复方蒿甲醚作为一种有前途的抗疟药共同进行研究开发与销售"。商定补偿中方"在复方蒿甲醚（包括两个单药）研究工作上的投资；南斯拉夫方面同意向中方一次总付一笔金额。"协议分别在 1986 年 5 月和 6 月由各自的政府批准。1986 年 7 月中国总理赵紫阳访问南斯拉夫，双方高层承诺开展这项研究工作。

1986 年 8 月南斯拉夫派专家组来华继续交流，于 13—20 日在卫生部就合作研究开发复方蒿甲醚的可行性研究报告、研究计划与分工、技术

---

① 宁殿玺访谈，2012 年 8 月 11 日，北京。资料存于采集工程数据库。

② M. R. Uskokovie, T. H. Williams, J. F. Blount: The structure and absolute configuration of arteannuin B. *Helv Chim Acta*，1974，57（3）：600-602。

使用补偿费支付以及科学家互访生活待遇问题举行了会谈，并签署了备忘录 [1]。由南方提出工作计划，在这一可行性报告中，中方透露给南方的鼠疟模型实验中组方比例是蒿甲醚与本芴醇为 2∶0.75 以及蒿甲醚和本芴醇的价格 [2]。

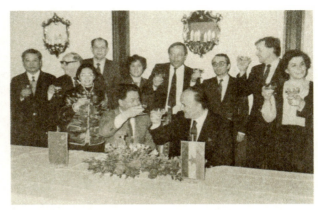

图 6-8　1986 年访问南斯拉夫时双方签字（曾美怡提供）
（前排左起：周克鼎、? 、曾美怡、许文博、Krka；
后排左起：? 、李泽琳、药厂律师）

在商定可行性报告时一再强调专利是双方必须及早商定的事务。为了做好同南斯拉夫的合作研究准备工作，青蒿素指导委员会提出了如下建议与要求：组成三个课题研究组：化学、制剂组，邓蓉仙任组长，曾美怡任副组长；药理、毒理研究组，滕翕和任组长，李泽琳任副组长；临床研究组，李国桥任组长，宁殿玺任副组长。青蒿素指导委员会并委托五所焦岫卿担任课题研究组的协调员。青蒿素指导委员会对课题研究组提出了明确的任务，并明确了当时需要进行和完成的各项工作。

为了与南斯拉夫合作，蒿甲醚－本芴醇组方在 1986 年 11 月 5 日第一次申报了以周义清和宁殿玺等为发明人的专利《新型抗疟药：蒿甲醚－本芴醇复方》，请求向欧洲 11 国专利局申请专利，后因合作中断，此专利申请后撤回。至于合作为什么没有成功，没有明确的文件，只是听闻是因南斯拉夫未支付前期补偿研究费用导致合作终止。

军事医学科学院与昆明制药厂的合作

南斯拉夫合作没能进行下去，复方蒿甲醚靠五所疟疾室自身有限的

---

[1]　中国青蒿素及其衍生物开发指导委员会（卫生部科教司代章）：关于同南斯拉夫合作研究开发复方蒿甲醚会议简报，1986 年 8 月 20 日。

[2]　Chinese-Yugoslav Project, Development of Artemether Combination as a New Antimalarial Drug, Feasbility Study, Revised Draft. Novo mesto，1986 年。

费用也难于继续维持。在周克鼎的协调下，军事医学科学院五所的焦岫卿、宁殿玺和周克鼎 3 人于 1987 年 3 月赴昆明，与药厂厂长薛洁华、副厂长刘羊华、总工程师王典伍进行交流，面谈合作事宜。由于双方曾在蒿甲醚的新药审评中有过接触，当军事医学科学院向他们介绍了复方蒿甲醚的研究结果和对前景的判断，加上周克鼎作为青蒿素指导委员会秘书从第三方角度给予肯定和担保，最后促成昆明制药以风险借款人民币 30 万元作为提前支付五所复方蒿甲醚的转让费，保证科研工作质量，拿到新药证书，如果因为五所的工作未能拿到新药证书，则 30 万元如数退还。双方于当年 3 月签订联合研究复方蒿甲醚的合作协议后，复方蒿甲醚的研究由此才顺利进行。当时作为 III 类药的审评要求，比 I 类药要简单得多，不需要提供长期毒性实验的资料，但到 1989 年申报临床研究时，国家药政管理审评增加 III 类药也要求做慢性毒性实验，军事医学科学院就此情况与昆明制药厂沟通，后者答应追加 5 万元，并承诺提供毒性实验用药品。后来得到药理毒理室支持，安排了叶洪金等人及时地完成这一实验，保证了复方蒿甲醚顺利通过审评，于 1992 年获得新药证书，昆明制药同期获得生产批准文件。

酉阳基地建设

青蒿素指导委员会成立后，将青蒿资源和青蒿素生产列入规划。

厦门市医药所从 1982 年 7 月开始组织专门的调查组[①]，对厦门和附近的龙溪地区开展黄花蒿资源调查，经过 2 个多月，他们抽样完成了包括六个县市 26 个公社 110 多个大队农场，基本弄清了黄花蒿植物在福建闽南地区的生态分布和资源量，同时通过采样分析测定了不同地区黄花蒿的青蒿素含量。1983 年 8 月青蒿资源的开发利用会议在福建厦门召开，明确"为适应会后青蒿素的大量生产，需要有计划的培育和发展优质青蒿资源"。1984 年以四川省中医药研究院重庆南川药物种植研究所和四川省涪陵地

---

① 福建省厦门市医药研究所：开展黄花蒿资源调查工作的初步体会，1983 年。

区药品检验所的谭世贤和冯天炯为课题负责人，在四川省酉阳县进行了资源调查。1985 年 7 月共同完成"四川省酉阳县青蒿资源、生态生物学及青蒿素含量调查研究报告"，[①] 报告说明：酉阳历史年收购产量为 50 多万公斤，"适宜青蒿生长的现有旱地面积就达 55 万亩以上，产量可保持在每年 200 万公斤，最高可达 700 万公斤，平均含量为 0.59%，粗制品回收率以 70% 计，可得青蒿素粗品 3 万公斤，仅利润可达千万元以上"。报告还特别强调，酉阳"青蒿叶所含化学成分中，影响青蒿分离提取的杂质少，易于纯制。""考

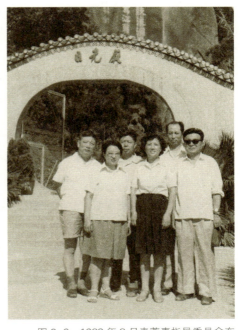

图 6-9　1983 年 8 月青蒿素指导委员会在厦门召开会议（左起周克鼎，？，张逵，李泽琳，王秀峰和朱海）

虑到该县地处边远山区，将青蒿叶运往外地加工，不如投资兴建提取青蒿素中间产品的原料药厂或加工更为经济合理"。

1986 年 4 月在成都召开了酉阳青蒿资源评审鉴定会[②]，由此确定酉阳地区的蒿草符合产业化规模要求。这次鉴定会后，酉阳县政府希望青蒿素指导委员会计划建设的提取厂在酉阳落户。1986 年上半年原总后勤部领导的秘书、酉阳籍战士王美胜在回家探亲过程中被县政府领导联系上，要求帮助县政府在北京争取青蒿素生产落地的事情。回京后他通过关系找到了周克鼎，6 月 3 日王美胜向周克鼎、李泽琳、张逵和田樱汇报了酉阳青蒿的情况。周克鼎指示："在成都会议上已向酉阳药材公司的吴经理说，让先土法上马。主张原料就地加工，出售原料产品。"并安排山东省中医药研

　　① 成都中医药研究院南川药物种植研究所，四川省涪陵地区药品检验：四川省酉阳县青蒿资源及其化学生态调查研究报告，1985 年。

　　② 王美胜：无私的品格，青蒿素"教父"。见：《青蒿情，黄花香》，2008 年，第 116-125 页。

究所考虑在酉阳实验几种提取方法，然后综合平衡，选出成本低的办法。

1986 年 6 月 18 日周克鼎致信冯天炯，"关于地县决定投资建厂生产青蒿素一事，应视为好事，但我们认为要谨慎行事，掌握时机，做好充分的准备工作。否则确有指导失误，甚至给山区建设带来不应有的损失。"本着对山区人民负责的态度提出："我们对山区人们脱贫致富，就地取材发展生产将给予力所能及的支持。我们从酉阳资源出发，从与昆明制药厂比较，有其发展青蒿素原料药的有利条件，加上技术要求又不复杂，可作为探索致富的一条途径。从目前实际情况考虑，我们还是建议从掌握技术，比较工艺方法，如培训人员入手，先积累经验，再计划建厂也为时不晚。"①

1986 年 6 月 24 日山东省中医药研究所魏振兴来到北京，与周克鼎一起通过王美胜向酉阳县领导转达一些事项。谈到建厂的事情，周克鼎强调："国内现在青蒿素没有销路，国家规定不让外销，广西就积压

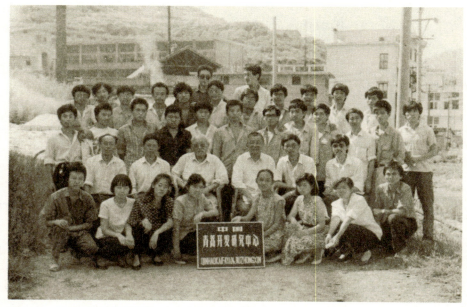

图 6-10　20 世纪 80 年代后期，山东省中医药研究院拟在重庆酉阳筹建的中国青蒿开发研究中心

① 周克鼎，张逵：致冯天炯的信。1986 年 6 月 20 日。

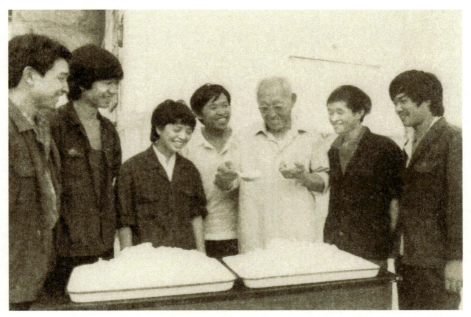

图 6-11　魏振兴（右三）在重庆酉阳武陵山制药厂（1990 年）

了 300 多公斤。"魏振兴表示："我们去一是把工艺教给酉阳，几种提取办法都进行看看；二是全面地了解一下酉阳的资源。"这次讨论决定山东省中医药研究所派四人 8 月份中旬到酉阳，待上两个月试验各种提取办法。酉阳只管路费和生活费，"（山东）所里的事情等以后有效益了再说"，"我们指导委员会主要是开发资源、产品，支援你们酉阳穷山区，没有什么附加条件。"① 1986 年 8 月青蒿素指导委员会委托魏振兴教授即到酉阳详尽进行酉阳青蒿的品种、含量和结果验证，9 月，周克鼎第一次到酉阳考察，并商议建设青蒿素提取工艺车间，首先得到了四川省科委的资金支持。

　　1987 年间为了建设青蒿素制药厂，魏振兴负责技术工艺，总后勤部机关下属的长城制药厂抽调了王套先等 5 名退伍军人帮助建设酉阳青蒿素厂；在青蒿素指导委员会"担保青蒿素一定能打入国际市场"后，1987 年刚刚成立的三峡总公司以三峡移民扶贫的理由投入 125 万元；在产品销售上，

① 　王美胜（手迹），1986 年 6 月 24 日记录整理。

青蒿素指导委员会说服昆明制药厂，将酉阳的青蒿素生产作为其一个原料药生产基地，生产的青蒿素原料不管市场如何都由昆明药厂包销，并由昆明制药拿出 30 万元作为原料药预付款投入到建设中。1988 年四川武陵山制药厂青蒿素车间开始兴建，1990 年建成世界上第一个吨级青蒿素的生产线。1989 年正式出产。截至 1994 年 9 月底，四川武陵山制药厂共计生产青蒿素 7845 公斤，销售 6620 公斤。

青蒿素指导委员会的撤销

青蒿素指导委员会自 1982 年成立后开展了大量的工作，但由于种种原因从 1986 年起工作受到一定的干扰。1987 年，中医研究院上报了撤销青蒿素指导委员会的报告，1987 年 5 月 18 日卫生部长陈敏章在一份"关于撤销青蒿素指导委员会的报告"、并强调"对整个青蒿素及其衍生物研究开发和对外合作不利"的手写报告上批示如下："考虑到目前指导委员会的二项开发性研究任务尚未完成，并有对外协作关系，是否指导委员会组织形式仍保留，待任务完成后即可撤销。主任委员建议请中医管理局科技司负责同志担任，许文博同志已调中华医学会可不再参加，其余同志暂不改变，以保持工作稳定连续性。"后有其他人的批示，文字表明"请刘维栋同志接任主任委员职务"，但实际上这位领导并没有到任。

1988 年 6 月 13 日卫生部和国家医药管理局正式发文（88）卫科教字第 25 号《关于撤销中国青蒿素及其衍生物研究指导委员会的通知》，正式撤销这一在 1982 年"批准成立的一个临时性学术领导机构"，并说明青蒿素指导委员会"于 1987 年 6 月按原定计划完成了青蒿琥酯、蒿甲醚和青蒿素栓三种新抗疟药制剂的研究开发工作"，"与世界卫生组织、南斯拉夫的技术合作谈判目前也告终止"，任务圆满结束。"今后有关青蒿素类药物的研究开发工作纳入各有关部门管理。"青蒿素指导委员会完成了三种抗疟新药在国内的药物注册，但尚未转入市场开发之际就没有太多先兆的情况下被宣告结束，导致后来各地有关青蒿素类抗疟药的工作难以形成合力。

1988 年 9 月 24 日，青蒿素指导委员会召开了一次总结会，出席会议人员有：许文博、黄永昌、王秀峰、杨淑愚、李泽琳、张逯、周克鼎；而原定参会的中医研究院唐由之院长因有事未出席。在会上，总结了青蒿素指导委员会成立以来的主要工作有："①投资200万元，开发了三个青蒿素及其衍生物抗疟新药，目前正在投产，开始艰难的世界市场开发工作。②培养了一支按照国际标准进行新药开发的科研队伍。③对该类药物的多项研究在目前看来居世界领先地位。④对资源及其生产工艺做了系统调查和研究。⑤国际合作上取得一些经验和反思。"总结中对今后的展望比较悲观，"在科学研究上与国外的差距越来越大，新药研究开发工作上的步子越来越慢，市场开发工作上越来越艰难。"对此，分析原因为"情况复杂，原因很多，关键问题在于我们对新药开发的认识上，工作上以及体制上有很多地方不适应，跟不上。"

青蒿素类药物走向国际

国家科委牵头的国际市场开拓

20世纪80年代初期，中国与WHO的合作不了了之。但是中国一直在努力保护着发现青蒿素类药物知识产权的同时也在为青蒿素类药物寻求走出国门的路径。在1987年2月6日，卫生部与国家医药管理局就联合发文（国药联科字〔87〕第60号）关于限制青蒿素类原料药出口的通知，文中说为了保护我国对青蒿素类药品制剂的出口创汇，经研究决定，以下几种物品不得出口：①青蒿素的原植物黄花蒿的种子和黄花蒿的活种苗及干鲜全草；②青蒿素原料药；③青蒿素衍生物青蒿酯、蒿甲醚、蒿乙醚、双氢青蒿素的原料药；已批准的青蒿素类药品的制剂（如针剂和片剂等）可以出口。

青蒿素指导委员会的工作在完成国内药物注册而尚未转入市场开发时就被终结之际，国家科委担当起国际市场开拓的组织、协调的任务。国家科委丛众所在的社会发展司承担起组织工作，周克鼎被聘为顾问（但无职务、无薪水）；丛众积极联系已受聘为世界卫生组织疟疾化疗科学工作领导小组成员的沈家祥。周克鼎在国家科委社发司工作积极主动，提出的有关建议，得到了国家科委的认可。

1988年1月，国家科委向国务院办公厅报送了"关于抓紧我国青蒿素类抗疟药生产和国际市场销售工作的报告"，提出了若干措施，建议有关部委分工，并于1988年5月24日主持召开"关于推广和开发青蒿素类抗疟药国际市场"的座谈会。周克鼎以前五二三办公室和青蒿素指导委员会负责人之一、现国家科委社发司顾问的身份参加了会议，并发表讲话。他指出，作为当时政策性权利和渠道独占的外贸公司对国际药品生意的运作是非专业的，明显地急功近利，造成了负面的影响和市场比较混乱的现象。同时还指出中国药品在生产和研究上的国际差距，对进入国际市场的艰苦性、复杂性和长期性应有充分的思考和准备。周克鼎提出在国家科委的直接领导下，协调对外渠道，统筹行动，完善注册资料，并要求通过具有医药专业背景人员、能投入资金的国内大型贸易公司和寻找国外医药大公司开展可靠的工作；同时对当时一些政府部门发出的悲观论调提出了不同意见。

这次会议最后确定由国家科委牵头，随后形成国家文件，1988年7月16日，国家科委、国家医药管理局、对外经济贸易部、农业部、卫生部联合发布《关于加快青蒿素类抗疟药物科研成果推广和出口创汇的通知》[①]（后简称《通知》），联合号召开展青蒿素类药物的科研成果推广和出口创汇，并组织了全国青蒿素生产企业和进出口企业参与的新抗疟药国际推广的招标活动，吹响了青蒿素类药物进军国际市场的号角。为了能够使青蒿素类药物为全球抗疟做贡献的同时为国家创造较大经济效益，经国家有关部委共同研究在《通知》中规定要采取以下措施：

1. 搞好青蒿素科研、生产的国内组织协调，防止一哄而上，避免

---

① 国家科委、国家医药管理局、对外经贸部、农业部、卫生部：《关于加快青蒿素类抗疟疾药物科研成果推广和出口创汇的通知》，（88）国科发字427号，1988年7月16日。

出现"青蒿素热"的局面。

2. 抓好产品质量，使生产程序及管理尽快符合 GMP 标准。

3. 对青蒿素的原植物药（黄花蒿）、种子、干鲜全草及青蒿素类原料药一律禁止出口。

4. 以非洲市场为突破口，打开国际销售市场的大门。

5. 着手进行药物国际注册工作。

当时各部委的主要分工如下：

1. 国家科委牵头。统一组织协调青蒿素的科研和成果推广工作。为保护我国发明和生产销售权益，由国家科委统一归口对外科技交流与合作。

2. 国家医药管理局负责统一指导青蒿素及其衍生物原药和制剂的生产销售。抓好产品质量，促使出口产品尽快达到 GMP 标准，做好药物国际注册的组织工作，首先考虑在销售国进行注册。

3. 经贸部中国医药保健品进出口总公司负责做好青蒿素类药物的国际市场开拓工作。

4. 卫生部要通过各种途径配合做好宣传工作。

5. 海关总署要严格把关，未经国家科委批准，任何个人及单位不得私自将青蒿素、青蒿素衍生物原料药及种子等带出境。这是继撤销中国青蒿素指导委员会后继续保证我国青蒿素类抗疟药产业化、商品化和开发研究向前推进的又一重大组织措施。很快青蒿素类抗疟药开拓国际市场工作迈出了关键的一步，不过当时国内有优势也有劣势，优势是青蒿素类药物品种相对较多，而且国内植物资源丰富，原料较多；劣势主要表现为国内的研究和生产条件还未达到国际注册的标准要求，国内的产品还不能广泛为国际市场所接受。

1989 年 6 月 22 日，国家科委社会发展科技司向有关单位下发了《关于申请承担青蒿素类抗疟集药物国际合作项目的通知》[①]，组织有关单位采

---

① 国家科委社会发展科技司：《关于申请承担青蒿素类抗疟疾药物国际合作项目的通知》，（89）国科社字 007 号，1989 年 6 月 22 日。

取竞标方式，委托有积极性和有条件的公司承担青蒿素国际合作项目。各单位申请书填好后可于 1989 年 7 月 15 日前送国家科委社会发展科技司。1989 年 6 月 26 日国家科委下发《关于印发"加快青蒿素类抗疟药物科研成果推广和出口创汇实施计划方案"的通知》[①]，方案中指出各有关部门和单位自（88）国科发生字 427 号通知下发后，做了大量出口创汇和合作生产的探索工作，青蒿素类抗疟药虽有较大的市场潜力，但由于缺乏统筹计划和相应的技术政策，整个工作进展不大。而一些国家与地区的青蒿素资源种植、新衍生物开发及科研工作却进展很快，国际竞争激烈，形势十分逼人。提出了几条计划方案：

1. 在国家科委统一组织协调下，采取技、工、贸一体化的方式，有针对地开展国际技术合作、引进国外先进生产技术与设备、药物注册和谈判贸易等活动。

2. 要按照国际市场需求，生产与科研密切结合，不断改进出口产品的剂型与包装，以保证生产质量，提供市场竞争力。

3. 采取灵活的经营方针。开拓市场初期，重在扩大影响与争取市场。

4. 抓紧药物的国际注册工作。

5. 通过评审确定承担公司，评审小组由国家科委、国家医药管理局、卫生部和有关单位的专家、律师组成。国家科委与承担公司签订合同并组织有关科研单位、药厂统一对外。

6. 为开展国际合作承担单位应提供一定的经费保证，并做外将来创汇分利的依据。国家科委根据这项工作的需要和可能适当给予资助。

当时拟参加申请青蒿素类药物国际合作项目的单位有 19 家，1989 年 8 月 10 日批准承办的有 10 家单位（9 个公司和一个研究中心），分别是科华技术贸易公司、中国国际信托投资公司（China International Trust and

---

① 国家科委：《关于印发"加快青蒿素类抗疟药物科研成果推广和出口创汇实施计划方案"的通知》，（89）国科发社字 330 号，1989 年 6 月 26 日。

Investment Corporation，CITIC）、中国新技术发展贸易有限公司、中国医药保健品进出口总公司、卫生部医疗合作技术公司、中国建筑总公司、广西医药保健品进出口公司、广西国际经济技术合作公司、云南医药保健品进出口公司和中国医药研究开发中心。这些单位一共承担着荷兰、巴拿马、印度、委内瑞拉等近 30 个国家与地区的合作任务，其中重点有印度、巴西、法国、越南、缅甸、科特迪瓦、泰国 7 个国家 ①。这些单位一方面要对外，另一方面要与国内的药厂合作，主要起到一个中介作用。其中中国国际信托投资公司是当时的一家，也是后来坚持做得比较成功一家，该公司于 1979 年成立。1987 年 3 月，该公司的业务范围由原来的生产、金融、贸易、服务改为生产、技术、金融、贸易、服务"五位一体" ②。其直属子公司中信技术公司（以下简称中信公司）于当年 12 月正式成立。

1987 年，当时的中信公司医药项目经理王菊生陪同国外公司到昆明考察香料和植物药项目，联系上在昆明制药厂工作的校友王存志（后为昆明制药厂总工程师），聊起了昆明制药厂的抗疟新药蒿甲醚，王菊生敏锐地意识到这个产品的重要性，并立即请王存志安排与厂长李南高见面。回京后，按照李南高厂长的叮嘱，王菊生拜会了时任青蒿素指导委员会委员和秘书长周克鼎。当时青蒿素指导委员会工作已接近尾声，周克鼎正在积极配合国家科委拓展青蒿素类药品 6 的工作。周克鼎向他全面地介绍了中国青蒿素类药物的历程和现状，并联系国家科委领导以及在桂林的生产企业，使中信公司的项目调研做得扎实。

中信公司自 1989 年承担青蒿素国际合作项目以后，一方面开展了大量的工作，比如 1990 年向马来西亚递交蒿甲醚和青蒿琥酯针剂注册材料等；另一方面开始寻找国际医药大公司开展合作，以在国家科委中标为契机，邓质方代表中信公司 1989 年 11 月 14 日先与昆明制药厂签署《蒿甲醚项目合作协议》，此协议扩展逐渐从与法国公司到瑞士公司的蒿甲醚系列产品，即从蒿甲醚注射剂到军事医学科学院与昆明制药厂共同开发的复方

① 社会发展科技司：关于组织青蒿素类抗疟药物出口创汇工作情况的汇报（手写稿），1989 年 8 月 10 日。

② 《中信人报》，2005 年 11 月 11 日。

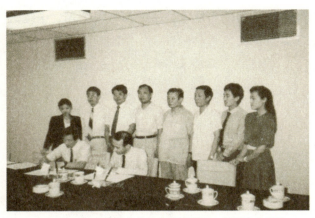

图 6-12　1990 年中信技术公司与法国罗纳-普郎克公司签署蒿甲醚注射剂（Paluther）国际市场合作协议（前排左起李加成（中信公司）、Claude Faurant（法国罗纳普郎克公司），后排左起为宋维莹、王菊生、邓质方、丛众、周克鼎、？、刘化林、黄莺）

本芴醇的推广，中信公司成为积极参与并率先成为青蒿素类药物走向国际市场的成功开拓者。

中信技术公司、军事医学科学院微生物流行病研究所和昆明制药厂组成的科工贸联合体相当于现在所说的产学研合作，共同开拓思路，制定了与知名国际医药公司合作的策略，中信公司首先进行合作的法国抗疟药的巨头罗纳-普朗克（Rhône-Poulenc）公司，现已并入法国赛诺菲-安万特（Sanofi-Aventis）公司，由于蒿甲醚和青蒿琥酯没有国际专利保护，只能采取贸易方式，考虑到国内 GMP 的情况，最终说服和报请国家科委批准同意采取国内企业提供大包装制剂，由法国公司分装成最终制剂并以其自有品牌在国际上一定区域销售的合作模式。在 1990 年基本上谈成的是昆明制药厂蒿甲醚油针剂和桂林制药二厂的青蒿琥酯粉针剂，但经过了 4 年的工作，以法国公司 Paluther 品牌上市销售的只有蒿甲醚油针剂。由于这一品牌药品适应证仅为急重疟疾治疗，零售定价昂贵，市场容量极小。

瑞士汽巴-嘉基慧眼识珠，复方蒿甲醚走向国际

在 1979 年致力于与第三世界的健康和贫困问题做斗争的瑞士汽巴-嘉基公司成立了可持续发展基金会（现诺华可持续发展基金会，Novartis Foundation for Sustainable Development，NFSD），1979 年汽巴-嘉基公司在北京成立了办事处，1987 年建立了北京第一家中外医药合资企业汽巴-嘉基公司北京制药有限公司（现北京诺华制药有限公司前身），1997 年诺华中国总部在北京成立。中信公司和瑞士汽巴-嘉基在中瑞复方蒿甲醚合

作初期和全过程中起到了奠基和关键的作用。

自汽巴－嘉基公司在北京建立合资制药企业以来，他们经常与国家科委相关部门进行联系和交流。国家科委的医药管理部门设在社会发展司，当时主管高新技术产品出口创汇工作的任务也在这里落实，国家科委的工作人员会利用一些机会向汽巴－嘉基公司介绍中国青蒿素类药物项目，希望能够促进合作开发国际市场，这些信息不断地传回总部。汽巴－嘉基于1989 年经国家科委科技司推荐开始接触中信公司和军事医学科学院，在得到汽巴－嘉基可持续发展基金会提供的 100 万瑞士法郎支持前期经费，并于 1990 年 3 月与中信等中方单位签署了保密协议后，汽巴－嘉基公司派出以药物国际（海外）部（PHO 或 PHI）经理 Jean Heimgartner（中文名：金海娜）带队的药品评审团来京，1990 年 4 月下旬在京举行首次正式会谈。双方参加会议的人员有国家科委丛众，顾问周克鼎，顾问沈家祥，中信的李加成、王菊生和刘天伟，昆明制药厂为李南高和王存志，瑞方为Jean Heimgartner、Dr. A. Poltera（中文名：青山）和 D. Marthe，军事医学科学院的滕翕和、邓蓉仙、焦岫卿、周义清。主导会谈的主角是国家科委的丛众和时任国家科委顾问的周克鼎。瑞士方面的青山博士是曾经师从英国 W. Peters 教授学习热带病医学，并开发过原虫类药物的临床医生。中方开始介绍青蒿素类抗疟药，当时推荐的药品还是单方类药物，汽巴－嘉基公司明确表示不会选择不能申请到国际专利的药物，也不会考虑复燃率高和容易产生抗药性的药物，对中方推荐的青蒿素、蒿甲醚、青蒿琥酯和咯萘啶、本芴醇一概否定，然而，在结束会谈之前，青山向周克鼎问了一个问题，"你们还有没有我们不知道的其他可提供的东西？"这个问题让全场所有的中国人陷入了沉默，开始窃窃私语。在要求汽巴－嘉基公司人员暂时离场后，周克鼎与国家科委的丛众、军科院的专家相互商量，甚至争论了很长时间。最后中方向外方透露中方还在研究复方，正在进行 Ⅲ 期临床试验。瑞方主动要求中方现在不要继续这个话题，诺华将会在签署了新的保密协议后再说。当年这些关键的信息交流开启了蒿甲醚—本芴醇复方中外合作开发的序曲。

1990 年 10 月，汽巴－嘉基公司团队再次来到北京，参加人员是项目经理金海娜女士、临床医生青山博士、专利事务专家施路普（Hanspeter Schluep）博士（已故）和负责市场事务的 Marthe 先生，中方出席的有周义清、邓蓉仙、滕翕和、焦岫卿等，曾美怡作为专业翻译参加了会议。中方向外方介绍了青蒿素—周效磺胺–乙胺嘧啶（SP）和蒿甲醚—本芴醇两个复方药的研究情况。汽巴–嘉基公司首先检索这两个复方申报国际专利的可能性，他们认定蒿甲醚—本芴醇复方有可能获得国际专利的组方后，双方随即开始对已有资料的审查。外方团队在离开北京前，给中方教授们一个明确答复：复方蒿甲醚具有新颖性，可以申报国际专利，有可能会对疟疾治疗有所突破，汽巴–嘉基公司选择此组方与中方开展进一步的合作。就在这一时刻，当中国青蒿素类药物在走向世界的征途中遇到多少坎坷之后，终于有一个外国大制药公司真诚地表示合作愿意，可以想象当时科学家的心情是多么激动。

虽然汽巴–嘉基公司的专家对这个复方印象深刻，但他们更加理性，他们实事求是地告诉中方，在做出最后的决定前，军事医学科学院五所必须拿出全部和完整的文件来证明他们所做的介绍将来可以得到国际上的支持，也需要汽巴–嘉基公司对这些资料进行评估。为了通过这一评估，中方足足地花了 5 年时间。中方按照中国专利要求申报了制备工艺专利，非常明确地写上了组方比例。哪知这一动作给后来的谈判带来了麻烦。

汽巴–嘉基公司的评估是严格的，但是对中国的科学家和中国的现状非常尊重，并尽量理解和给予力所能及的建议及实际帮助，作为唯一还能成为国际专利的药品，国家科委也非常重视，特别是对中国能够得到的商业回报考虑很多，因此商业条件必须谈妥后才能在专利申报合作上放行。然而有关专利申请一事存在几个严重问题，首先，在 1989 年 4 月 WHO/TDR 会上，周义清报告过这一复方内容，WHO/TDR 未经中方正式同意，将内容以 WHO 的技术报告[①] 形式于 1990 年 12 月 14 日出版，上面披露了复方蒿甲醚的技术数据。按照专利的新颖性、创造性和实用性的要求，技术资料一经公开就失去了申请专利的条件。为此汽巴–嘉基

---

① Practical Chemotherapy of Malaria，Report of a WHO Scientific Group。WHO Technical Report Series 805，WHO Geneva，1990 年。

公司派专人来华与中方商讨解决办法，经查实此次失密是由 WHO 失误造成的，根据"保护工业产权巴黎公约"和中国专利法第 24 条第 3 款规定，他人未经发明人同意而泄露其内容的，其专利申请的有效期可延长 6 个月。照此计算复方蒿甲醚申请国际专利的最后日期是 1991 年 6 月 14 日，即到最后期限只剩下 45 天（这一问题通过沈家祥教授与 WHO 反复联系，并出示中方要求所有会议内容保密的文件，最终 WHO/TDR 出具了说明文件，才得以解决）；第二，1990 年 8 月军事医学科学院五所已向中国专利局申请"增效抗疟药复方本芴醇"专利（申请号 90106722.9，申请人和专利权人为军事医学科学院五所，发明人为周义清、宁殿玺、李国福、王淑芬、单承启、丁德本、刘光裕），这一中国专利的文本中公开的内容过细，不但组方比例明确，而且基本上未设保护范围；第三，曾美怡等一篇有关复方的质量分析文章正准备付印，幸好得到杂志社的支持，立即撤回；第四，汽巴－嘉基公司在检索中文文献时发现了一篇邓蓉仙的综述文章[①]，其中包括了复方蒿甲醚的内容，这让邓蓉仙教授非常难过。不过汽巴－嘉基公司专家对此非常理解，也劝慰中方，因为中文文献国际读者很少，文章也在不太知名的杂志上，估计国外很难检索到，获得国际专利的可能性是存在的。

第一阶段协议：共同排除风险，在国家科委支持和领导下，1991 年 4 月 28 日军事医学科学院五所的王绍山所长签署《委托书》，授权中

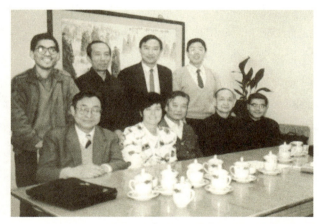

图 6-13　1991 年 4 月与汽巴－嘉基公司就复方蒿甲醚的
合作签署协议
（前排左起：沈家祥，Jean Heimgartner，周克鼎，周义清，
吴嘉善；后排左起：刘天伟，沈德林，李南高，王菊生）

---

① 邓蓉仙：我国近几年抗疟药研究新进展.《中国医药工业杂志》，1989 年 8 月。

信技术公司签署协议；1991 年 4 月 29 日汽巴－嘉基和中方签订《第一阶段协议／First Phase Agreement》，其中特别签署附件 I《Headlines of Future Agreement》，明确中方利益。1991 年 8 月 4 日国家科委批复同意，复方蒿甲醚项目团队的雏形初步建立，并着手为复方蒿甲醚申报专利和按照协议中提出的工作计划开展工作。在第一阶段协议中双方要解决三个问题，即专利申请、临床效果等项目的验证、药物代谢实验，中方称之为"闯三关"，这三关中那个出现问题，都会使合作半途夭折，因此这是共同排除风险的风险期协议。

第一阶段协议中最突出的问题是复方蒿甲醚（当时也被军科院五所称为复方本芴醇）的专利保护。汽巴－嘉基公司专家帮助中方重新起草专利，并按照参照中国 1993 年公布的新专利法的准备增加的化合物和组方保护的思路于 1991 年重新办理了新专利的申请手续。1991 年风险期协议签署时到申请国际专利最后期限只剩下短短的 45 天，时间紧迫，难度极大，需要对申请文件进行审查，完成委托书、转让书、法人证明、说明书的起草和公证，有些国家还要求对文件进行认证，并拿到国际卫生组织出具证明，说明其专利申请时间上的有效性。而且还必须留下 21 天，作为中国贸促会专利代理部向国外提交并进行文件翻译。如按部就班，就等于自动放弃，而军科院五所的技术资料对汽巴－嘉基公司已经公开，虽然与汽巴－嘉基公司有保密协议，但责任在中方，后果不堪设想。为了国家利益和挽救科学家几十年的心血和辛苦研究的成果，为了抓住这一历史性机遇，所领导和项目组全体同志全力以赴加紧工作。为了拿到总后同意申报国外专利的批件，当时五所的所长、科技处长和分管五所的副院长亲自出马，跑机关、找首长、办批件。在总后司令部和卫生部机关具体办事的同志和部领导的支持下，破了常规，急基层之所急，2 天就办妥了批件。中外双方紧密合作，齐心协力，夜以继日，中国贸促会专利代理部的同志们昼夜奋战，3 天就完成了申报国际专利的文本。此时，即距专利申请有效期还有 2 天，把所有文件递交到有关的 64 个国家和地区，国际专利申报成功，充分显示出中国人的组织才能和办事的高效率，受到瑞方高度赞誉。这一专利申请最终在 49 个国家和地区获得了发明专利，86 个国家和地区获得药品注册。

1991 年协议签署后，经青山博士介绍，汽巴－嘉基公司聘请了 TDR 的顾问和奥地利维也纳大学的国际知名学者 W. H. Wernsdorfer 教授作为他们公司的技术顾问。在国外的多数工作都是由 Hanspeter Schluep 博士及他们的技术顾问 W. H. Wernsdorfer 共同完成的。对一个复方药物来讲，必须证明两个活性组分组合到一起要比单独使用有优势，由于要紧急申报专利，Wernsdorfer 教授的体外实验是极其关键的。在他的实验中，使用实验室和现场分离得来的恶性疟虫株，证实了临床上蒿甲醚和本芴醇的协同作用效果，被接受为专利请求。

汽巴－嘉基公司专家的商业意识非常强，除了专利外，汽巴－嘉基还提出了一个让国人看起来大胆和超前的建议：要求本芴醇停产。1991 年 3 月 30 日中信公司、军事医学科学院五所和昆明制药厂签署《关于暂时停止本芴醇作为单方药品生产和销售的协议》，即本芴醇和复方蒿甲醚必须立即停产和停止销售。在今天看来这个决定成为复方蒿甲醚成功的一个难得机遇，是汽巴－嘉基公司对复方蒿甲醚的一大贡献。由于复方蒿甲醚和本芴醇的新药证书和生产批件都在云南昆明制药厂，因此这些事务必须与昆明制药厂商谈。昆明制药厂以大局为重，密切配合，本芴醇停产的事务商谈顺利，诺华也给予了停产补偿费 50 万美元。

1991 年 6 月 24 日国家科委社会发展科技司批复同意了中信公司《关于向瑞士汽巴－嘉基公司提供本芴醇、蒿甲醚样品的请示》，同意提供 20 公斤本芴醇和 3 公斤蒿甲醚样品。汽巴－嘉基公司得以开展制剂研究，为临床试验工作的开展打下基础。

中外双方按照国际 GLP 和 GCP 标准对复方蒿甲醚进行了历时三年多的全面评审。之所以要花这么长的时间，存在多方面的原因。在中国方面，需要有三方对每一步骤的执行和每一合同条款的内容达成一致，还不算其各自的更高的管理部门；而且当出现意见不一致的时候，中信公司在其中的工作量是巨大的，不过这种多部门的合作模式在改革开放初期还是有一定优势的，如果确实因为一些问题，确实出于单方利益造成中方内部的争执，各自的主管部门就会在更高层次协调，甚至还有国家科委的协调，防止了单一单位的意见和主管领导的决定妨碍一个团队、一个国家项目的中途夭折，这个模式值得借鉴，比较现在的"一票否决"的领导模式，对各单位协作项目就有不利的一面，造成单兵作战，实力大减的现状。

在汽巴－嘉基公司方面，来自中国的复方蒿甲醚也经过了对最初的一些争议取得一致，双重检查、众多部门、从汽巴－嘉基药物国际部到诺华公司药物海外部的重建，其后到研发部门的重建等等，造成在公司内部的治疗领域审查委员会（Therapeutic Area Review Boards）和全球研发委员会（Global Research & Development Board）审查时，这个抗疟产品在优选重要产品的排队过程中就落在了后面。

在汽巴－嘉基公司里，自上世纪 70 年代起公司已经取消疟疾药物优选权，因此不是所有参与者对共同开发一个复方药物的前景感到乐观，一是本芴醇像大理石一样的难溶性，以及蒿甲醚的油溶性特征，使得国外习惯研究水溶性化合物药物的专家对中国的复方药充满疑虑，再有就是开发复方药物的特点，特别要对三个组分进行实验让人感到不安，可以计算出的是毒理学实验需要巨额费用，并以此作为反对这一计划外项目的理由。还有中国科学家所做的 400 多例临床并不符合国外的 GCP 标准，结果并不被认为是真实的。为了解决上述问题汽巴－嘉基公司决策人改变了"先签协议后做临床试验"的承诺。

从 1992 年开始复方蒿甲醚不断获得国外专利开始，中方也在焦急地等待，希望在获得专利后，汽巴－嘉基早日签署最终的许可开发协议，不要总在审评！汽巴－嘉基公司的复方蒿甲醚（命名为 GIN–TONIC）小组成员们也是忧心忡忡，不希望与中国合作的药物开发半途夭折。1992 年的一天，青山在早上七点电话给药物开发部门的主管 Dr. Justus Gelzer（已故），希望紧急见面。在他的办公室里青山博士向他解释对这一复方的认识，并提出观点和建议：现在就言放弃还太早，汽巴－嘉基公司应组织一次按照国际标准在中国用复方药进行 100 例恶性疟患者的治疗试验，并且在汽巴－嘉基公司的监督和检测之下，如果这一试验能够提供与中国科学家已有的相同结果，就明确继续进行下去，如果失败，就立即停止这一项目。Gelzer 博士坚决支持。因为这一实验的结果意味为"做"或"不做"，外方称之为"酸检验"。这就是后来中国在瑞方的资助下 1993 年在海南进行的一次临床试验。

从某种意义上说，海南临床试验的成败，决定着复方蒿甲醚项目的命运。起初中方向汽巴－嘉基公司所要求提供的临床费很高，国家科委的领导也出面进行了解释，不过汽巴－嘉基公司也同意了中方的要价。对此次临床验证双方都极为重视，决定共同组成水平高、素质好的专家组，赴海南现场实地治疗 100 例恶性疟。

青山博士与汽巴－嘉基的顾问 Wernsdorfer 教授和来自汽巴嘉基新加坡公司的 L. Seet 博士一道，制订了相应的试验计划和相关的病例记录格式，由军科院五所的焦岫卿教授领导在海南三亚的农垦医院里进行了患者 28 天治疗的试验，经中方专家 5 个月的周密组织、严密的观察，出色地完成了 102 例恶性疟的临床观察，其结果与中国科学家以前观察的 400 余例的全部数据基本一致，96% 的治愈率和极好的耐受性。其中反应药效最重要的指标 28 天治愈率仅差 0.1%。说明我们以前做的临床研究工作，虽然没按 GCP 标准，但结果是真实可靠的。这被中国科学家称之为第二难关。

在此次临床验证中，汽巴－嘉基公司的专家们也在此次试验中设计了一个证明复方药物治疗恶性疟的协同作用的试验，其证明了蒿甲醚加本芴醇比单药组分本芴醇和蒿甲醚更具优越性，为进一步的国际开发奠定了基石。这次成功的试验之后，这个项目在瑞士公司里获得了绿灯。

继关键的临床药效问题解决之后，汽巴－嘉基公司又提出复方蒿甲醚的剂量配比和临床使用方案的科学依据问题，即复方蒿甲醚配比和临床应用方案是否正确。这个问题，对于复方药物来说，用理论无法说清，只能让试验的结果来证实。于是，1994 年在海南按 GCP 标准开展了第二次临床试验。这次临床试验设计是双盲、随机、对比，总数 150 例。这与 1993 年相比，不论是试验规模、还是工作难度和风险都大大超过了 1993 年的第一次试验。这次试验中更是设计了试验中设计了治疗前后配子体的观察，结果是配子体下降，这一点在随后的其他试验中也证实了。这种杀灭配子体的效果是一个意想不到的，进而成为蒿甲醚加本芴醇的独特性质，并对成功减少流行疟疾的死亡率和发病率做出贡献。

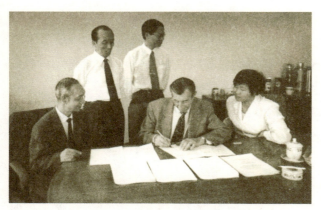

图6-14　1994年9月20日军事医学科学院、中信技术公司、昆明制药厂代表与汽巴－嘉基签订中国第一个药物组方发明许可开发合作协议

在1993年和1994年，中方临床医生和汽巴－嘉基公司一起在海南岛进行了两次至关重要的临床验证，中国的产品通过了审查，所有的研究结果都确认了复方蒿甲醚的非凡疗效。

中国科学家在药代动力学实验上也是连闯三个难关。由于中国没有GLP标准，国外对中国实验室的水平还是持怀疑态度。为了检测中方建立的本芴醇药代动力学方法和检测结果的准确性，根据Wernsdorfer教授的安排，本芴醇药代血样分析，按中方建立的方法同时在北京（由卢志良负责的）和设在马来西亚槟榔城的WHO临床药理检测中心实验室进行药代动力学实验。实验结束后，双方公布各自实验结果时，发现两地相差悬殊。槟榔城药理检测中心检测的血浓度大部分是低的，小部分为"0"，而中方则绝大部分为高浓度，个别为低浓度，并与以前的结果一致；由此导致外方怀疑中方建立的方法是否正确，进而引起汽巴－嘉基对复方蒿甲醚评价结论的怀疑。为了闯过这一关，中方专家经过认真讨论，面对严峻形势主动出击，迎接挑战。因此中方建议汽巴－嘉基总部专家主持召开专家讨论会，在会上两个实验室分别报告各自的实验操作过程，经过双方专家座谈讨论和相互询问启发，槟榔城药理中心承认他们工作有误，从而确认中方的方法是正确的。尽管如此，但汽巴－嘉基仍有人怀疑其真实性，接着而来的就是第二关，用双盲法进一步验证，结果再一次证明中方的结论是正确的。第三关，瑞方提出中方的试验条件和操作规程不符合GLP要求，需派专家来北京考察。中方再一次接受他们的挑战，同意他们派专家来北京考察。汽巴派药代专家Degen博士到我们实验室进行考察并与中方一起操作，得出结论：北京实验室及操作规程符合要求，并决定本芬醇的药代分析由北京实验室独家承担。

由于专利申报和科研工作不断进展，排除了各种干扰，有力地配合商务谈判，推动了双方合作协议的达成，于 1994 年 9 月 20 日中秋节月圆之夜中外正式签署《许可和开发协议／Licence & Development Agreement》。10 月 17 日国家科委社会发展科技司国科社字〔1994〕36 号《关于对中－瑞复方本芬醇合作协议的批复》。1994 年 12 月 2 日中外双方联合召开"中瑞双方合作研制开发新一代青蒿素系列抗疟药"新闻发布会。

汽巴－嘉基公司的专家 Dr. Poltera；专利部门的 Dr. Schluep；从事关键性分析测定方面的 Dr. Peter Degen；在非常艰难的阶段具有极大耐心的化学部门的 Dr. Wirz 和熟悉注册程序以及语言技巧（除中国普通话以外能通五种方言）的 Ms. Henny Hsia，在风险期工作的推进和取得成功做出积极贡献。还有设在新加坡的地区医疗中心，北京汽巴－嘉基医药和注册部门。由于在谈判过程中，法律文件不断变化，在这一任务中起着重要作用的还有法律顾问 Dr. Robin Walker 先生，出色的团队工作和团队精神才最终使得协议达成。项目经理 Jean Heimgartner 女士更是从项目开创，到度过艰难时光，到最终协议签署，贯穿项目始终的一个具有执着精神的战士，为这个项目做出了独到的不可或缺的贡献。

1995 年 8 月北京汽巴－嘉基制药有限公司获得卫生部颁发的复方蒿甲醚新药证书副本。1996 年，汽巴－嘉基公司与山德士公司合并，组成了现在的诺华公司。新公司成立后，对合并前正在开发的药物进行了筛选。复方蒿甲醚项目经受住了为期数月的内部项目重新审定的考验。瑞士诺华公司董事长和总裁魏思乐博士回忆了他第一次简要听取复方蒿甲醚介绍的情景。"人们对我说，很显然我们永远也不可能从这个项目中挣钱，"他说，"我反问他们，复方蒿甲醚是否具有可与市面上现有的抗疟疾药物的疗效相媲美的潜力，或者疗效比现有的药物更为显著。答案是肯定的。基于此理由和依据，我们决定继续开发这种药物。"经过这次审定后，1997 年 6 月诺华通知中信公司：项目继续，新任项目经理为 Laniz Lazdins，组建新的团队，并确定诺华公司将以 Coartem 的商品名注册复方蒿甲醚。1996 年 7 月 12 日诺华公司完成用于国际注册的全套资料，1998

年 7 月在疟疾流行国家递交申请。1998 年 10 月复方蒿甲醚首次在非洲加蓬通过药物注册。

为符合在国际上注册的要求，对改进后的处方从人数和地区上扩大了临床试验范围，北京诺华公司也完成实验并提供稳定性实验数据。为了开展国际临床研究，诺华公司组织了以 W. H. Wernsdorfer 教授为顾问，有中方合作者参加的研究队伍，按国际新药临床规范标准（GCP），分别在亚洲、非洲和欧洲地区，1998 年药品上市前组织了 15 次复方蒿甲醚的国际临床试验，受试人群总数达 3265 人，其中复方组为 2042 人，药物对照组为 1223 人，其中儿童、女性和对照药物受试者均占整体人数的 1/3[1]；2003 年 7 月又完成了受试婴儿／儿童达 2400 多人的 6 剂量服用安全和有效性试验[2]。

据文献统计研究，在 1996—2000 年间，诺华公司在疟疾研究方面的投入和发表文章的数目上升到各大医药公司中的第二位，总花费估计达到 2300 万美元，仅次于罗氏公司，高于格兰素史克公司[3]。中瑞合作后由诺华主持的复方蒿甲醚临床研究在 1993—2007 年间共进行了 20 个临床研究，中国部分参加的临床研究，都是按照国际 GCP 规范和诺华的标准操作规程（SOPs），8000 多名受试者，发表了 20 多篇复方蒿甲醚研究论文。在全球还有超过 50 个独立的研究并发表相关数据。对复方蒿甲醚的有效性、安全性、耐受性和副作用和抗疟药如甲氟喹和甲氟喹—青蒿琥酯、奎宁、卤泛曲林、氯喹、周效磺胺－乙胺嘧啶等进行了疗效比较。作为第一家国际医药公司，在赞比亚与 WHO 合作开展孕妇用药的观察。在坦桑尼亚进行了为期三年，涉及 82000 多人的药物可接受性和耐受性的社会调查研

---

① P. Skelton-Stroud, R. Mull: The Novartis Co-Artemther International Development Team. *Mededias Tropicals*（*Marseille*），1998，58：77—81。

② C. Falade, M. Makanga, Z. Premji, 等：Efficacy and safety of artemether-lumefantrine（Coartem®）tablets（six-dose regimen）in African infants and children with acute, uncomplicated falciparum malaria, submitted to the NEJM on November 28, 2003 年。

③ G. Lewison, S. Lipworth: A de Francisco, input indicators from output measures: A bibliometric approach to the estimation of Malaria research funding, Centre for information Behaviour and the Evaluation of Research（ciber），City University, Northampton Square, London, England. http://www.soi.city.ac.uk/organisation/is/research/ciber/MalariaPaper.pdf。

究（ALIVE study，Artemether–Lumefantrine in Vulnerable patients）。与美国 CDC 一道在复方蒿甲醚在美国注册之后对非洲免疫人员用药监控。与WHO 和 Worldwide Antimalarial Resistance Network 一道密切监督和交换信息。

1995 年，浙江新昌制药厂加入该项目，作为合同生产商负责本芴醇原料的生产；汽巴－嘉基公司也决定在其位于北京郊区的工厂生产最终的复方蒿甲醚片剂，由此一个崭新的、伙伴更多的中外合作团队形成，从此开启了这一前所未有的中外合作国际医药开发项目，共同的目标就是让中国的抗疟新药进入国际主流市场。随着 21 世纪 ACT 时代的到来，全球复方蒿甲醚需求上升，中外企业全面扩产，诺华也在美国纽约 Suffern 的工厂中建立了产能达到 1 亿人份最终制剂的新工厂。

生产复方制剂所需的蒿甲醚和本芴醇原料药则分别由昆明制药集团（KPC）和浙江新昌制药厂提供。2000 年前中国的实验室和工厂并不具备西方国家所采用的标准技术，部署生产环节的各种协作也需要一定的时间。首先诺华的专家帮助昆明制药重新设计了蒿甲醚的生产流程，并对质量保证体系进行了更新，使之符合国际公认的药品生产质量管理规范（GMP）。2001 年，昆明制药集团的蒿甲醚生产通过了澳大利亚监管机构的检查，并顺利获得了其颁发的药品生产质量管理规范（GMP）证书。本芴醇的生产在当时面临的挑战更为巨大。中国军事医学科学院开发的基本化学合成方法虽然非常有效，但在总协议签署时，用此方法合成的数量仅能满足实验室级别的使用需求。为了满足预期的产能，来自巴塞尔的诺华化学家们被召集来研究扩大生产规模的新流程，然后把设计好的新流程转交给指定的本芴醇中国供应商浙江新昌制药厂。浙江新昌制药厂新建了第一个年产 20 吨的新车间，从 1996年开始在诺华公司的帮助下进行全新设计，到 1999 年初步建成，并完成诺华公司的全部审计和验证，不过本芴醇生产直到 2005 年才通过了国际认可的药品生产质量管理规范（GMP）认证。在此之前，为了不延误复方蒿甲醚（Coartem）的上市时间，本芴醇的生产由诺华临时外包给了瑞士的一家分包商，这意味着要把成吨的本芴醇从瑞士运到中国，意味着诺华要为此付出额外的费用，就诺华与世界卫生组织的合作条件而言，这意味着诺华每交付一个疗程的复方蒿甲醚（Coartem）都要赔上一笔钱。后来，浙江新昌制药厂通过了国际认证，才使得诺华摆脱了这种困境。

1998 年开始商业规划：双品牌，与 WHO 商谈合作。1997 年 6 月组建新的复方蒿甲醚项目团队，诺华公司开始着手进行以 Coartem 为商品名的全球药品注册工作。当时诺华公司负责这一产品的全球战略市场主管是曾经在 1990 年作为汽巴 - 嘉基公司团队一员的 Daniel Marthe 先生。首期针对欧洲旅游人群的保护用药商品名为 Riamet，于 1999 年 1 月 22 日以快速通道的方式在欧共体办理了药品注册。2002 年 12 月完成印度的药品注册；2009 年获得美国 FDA 的药品注册。到 2011 年，复方蒿甲醚已在全球 86 个国家和地区获得药品注册资格，而全球现在有 88 个国家采用 ACT 药物治疗恶性疟疾 [1]。

2000 年诺华公司首次向中方支付 1999 年专利提成费。在 1999 年注册批准的国家有 25 个，在贝宁、喀麦隆、刚果、科特迪瓦、加蓬、几内亚、肯尼亚、马达加斯加、尼日尔、塞内加尔、多哥和津巴布韦和瑞士共计 14 个国家销售。

中国企业探寻的青蒿素类药品的国际化自主发展模式

中国青蒿素类药品以自主品牌的方式发展是另外一种模式，而且应该是最早发展的模式。

中国青蒿素产业在原料种植、提取价值环节具有绝对优势，但是在产品开发和市场营销环节处于劣势，而一些跨国企业的竞争优势十分明显。一方面，由于中国医药制剂设备远低于国际先进水平。另一方面，中国医药生产企业用于新产品开发的投入太低，跨国公司一般每年投入研发新药的费用要占其营业收入的 12%—14%，甚至更高，而许多中国企业每年投

---

[1] WHO：Country antimalarial drug policies by region，2012。http://www.who.int/malaria/publications/treatment-policies/en/index.html。

入研发的费用约为销售收入的 1%。在国外，科研与生产一体化。而国内，技术源头集中在高等院校、科研院所以及新兴的民营科技型企业。这就带来一个关键问题：科研成果如何走出实验室，成为产品、商品。1988 年国家科委组织招标工作时，当时企业还没有自主出口经营权，许多拥有这一权利的国营外贸公司分划了市场开拓范围，销售三个单方药品，虽然存在认可难度和销售模式的制约，但很多外贸公司从中赚取了很多利润，市场主要是东南亚、非洲的市场开拓起来更加困难[1]。

青蒿素指导委员会期间获得新药证书的青蒿素栓剂没有产品上市，而1987 年获得新药证书青蒿琥酯和蒿甲醚两个注射剂当年就参加了北京举办的第一届国际医药会展；青蒿琥酯片于 1988 年获得的新药证书，1992 年双氢青蒿素、1997 年蒿甲醚片获得新药证书，而 1986 年青蒿素、1987 年青蒿琥酯和蒿甲醚的新药证书都是原料药。

虽然，到了 21 世纪初上市销售的有蒿甲醚（注射剂、片剂和胶囊）、青蒿琥酯（针剂和片剂）、双氢青蒿素（片剂）等单组分药物，开发出的复方药物有蒿甲醚＋本芴醇、双氢青蒿素＋哌喹和青蒿素＋萘酚喹等；但由于我国的青蒿素药品在临床研究、生产和销售战略研究上未能达到国际标准，长期的市场战略还难以与世界医药巨头抗衡，因此在国际专利保护、注册和销售方面还没形成规模[2]。

国内最早生产青蒿素类单方和复方药物的是三大家企业，桂林制药厂的青蒿琥酯类药品，昆明制药厂蒿甲醚系列药品和北京科泰公司的双氢青蒿素系列药品，2000 年以后昆明制药厂和北京科泰公司被华立集团控股，桂林药厂更名桂林南药股份有限公司，2003 年被上海复星集团控股。其他国内的企业，如重庆的通和制药、广东新南方青蒿药业有限公司以及后来的浙江新昌制药厂则是以提供复方蒿甲醚的原料药本芴醇为主。目前收集到国内药厂相关的青蒿素类药物研发与生产的原始资料或文件有限，以下

① 刘天伟，李志芳，孙晓文，屈凌波：复方蒿甲醚国际合作的回顾与思考。《世界科学技术：中医药现代化》，2004（04）：44-53。

② 吕文栋，逯春明，张辉：全球价值链下构建中国中药产业竞争优势——基于中国青蒿素产业的实证研究。《管理世界》，2015（4）：75-84。

简要的介绍国内三家主要企业（桂林制药厂、昆明制药厂以及北京科泰公司）青蒿素类药物的研发、生产与销售情况。

桂林制药厂

桂林制药厂始建于 1958 年，是一家专门从事化学药物研发、生产和销售的综合性医药企业，1960 年与内迁的著名的上海"唐拾义"药厂合并，成立广西壮族自治区桂林制药厂。1995 年始，研发生产的布美他尼、盐酸左旋咪唑、磷酸左旋咪唑等产品先后通过了美国 FDA 认证，正式打入了美国市场。桂林制药厂于 2000 年 12 月合并了桂林制药二厂。桂林制药二厂是原中共中央南局国防工办和中国医药工业公司根据战备需要而投资的以生产针剂为主的药厂，始建于 1965 年，生产抗菌素针剂、大输液、小水针药品等。20 世纪 80 年代末桂林市制药企业合并后组建了桂林制药有限责任公司，并于 2001 年 6 月成立桂林南药股份有限公司，其拥有青蒿琥酯系列药品。2003 年，长期以来只是扮演着原料供应商角色的桂林南药股份有限公司与同样期待着打入国际市场的民营企业复星医药集团找到了合作的机会 ① 。2003 年 11 月桂林制药厂更名为"桂林制药有限责任公司"；2003 年 12 月，桂林制药有限责任公司与上海复星实业股份有限公司签署合作协议书，成为了复星医药集团旗下的子公司；完成企业改制后，上海复星医药（集团）股份有限公司占桂林制药有限责任公司 60% 股份。上海复星入主桂林南药当时看重的产品就包括桂林制药核心产品——国家一类新药青蒿琥酯是目前唯一的能制成水溶性制剂的青蒿素有效衍生物，已被世界卫生组织推荐为优质抗疟药，也预测该产品的未来市场潜力可望达到 10 亿元。

有关青蒿琥酯的研发过程在前面的章节已有介绍，1987 年 4 月 6 日向桂林制药厂、上海医药工业研究院、军事医学科学院微生物流行病研究所、中国中医研究院中药研究所、中国医学科学院药物研究所、中国科学院上海药物研究所、广西医学院、广州中医学院、8 个合作单位共同获得青蒿琥酯的新药证书，编号：（87）卫药证字 X–01 号；其注射剂则由上海医药工业研究院、桂林第二制药厂、广州中医学院合作完成，3 个单位共

① 《复星医药》，2010（16）。

同获得国家卫生部颁发的注射用青蒿琥酯新药证书。

早在 1982 年 5 月广西区经委和财政部门发文拨款在桂林制药厂筹建青蒿琥酯生产车间，1984 年完成设计，1987 年建成青蒿琥酯原料药生产车间，1989 年正式投产[①]。1987 年广西医药局在桂林主持召开了"注射用青蒿琥酯车间技改扩大初步设计审议会"，由上海医药设计院设计，批准了桂林制药二厂建设年产 60 毫克／瓶注射剂 850 万瓶，配套 5% 碳酸氢钠溶液 850 万瓶的方案，总概算 1153 万元。注射用青蒿琥酯从获得中国卫生部办法的新药证书至今，最终在国际组织 MMV 的帮助和支持下，2010 年获得 WHO 质量预审，并列入 WHO 疟疾治疗指南。可以说从 1982 年第一次国外有关部门审查开始，到 2010 年获得 WHO 认证，青蒿琥酯注射剂用了近 30 年的时间实现了国际认可之最高目标。

1990 年 8 月中信技术公司与法国 Rhone-Poulenc Rorer Inc.（现为 Sanofi-Aventis 公司）签署在国外销售桂林制药二厂青蒿琥酯注射剂的协议，但因 GMP 难度，未能开展起来。1993 年中信公司组织桂林两厂到越南进行市场拓展，青蒿琥酯两药品开始进入东南亚市场；1995 年在中国科华技术贸易公司的帮助下青蒿琥酯针剂和片剂同时在印度获得批准注册。1992 年法国公司与桂林制药厂开始接触，1994 年 3 月桂林制药一厂与法国赛诺菲－圣得拉堡集团（Sanofi-Synthelabo）签署青蒿琥酯片剂国际市场销售协议，2003 年 3 月续约 5 年。法国赛诺菲公司负责在非洲进行临床验证（共 300 例）和办理注册，桂林制药厂从提供原料或者大包装制剂，从 1995 年开始以 Arsumax 品牌在全球销售，2004 年法国公司的青蒿琥酯片剂通过 WHO 的认证，法国赛诺菲公司在瑞士和桂林都生产过最终制剂。桂林制药厂自 1988 年以来持续销售自己"漓江"品牌的青蒿琥酯片和注射剂，在国外注册销售的国家达到 38 个，2003 年的销售量也比 1995 年提高了 15 倍[②]。东南亚是主要地区，不过也是被假药冲击最严重的地区。2002 年后也生产过赛诺菲版的青蒿琥酯片剂。

青蒿琥酯片还于 1996 年获国家"八五"科技攻关重大科技成果，并

---

① 刘旭主编：《青蒿琥酯的研究与开发》，漓江出版社，2010 年。
② 张广宁：桂林南药与法国赛诺菲续约。《桂林日报》，2003 年 3 月 17 日。

获得过优秀医药专利一等奖。其生产工艺属于国家保密技术。在青蒿琥酯片的用药标准上，桂药生产的青蒿琥酯在有效期内的溶出度为85%，新出厂的能达到95%，而国际标准只要求75%。世界卫生组织（WHO）提出，在国际药典没有修改之前，把国际药典加桂林制药企业对青蒿琥酯片的内控标准作为制药标准，写下了全世界唯一一个把企业内控标准作为国际标准参照的记录。2000年青蒿琥酯片进入《WHO基本药物目录》（第11版），2002年12月，桂林制药厂的青蒿琥酯片通过世界卫生组织的GMP，这个是中国医药企业第一次通过WHO的GMP认证；2003年进入《WHO国际药典》（第5版）。2005年12月21日，世界卫生组织（WHO）在其官方网站上公布了"通过预认证的产品和制造商名单（抗疟药）"，确认复星医药－桂林南药生产的青蒿琥酯片剂通过了WHO的预供应商资格认证，从正式启动到获得供应商资格，公司花了一年多时间①。2009年4月，桂林制药厂正式向美国药典委员会提交了其尚属空白的青蒿琥酯原料药及片剂的全套质量标准。此前，印度某企业也提交了其生产的青蒿琥酯质量标准。经过美国药典委员会一年多的严格评判，桂林南药提供的青蒿琥酯质量标准胜出②。2010年6月青蒿琥酯标准进入美国药典（USP），美国药典委员会把中国药企提供的产品质量标准收录为新版《美国药典》，是其1820年成立至今130年来历史的首次。

中国第一个自主研发、具有完全知识产权的药品——青蒿琥酯药品制剂得到了国际主流市场的认可，其深远意义远远超过了商业利益本身，其里程碑意义表现在中国制药企业在一定领域内的技术研发、生产质量管理、流通渠道等诸多方面刷新了历史，进入了一个全新的发展平台。

昆明制药厂

昆明制药厂成立于1951年，1995年昆明制药厂进行了整体改制，将其全部经营性资产作为股本投入，与昆明金鼎集团企业发展总公司、昆药职工持股会、昆明富享房地产开发经营公司、昆明八达实业总公司共同发起，

---

① 复星医药网：桂林制药——我们正在书写新的历史，2007年07月20日。http://www.chinamtcm.com/html/51406.htm。

② 《复星医药》，2010（16）。

设立了昆明制药股份有限公司，2015年公司更名为"昆药集团股份有限公司"。昆明制药厂是最早开始青蒿素提取分离和生产蒿甲醚花生油注射剂的企业。早在1974年初云南药物所詹尔益等首先开发出汽油溶剂法提取青蒿素工艺，当年就在昆明西山脚下的昆明植物提取厂使用从当时四川省酉阳县（现重庆市酉阳）采购的高含量黄花蒿进行中试，获得600多克黄蒿素（后统称青蒿素），在世界上首先完成青蒿素中试放大生产。其成为首次成功在云南进行脑型疟救治和恶性疟、间日疟临床用药试验的药品。

随后云南工业化生产工艺不断成熟，所生产出的青蒿素支持了结构研究、临床试验用药；1975年开始云南药物所与上海医药工业研究所开始研制青蒿素注射剂，实际生产也是在昆明制药厂进行的，并在1978年为支持军队备战，昆明制药厂共生产出15万支青蒿素注射液。1981年上海药物所蒿甲醚注射剂通过鉴定后，在中国青蒿素及其衍生物研究指导委员会（简称"青指"）的帮助下，上海药物所将蒿甲醚转让给昆明制药厂，1987年双方联合获得了蒿甲醚原料药新药证书，同时昆明制药厂独家获得了蒿甲醚注射剂新药证书，由此蒿甲醚注射剂开始走向国内外市场。20世纪90年代中昆明制药厂又相继开发出蒿甲醚胶囊、片剂剂型，并增加了治疗血吸虫的新适应症。1995年在日内瓦出版的WHO热带病研究所的第12辑论文集肯定了蒿甲醚的功效，同年蒿甲醚被收入WHO的《基本药物目录》。先后参与创新开发出青蒿素系列及与其密切相关的青蒿素、蒿甲醚、蒿甲醚注射液、本芴醇、本芴醇胶丸、蒿甲醚片、蒿甲醚胶囊、复方蒿甲醚、复方萘酚喹（ARCO®）等众多新药，并最终成为国药"蒿甲醚"及其制剂的产业化领军人。昆明制药的蒿甲醚系列药品已获得国家级生产批文10个，其中，国家一类新药5个、三类新药1个、四类新药2个、五类新药1个，历经二十多年的市场开拓，昆明制药厂已经将青蒿素系列产品推向了非洲、亚洲、南美等多个国家和地区，获得了40多国的药品注册，组建了一支专业化的国际商务队伍，昆明制药厂已发展成为青蒿素类产品最多、剂型最全、研发能力与生产实力最强的公司。

北京华立科泰医药有限责任公司

北京华立科泰医药有限责任公司，现隶属于华立医药集团。将北京华立科泰医药有限责任公司与遥远的非洲大陆联结起来的，是一种名为"科泰新"（双氢青蒿素）的药品。北京市大力发展高新技术产业的政策，为北京市科泰新技术公司提供了宽松的企业发展环境。1993 年 5 月这种获国家一类新药证书的抗疟疾新药由北京万辉药业集团（原北京第六制药厂）正式投产销售，是中国的抗疟专家经过整整一代人的努力，花了三十年的时间研制出来的，科泰公司以 200 万元人民币的价格买断了该产品。在疟疾横行的非洲，"科泰新"已远远超出了普通商品的范畴，而成为健康甚至生命的某种象征。本着一种强烈的使命感，"科泰新"开始向长期肆虐非洲大陆的疟疾、向潜力巨大的世界抗疟市场、向此前一统天下的国际知名品牌全力发起挑战。多年来科泰人克服了人们难以想象的困难，开创了我国抗疟药以自己的品牌参与国际市场竞争的成功之路。

双氢青蒿素是青蒿素衍生物药物，获得新药证书的当年就荣获了"一九九二年度全国十大科技成就奖"及"新中国十大卫生成就"。进入非洲大陆的医药市场，药品注册是必经之路。由于非洲国家的医药工业水平相对落后，加之殖民时代的西方发达国家对其政治和经济的影响，绝大多数非洲国家的药品管理法规均是照搬其前宗主国的法规和条文。在非洲医药市场上，"科泰新"同样遇到了当时我国药品进入国际市场普遍遇到的问题。但是，公司在客观分析自身的优势后，认为值得一搏。开拓非洲抗疟药市场将会带来经济效益，还将帮助非洲国家解决疟疾问题，有助于树立中国企业、中国人的良好形象。在最初的几年里，科泰公司的员工们逯春明等人几乎跑遍了非洲疟疾流行地区国家的驻华使馆，并且利用一切线索与我国驻非及其他疫区的中国使馆等各类驻外机构联系，获取各种有助于走出去的信息。他们主动向外交部、经贸部、卫生部、科技部、国家药品监督管理局、总后卫生部等与疫区国家政府间有广泛联系的政府有关部门汇报情况，争取支持。在非洲，十多年来他们顶着烈日骄阳，拿着注册资料、宣传资料、样品，拜访了不计其数的医生、商人、卫生部官员，包括 10 位非洲国家元首和政府首脑，5 位第一夫人以及 30 位部长。功夫不负有心人，在方方面面的支持下，"科泰新"完成了 20 多个国家的药品注册，在 2005 年，"科泰新"销售额达到 1.2 亿元人民币，已有近 30 个国家的

2000 多万人服用，挽救了数百万人的生命。而且前些年，我国领导人出访非洲时曾多次将"科泰新"作为高级礼品赠予非洲人民。到 2012 年已形成了四个人口超过 1 亿的销售稳定增长的市场，其中大东非地区包括肯尼亚、坦桑尼亚、乌干达、卢旺达、埃塞俄比亚，11 个法语非洲国家，尼日利亚和巴基斯坦。

新南方青蒿药业在近些年也取得了进展 ① 。"复方青蒿素 Artequick 快速灭源灭疟法"国际试点推广，以良好疗效扩大市场份额。青蒿科技秉承"青蒿使命，健康全球"的宗旨，本着"一定要使中国的青蒿素惠及全球"的使命，通过在柬埔寨和非洲科摩罗莫埃利岛高疟区国家大力推广"Artequick 快速灭源灭疟法"，成功实施并取得显著效果，从而带动Artequick 快速进入公立市场板块并扩大其在这一市场的所占份额。

① 梅州市外经贸局：新南方青蒿龙头带动促进梅州市"走出去"初见成效。2012 年 8 月 7日。http://meizhou.mofcom.gov.cn/aarticle/zhongyaozt/201208/20120808273114.html。

结语

　　1967 年正值"文化大革命"的高潮，虽然大多科研工作都处于停顿状态，但由于五二三任务来自最高领导，是一项战备任务，所有的科研单位以及科研人员都是由上级指定参加的，而不是自愿报名参加的，更不像现在科研单位自主申请，所以青蒿素的研发起初是作为一项任务而不是科研项目展开的。因此，在对其进行历史评价时应充分意识到历史语境及其变迁。可以说当时的这项任务是一项国家策略——"备战、备荒、为人民"，是一项外交需要和政治需要。青蒿素的发现则可以看成是国家的需要与当时的科学研究互动产生的结果。在当时的环境下，国家整体科研条件较差，但通过"大协作"的模式最终完成了这项任务，研究出了一批抗疟药尤其是像青蒿素这样的抗疟新药，使中国乃至于世界抗疟药的研究前进了一大步。

特殊的年代

　　20 世纪六七十年代，国际上印支战争不断升级；我国从三年自然灾害中逐步恢复，国力薄弱、技术设备落后，加上当时敌对势力封锁，物资和技术资源匮乏；1967 年五二三任务下达时又值"文化大革命"的高潮，社会动荡，大多科研工作都处于停顿状态，技术人才队伍涣散。

特殊的任务

这项研究任务是应越南领导人的求助，毛泽东主席应允的，又经周恩来总理亲自布置，是针对东南亚难于防治的抗药性恶性疟疾造成军队非战斗减员的严重影响，由军方主导，把研制防治抗药性恶性疟药物，作为一项援外紧急战备的特殊任务。

这项任务可以说是中国医药研究领域早期进行的一个"大科学"[①] 研究活动。在五二三任务及后期的青蒿素类研发历程中都体现了科学家、科研机构、政府与国际组织之间的合作，体现了多学科的交叉与融合。虽然它没有使用巨大的仪器设备，但是在整个任务的开展过程中，使用了中国当时最先进的仪器设备；虽然当时整个国家处于一个相对混乱的情况，但是这个任务有高层领导对整个任务的规划和管理；虽然这个项目没有巨额的科研经费支持，但是它投入了当时特定历史条件下国家可能投入的人力、物力、和财力。国外进行一个新药的研发可能花费巨额资金和数十年的时间，在当时中国不具备这样的条件时，这个项目可以说从政治成本和人员数量上面弥补了金钱和时间的不足。这是一个典型的任务带动科研、学科发展的例子。

此外，这项任务的开展不仅使参与任务的科学家的能力得到发挥，而且还培养了一大批抗疟专家与技术骨干。

特殊的组织

在我国政治、经济、生活动荡的特殊年代，五二三任务的下达，是经国务院和中央军委批准，或下发通知，又通过全国和 7 个地区分别组成的五二三领导小组及五二三办公室统一组织实施的。五二三任务结束后，国家又成立"青蒿素指导委员会"，继续对青蒿素类药物研发进行组织管理。

五二三会议召开前，针对热带抗药性恶性疟疾难防难治的问题，先由军事医学科学院起草了三年研究规划草案，经第一次全国五二三会议讨论

---

① 刘戟锋、刘艳琼、谢海燕:《两弹一星工程与大科学》。济南：山东教育出版社，2004 年。

后，正式下达。这个三年研究规划从热带部队行动的实际出发，提出了以"远近结合、中西医结合，以药为主、重在创新，统一计划、分工合作"的明确方针。

第一次全国五二三协作会议后，按专业划分，成立了化学合成药、中医中药、驱避剂、现场（临床）防治四个专业协作组，后来又陆续组成中医针灸、凶险型疟疾救治、疟疾免疫、灭蚊药械等专业协作组。

专业协作组内的单位，根据统一制订的计划，明确任务分工，定期对执行情况进行检查，举行专题研讨会，互相交流信息，对研究中存在的难点，集思广益，探讨解决的办法。

单位、专业之间遇到一些难以解决的问题，由五二三办公室和后来的"青蒿素指导委员会"秘书组协调解决。研究项目实行跨部门、跨系统、跨单位，分工合作，按照系统工程，接力棒方式进行，从而保证了高效率完成。

五二三任务经历了应急阶段、大协作阶段和成果分享阶段；它最开始在军队内部，后来到军民合作，再到后来以民间为主；同时它还经历了从战备任务到常规研发的转变。五二三任务的整个进展过程可以反映出科学研究与政治文化、社会经济有着密切的关系。可以说如果不是战备任务、不是多个部委组织协调，青蒿素的发现可能不会那么早。

丰硕的成果

五二三抗疟药能够取得卓越的成就，关键在于任务下达伊始便确立了"远近结合，立足创新，中西医结合，两条腿走路"的方针。把寻找防治抗药性恶性疟疾的药物作为最主要的目标！从指导思想到具体的做法上都坚持如一。

新抗疟药的研究，一方面是从合成新的化学药和广筛化学物质中寻找；另一方面是从中医药学的宝库中发掘提高。最终在这两方面都取得原创性的研究成果。

化学药

在五二三项目十三年中，各单位共设计合成一万多个新化合物，广筛四万多个化学样品。鼠疟有效千余个，有四十七个进行猴疟试验，三十八个做了临床前药理毒性研究，经批准二十九个进行临床试验，最终发明的新化学抗疟药有本芴醇、磷酸萘酚喹和磷酸咯萘啶，同时成功研发了新化学药哌喹等。

中草药

"三年研究规划"，把发掘中医药学宝库、寻找新抗疟药放在重要的位置。规划中列为重点研究对象的中草药有青蒿、常山等十多个。会后又集中了较强的人力，从中医药古籍、近代医药文献，并深入民间进行调查，收集的抗疟验方和中草药样品一万多个，筛选了其中五千多种（个）。经过去粗取精、去伪存真，从中选出了青蒿、鹰爪等二十余种有效的中草药进行深入提高研究，对其中效果较好的几个药物，测定了有效成分的化学结构。青蒿素的发现是最突出成果的代表。

青蒿素类新抗疟药

青蒿素具有速效、低毒的突出优点，但疗程长，否则近期复发率较高。由于溶解度低，不便用于救治脑型等凶险疟疾。

为了提高疗效，我国研究人员对其化学结构进行改造，发明了效果更好的蒿甲醚、青蒿琥酯和双氢青蒿素等衍生物。其中，青蒿琥酯可制成水溶液，静脉给药用于救治脑型等凶险型恶性疟疾。

由于青蒿素具有快速的效果，我国研究人员在青蒿琥酯发明之前，就直接用鼻饲或肛门给药的方法，成功救治昏迷或其他不能口服药物的病人数以百计，肯定其救治脑型疟的效果。

为了进一步提高疗效、缩短疗程、延缓抗药性的产生，我国科学家又用青蒿素及其衍生物与五二三研发的新化学抗疟药配伍，发明了蒿甲醚本芴醇复方（Coartem）、双氢青蒿素磷酸哌喹复方（Artekin）、青蒿素磷酸萘酚喹复方（Arco）、青蒿素哌喹复方（Artequick）和 CV8（中越联合研制）。据有关信息，韩国 Shin Pong 制药企业研制的青蒿琥酯和磷酸咯萘啶组成的复方，也是五二三研发的新药。目前的其他联合用药，也都以青蒿素类为主要成分，如青蒿素类与阿莫迪喹、甲氟喹和磺胺类等的组合。

青蒿素类抗疟药组成复方或联合用药（ACTs），已被 WHO 确定为全球治疗疟疾必须使用的唯一用药方法。利用青蒿素类药复方加服小剂量的伯喹治疗现症病人，以阻止疟疾传播的技术也被 WHO 所确认和推荐。这些也是我国从事五二三项目和青蒿素研究的人员所创新的。其实，采用复方或联合用药的方法，早在五二三期间已被应用于抗疟药的研究中。

取得成功的原因

我国在设备条件较落后的情况下，为什么能够很快研制出这些成果？青蒿素及其衍生物和五二三其他抗疟药研制的成功，其做法虽然有其历史的特殊性，正是其历史特殊性，造就了当今全球著名的抗疟药。它不论作为历史研究，或是对今后某些特殊项目的借鉴，仍有重要的意义。大部分单位同时承担着不同药物的合成和筛选工作，其中筛选的药品来源都是其他单位，增加了实验结果的可靠性，从某种程度上也可以无形中增强竞争性。在此过程中可以看出当时科研协作的一种模式，各单位之间联系密切，分工明确，重复工作很少，资源利用相对合理。有些组内人员存在着多方位的协助，一方面是政治运动的影响——"6·26"指示到实际中去，到工农兵中去，全心全意为贫下中农服务，恭恭敬敬向贫下中农学习，虚心接受工农兵再教育，彻底改造自己的世界观。很多小组的人员可能就此而下到现场工作，比如上海药物所 1968 年全组 19 人就有 14 人分到工厂、农村、现场接受工农兵再教育。这从一定程度上来讲促进了不同专业之间的合作，从而使研究思路上面得到一定的拓展，比如一些药理专业的工作人员接触到药物的生产工作，而一些药物分析专业的人员则与植化室的工作人员合作，并且亲自参加药物的合成工作等[①]。从按需搞科研的角度，实际中存在着更多需要解决的科学问题，这样的实践是对科研思维的促进，但是有时候也可能使个人的专业特长不能够发挥出来，造成资源的浪费等。

在当时一切为完成任务服务的情况下，绝大部分科研人员都是无私奉献、忘我工作，对外虽然保密，但在组内有进展便上报，毫无保留，这从一定程度上促进了科研人员的交流，加快了科研的进展，但是在一定程度上也模糊了科研人员享受研究成果的优先权。

历史地看，在当时的情况下，这种大协作的科研方式是成功的。

---

① 中国科学院药物研究所五二三任务组：1968 年工作总结（1969-2）。北京大学医学史研究中心，档案编号 196902。

坚持高要求创新标准

抗药性恶性疟难以防治，新药必须无交叉抗药性。这一标准在五二三计划的制定与执行都是坚定不移、不折不扣地贯彻于始终的。除应急防治药物外，新药的研究从设计立项开始，便把与已有抗疟药如 4- 氨基喹啉类（氯喹）、磺胺类，环氯胍、阿的平等老结构类型的药物，哪怕只有某些基团相类似，即便动物实验效果很好，都要将其淘汰。每个新设计合成的化合物要经过化学药专业协作组专家的评议，避免走不必要的弯路。

中西医结合的指导方针

青蒿素的发现被誉为 20 世纪后半叶"最伟大的医学创举"！它对全球疟疾的防治带来的意义已不言而喻。利用青蒿素类抗疟药组成复方或联合用药（ACTs）作为最有效的疟疾防治药物，完全得益于五二三任务的中西医结合的方针。如前所述，五二三立项伊始，就确立了中西医药结合的创新思路。从中药青蒿提取的青蒿素是继奎宁之后抗疟药新的里程碑，它的半衰期比奎宁更短，不易产生抗药性。化学药研发的本芴醇、萘酚喹和哌喹是长半衰期的药物，这些新药与氯喹等老药无或低交叉抗药性，与青蒿素及其衍生物组成复方或联合使用相得益彰，既保留了两药之长，又克服了两药所短。一个从传统中药发掘提高，一个从设计新结构化学合成，从形式和内涵上都突显了中医结合的特点。

众志成城的意志

五二三任务和青蒿素的研究，在当时设备、技术条件相当落后的情况下，取得快速进展。其主要原因，就在于通过大协作，把分散在有关部门、单位的技术力量和有限的设备条件，集中成为整体合力的优势。各地区、单位、专业之间，军队和地方之间，大家不分彼此，按统一的计划安排，任务分工合作，专业取长补短，技术不搞封锁，设备互通有无，一方有困难，各方来相助，大力协同，全力以赴，从而保证了研究工作快速的进展。从青蒿素的发现到蒿甲醚、青蒿琥酯的发明无一例外，如此重大的研发任务，在当时，不是靠一两个单位，更不是靠一两个人就能独立完成的。

以青蒿素的发现和研究的过程为例，中医研究院中药所的研究出了苗头，但随后又遇到困难和挫折；山东省中医药研究所和云南省药物研究所起步虽晚，后者赶上来又往前跑。云南省药物所实验室研究进展顺利，但临床未能收到满意的病例，当年的流行高峰将过，临时果断决定由正在云南边境搞脑型疟救治的李国桥小组接下去，在两个月内对黄蒿素做出肯定的结论，成为全国五二三领导小组下决心组织全国大会战的依据。在统一领导和部署下，组织全国大协作，在两三年内，就基本完成了从资源、生产工艺、制剂、质量规格标准、药理毒性、临床、化学结构等方面的研究。

成果的评价

强调集体也要重视个人

五二三任务取得了众多的成果，尤其是像青蒿素这样一类全新的抗疟药，随着时代的发展、国内环境的改变，在取得了相应的成果之后国家也依据当时不同的成果给予了一些研究单位或个人相应的奖励。也正是由于时代的变化，后来对这些奖励也出现过分歧和争论，尤其是在突出个人之时，集体的贡献往往被否定。当时的评判机制反映了时代的工作性质。作为当时的领导机构，在鉴定一个科研成果的时候都是以集体来衡量而不是以具体的参加工作的人员来衡量，这也体现了时代特色。在当时的条件下，一个人的力量不可能完成一个新药的研发。因此，强调五二三任务的集体性，强调青蒿素是一个集体大协作的成果是合理的，是在当时比较合理地组织人员与科研人员一起努力下才能够在较短的时间内研制成功的，当然在强调集体成果的同时也不忽略个人在特定历史时期的贡献也是十分重要的。

完全归功个人不符合历史事实

2011年拉斯克临床医学奖授予中国的青蒿素，是因为青蒿素类药物经过30多年来在全球的广泛应用，为挽救人类的生命做出了巨大贡献，完全是实至名归。不过，当了解了青蒿素发现的历史过程之后，该奖项只授予独立一人而忽略了其他科研人员的贡献，实在是一个遗憾。由于当时科研的组织与展开与现在很不同，并非是所谓的"PI"制（Principal Investigator）。美国国家科学基金会（National Science Foundation，NSF）

定义为"由受让人指定、美国国家自然科学基金委同意的负责项目科学技术方向的个体"，同时指出"这一术语一般用于研究领域"；而另一术语PD（Project Director）则多用于科学与工程教育或其他领域。美国国家卫生研究院（National Institute of Health，NIH）则定义为"由申请机构认定的有一定权力和责任指导基金所支持的项目或计划的个体"。对所负责的项目有主导权和指导权的个体。——精密设计、分工明确、具体到个人，而是众多科研人员一边摸索，一边试验不断调整研究方案的过程。拉斯克奖的评奖目的是鼓励创新，就是说重要的是谁提出的思维，而不是在于谁亲手做的。在中国"文化大革命"期间，特别是一个战备任务，要任命一个组长，政治上可信是决定因素，其次才是业务能力，当时的科研小组组长也不是像现在的课题负责人，"文化大革命"期间小组组长是政治安排。这就是为什么凡是能够参与到这个工作来的人，都有一种光荣感和使命感，都愿意尽心尽力地做好工作。俗话说，"万事开头难"，无论是屠呦呦、余亚纲、顾国明、钟裕蓉、李国桥、吴照华、李英等都用自己的智慧和思维走出各自的第一步，并为此做出了自己的贡献。

五二三领导小组和青蒿素指导委员会，领导了中国抗疟新药研发的全过程。办事机构在研发工作具体的指导思想，人力、物力组织保证和管理协调上，发挥了重要的保证作用。五二三任务为当今全球的疟疾的防治奠定了坚实的物质基础！这是中国对世界做出的贡献！

有案例分析文章表示：取消五二三任务领导小组和青蒿素指导委员会可能符合当时的国内形势，但对中国自身医药开发的影响还是存在的。国家在从计划经济向市场经济转轨的过程中，五二三小组和中国青蒿素及其衍生物开发指导委员会相继撤销，由于青蒿素及其衍生物的市场主要在国外，在当时的时代条件下，离开政府的支持，没有任何企业和组织能够承担起整合国内资源、促进我国自然资源优势和科研优势转化成为国际市场优势，从而推动青蒿素产业健康有序发展的责任。因此，我国青蒿素及其衍生物的研究和生产处于各自为战的状况。

一位参与过青蒿素后期研发的研究人员曾说："我认为五二三任务是符合科学发展观的，它是治疗疟疾以人为本，全面发展、统筹兼顾、可持续发展，从部队到全国各地，从筛选到提取到结构再到后面的合成做成制剂，没有这些东西成不了药啊，为什么叫可持续发展呢？就是 1967 年任务下来以后就按照科学发展观的路线来进行组织安排、协调等。可以这么说，如果没有五二三办公室，就没有青蒿素。"[1] 五二三任务的组织环节总体上是严密而科学的，从青蒿素的研发过程来看，当时几乎集中了全国最先进的实验器材、最优秀的人力资源来攻克一个研究任务，这种全方位考虑的组织模式、科研协作方式可为当今的医药研发提供一定的借鉴作用。五二三任务及青蒿素类新抗疟药的发明是在中国特殊的年代里、由特殊组织的科技队伍、在完成与军事行动相关的特殊任务中，创造出来的卓越成就。

大协作的瑕疵

这种基于政治任务的大协作有一个重大缺陷就是成果不清，产权归属不明。在青蒿素的研究过程中，遇到分歧的时候，由于历史的原因组织者往往采取的是含糊不清的态度，回避实质性的争论。从而导致成果评定的严重分歧。我们尽可能地回顾了五二三任务与青蒿素研发的历史，多维度、多视角地追述了在这一重大历史事件与科学发现中做出重要贡献的人物与机构，希望可以成为进一步探讨的基础。

---

[1] 张剑方、宋书元访谈，2009 年 7 月 15 日，北京。资料存于采集工程数据库。

1964 年

中华人民共和国总后勤部下达命令，指示军事医学科学院和第二军医大学两家单位开始研究长效的抗疟药，一个项目，齐头并进。

1966 年

5—8 月，军事医学科学院派出了一大批人员赴越南调查援越部队的卫生状况、各种疾病的发病和防治情况等。其中也包含了大量的对疟疾发病和防治的调查。

6 月，总后勤部考虑到部队力量太薄弱，开始协调组织进行全国大协作，一直到 1967 年开全国大协作会议之前，进行了大量的准备工作。

1967 年

5 月 4 日，国家科委向有关单位下发召开疟疾防治药物研究工作大协作会议的通知。

5 月 18 日，在京召开第一次全国疟疾防治研究领导小组会议。

5 月 23—30 日，国家科委与中国人民解放军总后勤部联合在北京饭店召开第一次"疟疾防治药物研究工作协作会议",讨论并确定了三年研究规划。参与会议的有各有关业务领导部门和从事疟疾药物研究试制、生产、现场防治工作的三十七个单位,八十八名代表。由于这是一项紧急军工项目,也是为了保密起见,遂以开会日期为代号,简称为"五二三任务"。

6月16日,国家科委与中国人民解放军总后勤部联合下发《疟疾防治药物研究工作协作会议纪要》及《疟疾防治药物研究工作协作规划》。

7月,在上海延安饭店召开针灸抗疟研究的专业座谈会。由中医研究院针灸研究所、广州中医学院、上海中医学院和南京中医学院共同组成专业组。

1968 年

2月21—29日,国家科委、总后勤部会同卫生部、化工部、中国科学院等有关单位在杭州联合召开了"抗疟研究工作第二次协作会议"。会议对抗疟研究协作工作的组织领导、任务分工、各部门的工作职责以及保密工作等做了具体规定,研究任务的总体情况与1967年第一次会议时制定的三年规划没有多大的改动,但是对各领导组的任务有了更细致的规定,对保密方面也有了明确的文件规定。

5月,北京五二三领导组办公室向各地区下发了"抗疟研究工作第二次协作会议"过程中讨论的各种有关问题的具体安排及规定。

5月29日,国家科委与中国人民解放军总后勤部联合下发《抗疟研究工作第二次协作会议纪要》。

6月10日,下发关于"北京五二三领导办公室"启用新印鉴事,经领导组会议讨论决定,原用的"疟疾防治药研究领导组办公室"印鉴改为"北京五二三领导组办公室"。

1969 年

1月,卫生部中医研究院(今中国中医科学院)军管会与全国五二三办公室联系后,报卫生部同意,中医研究院中药研究所参加五二三任务,加入北京地区中医药专业协作组。经该院领导决定屠呦呦担任组长，组员有余亚纲，后又有一名组员郎林福。

1 月 15 日，国家科委军管会和总后勤部向总理及中央军委写了"关于疟疾防治研究工作的情况报告和请示"。报告建议在北京或广州召开有关省、市、区革委会、军区后勤部分管这项工作的负责同志及有关单位负责通知的座谈会。

2 月 8 日，经周恩来总理签发特级电报，同意在广州召开疟疾防治研究工作座谈会。

3 月，疟疾防治研究工作座谈会（第三次全国协作会议）在广州越秀宾馆召开。这次会议对部分承担五二三任务但因领导的更替而不够重视是有力的鞭策，五二三项目的研究任务从此得到有关管理部门的更加重视。

4 月，中医研究院革委会业务组完成含有 640 余方的《疟疾单秘验方集》，分为内服和外治两大类，有植物药（中药及民间药）、动物药、矿物药等。

6 月，中医研究院中药所研究人员进行筛选的药物主要有：威灵仙、马齿苋、皂角、艾叶、细辛、辣椒、白胡椒、胡椒、黄丹、雄黄等。

7—10 月，中医研究院中药研究所五二三小组屠呦呦、余亚纲、郎林福被派往海南进行临床验证，主要验证胡椒和辣椒加明矾的提取物对疟疾的效果。9 月，中医研究院中药研究所研究人员余亚纲执笔，以中药验证 6 组五二三实验室的名义完成 52 号药 1969 年临床验证小结。10 月，余亚纲、郎林福返京，屠呦呦因工作需要于 1970 年 1 月返京，并被广东省五二三办公室授予"五好队员"奖状。

11 月，"防疟 1 号片""防疟 2 号片"和"防疟 3 号片"由卫生部委托上海卫生局组织鉴定。鉴定会在上海和平宾馆举行。中国药品生物制品检定所宋育文参加了鉴定会。

常山乙碱化学结构改造的研究，由北京制药工业研究所、中国医学科学院药物研究所（以下简称医科院药物所）和军事医学科学院微生物流行病研究所（以下简称军医科院五所）组成攻关小组，军医科院五所邓蓉仙和医科院药物所姜云珍领衔，在北京制药厂中心实验室开展工作，先完成了常山乙碱的全合成，并进行化学结构改造，先后合成了六大类近百个化合物。

1 月 16 日，北京五二三领导组举行了全体会议，听取了办公室关于五二三工作进展情况与合成药、中草药、驱避剂、针灸四个专业组会议情况的汇报。

5 月，在成功合成常山乙碱之后，北京制药工业研究所、中国医学科学院药物研究所、后字 236 部队 5 所合成了一系列结构改造的化合物，并从中选出代号为 7002（3-［β-酮基-γ（2-哌啶基）丙基］-6,8 二氯喹唑酮-4 盐酸盐）的化合物，经过实验室的效价和毒性研究，医科院药物所科技人员试服后，由钮心懿等带队，到海南陵水县南平农场、崖县立才农场和乐东县乐中农场进行临床试验。经后来几年的研究，7002 虽有较好的治疗效果，但常山固有的恶心、呕吐的副作用虽有减轻，但发生率仍较高。在其改造物的研究中，军事医学科学院药理毒理研究所发明了一个有机磷神经性毒剂的解毒药。

6 月，余亚纲从上海出版的《疟疾专辑》和清代陈梦雷等编的《图书集成医部全录》"疟门"的治疟方药中对入方中药进行统计排列，总结出《中医治疟方、药文献》。由军事医学科学院的顾国明送去做药效筛选。据中医研究院重要研究所得档案复印件显示，其中青蒿出现过 68% 的抑制率。

8 月，在海口召开五二三中草药防治疟疾专业座谈会，北京、上海、广东、广西等地区中药协作组和海南建设兵团等有关卫生科技人员参加会议。会议第二阶段移至保亭县建设兵团三团继续举行。会议总结提出鹰爪、鸭胆子根、绣球等有较好的疗效，列入了重点研究。

9 月，中医研究院中药研究所余亚纲调离课题组，被安排做另一个军工项目，顾国明调回军事医学科学院工作。

3 月 16 日，卫生部军管会、燃料化学工业部（后简称化工部）、中国科学院、总后勤部向国务院、中央军委提交了"关于疟疾防治研究工作情况的请示报告"。报告建议调整领导小组，由卫生部任组长，总后勤部任副组长，办公室仍设在军事医学科学院。

4月15日，国务院和中央军委下达了（71）国发文29号文件，批示了"请示报告"。

5月，周恩来指示北京医疗队："医疗队到云南思茅要搞热带病，主要是疟疾"。

5月21日—6月1日全国疟疾防治研究工作座谈会在广州召开，会上"五二三领导小组"由原来的国家科委（正组长）、中国人民解放军总后勤部（副组长）、国防科工委、卫生部、化工部、中国科学院6个部门改为由卫生部（正组长）、总后卫生部（副组长）、化工部和中国科学院三部一院领导，办公室仍设在军事医学科学院，此外会议还制定了1971—1975年的全国疟疾防治研究五年规划，调整了相应的研究计划和研究力量等。除了原有的科研单位之外，比如北京生物制品研究所、北京医学院、北京制药工业研究所、随着后字243部队搬到西安，西安制药厂作为协作单位等也都参与了进来。5月28日，全国疟疾防治研究工作座谈会正在进行时，传达了周恩来总理给时任上海市革委会副主任徐景贤来信的批示。徐的信中报告了西哈努克亲王的私人医生阿·里什献给中国的一个治疟方。周总理批示："谢华、吴阶平同志，请将此信件阅后，交医学科学研究院和军事医学科学院有关单位，进行进一步研究，看可否拿此处方派一、二小组到海南岛和云南西双版纳有恶性疟地区进行实地试用，如有效，我们可大量供应印度支那战场，因为他们正为此所苦。"这次会议，对后来整个五二三任务的继续进行，对青蒿抗疟作用的再发现起到十分重要的作用。因卫生部担任全国五二三领导小组长单位，不同意属下中医研究院中药研究所的五二三工作中止下马，于是，会后，中药研究所重新组织研究小组，继续中草药的抗疟筛选。

7月2—28日，广东地区五二三办公室领导同志协同全国五二三领导办公室和现场有关单位的负责同志到海南现场各工作组进行了检查，重点解决加强领导和现场"三结合"的问题。

7月19日，启用全国疟疾防治研究领导小组的印鉴。

8月11—14日，广东地区五二三办公室召开了一次中草药防治疟疾的座谈会，参会的同志当时在海南现场的来自北京、上海、广西、广东等五个中药组和兵团、海南军区和地方等六个基层卫生单位的人员。会上对上阶段的工作进行了小结，交流了经验，并提出了几种比较有效的中草药，比如鹰爪、鸭胆子根、绣球等。

10月4日，北京中药所屠呦呦分离获得的第191号青蒿乙醚粗提物的中性部分首次显示对鼠疟原虫有100%的抑制率。

10月27日—11月2日，在海口召开了1971年海南现场五二三工作总结会议，参加海南现场工作的有北京、上海、四川、广西、广东五个地区14个工作组共103人。参加这次会议的有七个工作组和领导组、办公室人员共64人。会上指出当年现场工作存在的主要问题：办公室工作不深不细，没有蹲好点、抓好典型指导全面；各小组和专业之间互通情报、交流经验也少；个别小组准备工作不充分，提前退出现场；部分同志存在临时观点和换班思想；中草药抗疟药的研究进展缓慢；针灸和新医疗法治疗疟疾研究停留在原来水平上，继续探索研究的信心不强。

云南省疟疾防治研究所与部队71医院孟昭都医生在盈江旧城治疗疟疾患者时首次证实当地恶性疟原虫对氯喹有抗药性。

1972 年

3月，全国五二三办公室在南京召开了疟疾防治药物（合成药和中草药两个）专业组会议。在本次会议上，屠呦呦在会上报告了青蒿乙醚中性提取物对鼠疟、猴疟具有较好的抑制率。会上提出：鹰爪在肯定有效单体临床效果的基础上，正在进行化学结构测定；仙鹤草已初步分离出有效化学单体，待临床效果肯定后进行化学结构测定；青蒿、臭椿、伞花八仙、绣球、南天竹、云南马兜铃、五朵云等大部分药物已提出有效成分，正在进行实验室与临床的研究提高工作。会议建议：鹰爪要尽快测定出化学结构，并继续进行合成的研究；仙鹤草再进一步肯定有效单体临床效果的基础上，搞清化学结构；青蒿、臭椿等重点药物，在肯定临床效果的同时，加快开展有效化学成分或单体的分离提取工作。

3 月，在上海召开驱杀蚊虫药物专业总结交流会，会上提出要进一步贯彻中西医结合的方针，加快植物驱蚊药的普及、推广和提高工作。

6 月，中医系疾病防治学教研室病理组卢泳才、魏民对北京中药所提取的 91 号药物的动物实验的五只狗的病理变化结果提出：狗的病变符合急性中毒的改变，5 只狗均有吐或泻的临床症状，病变的表现也相似，因此，各项所虑到药物的毒性作用比较强烈，特别要指出的是肾脏病变比较严重，肾功能可能遭受严重影响，需要临床严密观察。我们认为根据狗的病变，这样的剂量换做用之于人是十分不安全的。

6 月 20 日，工卫所的高凤鸣对北京中药所用青蒿乙醚提取液做的 3 只狗的病理解剖结果给出诊断：三只狗在几个药物吸收、解毒、排毒的主要脏器（肝、胃、肠、肾等）未见有急性中毒性病变。至于个别华枝睾性肝硬化在狗乃是不甚少见的寄生虫病，灶性间质性肾炎更是较常见的临床型自发病，特别是老年狗更常见。灶性肺炎、间质化、钙化、灶性肺萎陷等在狗亦是较常见的病变。肺出血及心肌出血，在人工麻醉活杀处死的过程中，动物如有挣扎等情况，亦可引起，不一定是药物反应。

6 月 22 日，后字 236 部队六所三室的朱既生对北京中药所送去的 3 只青蒿乙醚提取物灌胃毒性实验狗的心、肺、肝、肾、胃肠等组织切片。观察后提出的看法与工卫所高凤鸣的基本一致，并对组织切片出现的现象进行了解释，建议药物从动物过渡到人体试服，为慎重起见，重复一次毒性实验，最后做一组正常对照，用更严格的病理学方法进行检查。

7 月 19 日，中药研究所军代组向院军管会提出请示，同意五二三组提出的海南验证初步计划，并建议由五二三组派一名同志带药去现场，由医院先派一名同志去海南与医疗队同志商定具体试服计划。

8 月，北京中药所对狗脏器的影响进行了重复实验，中医系疾病防治学教研室病理组卢泳才、魏民经观察后认为：由于对照组的狗除小肠的病变不如实验组明显外，肝、肾、肺也有和实验狗相似的病变，似乎说明这些病变并非五二三药物引起，而可能是在狗的日常生活中就有某些原因而引起了病变。

8月24日—10月初，中医研究院中药研究所有关人员用青蒿的乙醚中性提取物在海南昌江地区对当地低疟区、外来人口的间日疟11例、恶性疟9例、混合感染1例进行临床验证。并用氯喹治疗恶性疟3例，间日疟例进行对照观察。

10月，山东省寄生虫病防治研究所向全国五二三办公室书面报告，南京中草药专业会议后，他们用本地黄花蒿乙醚粗提物对鼠疟也有良好的抗疟作用。

11月，北京中药所五二三小组成员钟裕蓉用硅胶柱层析，分离得到三种结晶，编号为"结晶Ⅰ""结晶Ⅱ""结晶Ⅲ"。"结晶Ⅱ"为针状结晶，含量很少，鼠疟试验有抗疟作用（后称为"青蒿素Ⅱ"）。

11月5日，全国疟疾防治研究领导小组办公室报送并下发疟疾防治研究工作情况交流，介绍当年海南现场五二三科研工作，其中北京地区的抗疟中草药青蒿提取物于当年8月中旬上临床，对间日疟和恶性疟均有较好的近期疗效（90%以上），副反应不大，是一种很有苗头的抗疟药物，值得进一步研究提高。

11月10日，在北京召开了全国疟疾防治研究领导小组会议。卫生部军管会谢华、中国科学院武衡、燃料化学工业部陈自新、总后勤部卫生部杨鼎成、总后勤部司令部科技处龙达实等有关方面负责同志出席了会议。会议由谢华主持。会上除了总结过去的领导工作外，对进一步抓紧疟疾防治研究的有关问题进行了讨论。这次会上，建议把疟疾防治研究工作列入国家科研规划，因此要求有关部门将这一项目列入本部门、本系统的科研规划，加强领导和组织，并对相关研究成果的发表问题做了相应的规定。

11月20—30日，在北京召开了各地区五二三办公室主任座谈会，北京地区承担五二三任务部门、单位的有关负责同志和专业人员代表出席了这次会议。会议期间，全国疟疾防治研究领导小组卫生部军管会谢华、燃料化学工业部陈自新、中国科学院王孟之、总后勤部卫生部王二中、总后司令部科技处刘寅生等有关方面的同志也到会，谢华代表领导小组向会议做了指示。

1 月 4—12 日，在上海召开疟疾免疫座谈会。参加会议的有北京、上海、四川、广东、江苏、云南、广西、贵州等地区代表 63 人。

1 月 15—22 日，在广州召开了凶险性疟疾救治研究座谈会。参加会议的有广东、云南、上海、北京、南京、广西、四川、贵州等 8 个省、市的代表共 53 人，另外还有全国疟疾防治研究领导小组办公室负责同志和广东地区五二三领导小组的有关负责同志参加。

2 月 15 日，卫生部、燃化部，中国科学院、总后勤部向总理写了"关于疟疾防治研究工作情况的报告"，报告了贯彻国务院、中央军委（71）国发 29 号文件及 5 年规划的执行情况，报告了遵照总理指示试验法国医生阿里什处方的情况，提出为适应国内防治疟疾的需要，把三种防疟片等防治药物，除保证援越外，在国内一些重点疫区推广使用；把疟疾防治研究工作列入国家重点研究计划；请示召开疟疾防治研究工作座谈会，调整落实五年研究规划后三年的任务。

2 月 20 日，在沈阳召开驱杀虫药和杀虫器械研究工作会议。

4 月，云南省药物所研究人员罗泽渊在云南大学校园内采集了一些苦蒿带回研究所提取，用乙醚提取分离直接得到抗疟有效单体，并暂时命名为"苦蒿结晶Ⅲ"，后改称为"黄蒿素"。

5 月 28 日—6 月 7 日，卫生部、国务院科教组、燃化部、中国科学院、总后勤部有关负责同志，各有关省、市、自治区、军区以及有关部门、单位负责领导这项工作的同志和专业组代表，中共中央南方 13 省、市、自治区血防领导小组办公室和商业部的代表共 86 人出席了在上海召开的疟疾防治研究工作座谈会。

9—10 月，中医研究院中药研究所用提取出的青蒿素Ⅱ在海南昌江对外地人口间日疟及恶性疟共 8 例进行那个了临床观察，其中外来人口间日疟 3 例。胶囊总剂量 3—3.5g，平均退热时间 30 小时，复查 3 周，2 例治愈，1 例有效（13 天原虫再现）。外来人口恶性疟 5 例，1 例有效（原虫 7 万以上 /mm³，片剂用药量 4.5g，37 小时退热，65 小时原虫转阴，第 6 天后原虫再现）；2 例因心脏出现期前收缩而停药（其中 1 例首次发病，原虫

3万以上/mm³，服药3g后32小时退热，停药1天后原虫再现，体温升高），2例无效。

11月，山东省中医药研究所从山东省当地的黄花蒿提取出有效单体，命名为"黄花蒿素"。

1974年

1月10—17日，在北京召开了各地区五二三办公室负责同志座谈会，北京、西安、沈阳等地承担任务的单位的负责同志也出席了会议。会上对各专业组的研究工作都做了总结和进一步的工作计划。

2月，中药所派倪慕云带着当时中药所的一些研究资料和青蒿素前往上海有机所，与有机所一起做青蒿素的化学结构的测定工作。

2月28日—3月1日，正在进行青蒿抗疟研究的北京、山东、云南三地四家单位的科研人员与五二三办公室和中医研究院的有关领导在中医研究院召开了青蒿研究座谈会。

4月15—25日，在河南商丘市召开五二三化学合成药专业会，出席会议的有北京、上海、南京、广东、云南、四川、广西、沈阳、西安等地专业工作的代表，有河南、山东、安徽、武汉军区等省和部队防治单位的代表共65名。

5月，山东省黄花蒿研究协作组与1974年5月中上旬在山东巨野县城关东公社朱庄大队用黄花蒿素对10例间日疟患者进行临床观察，药物剂型为胶囊，每粒含结晶0.1g。分为两个组，一组5人，其中成人3例，10—12岁儿童2例，用量为：成人0.2g，儿童0.1g，每日一次，连服三日；另一组5人均为成人，用药剂量为0.4g，每日一次，连服三日。山东省黄花蒿协作组首次对黄花蒿素治疗间日疟进行临床验证后，得出了相应的结论：黄花蒿素为较好的速效抗疟药物，似乎可以做急救药品，治疗过程中未见任何明显副作用，但是作用不够彻底，复燃率较高，为有效地控制复燃率似单独提高黄花蒿素用量不易达到，应考虑与其他抗疟药配伍。

9—11月，用云南药物所提取出来的黄蒿素，云南药物所人员验证了3例，其中恶性疟1例，间日疟2例；广东中医学院五二三小组共验证了

18 例，其中恶性疟 14 例（包括凶险型疟疾 3 例），间日疟 4 例。广东中医学院五二三小组经过临床验证后得出了黄蒿素是一种速效的抗疟药，首次剂量 0.3—0.5g 即能迅速控制原虫发育。原虫再现和症状复发较快的原因可能是该药排泄快（或在体内很快转化为其他物质），血中有效浓度持续时间不长，未能彻底杀灭原虫。并且首次提出了黄蒿素具有高效、速效的特点，可用在抢救凶险型疟疾患者中。

11 月，在上海召开驱避剂总结评价鉴定会并通过了一些技术鉴定报告书。

1975 年

2 月，在北京北纬路饭店召开五二三办公室负责人座谈会，会议主要总结和检查 1974 年的五二三工作执行情况，协调落实 1975 年的工作计划等。

4 月 14—24 日，在成都召开了五二三中医中药专业座谈会。参会的有北京、上海、江苏、广东、广西、四川、云南、山东等地参加五二三中医中药研究专业代表，河南、湖南、湖北有关单位的代表和老中医、赤脚医生共 62 人。会上各研究单位汇报交流了各项研究工作的进展情况，会上特别提到广东中医学院中医中药研究组八年如一日，坚持深入疟区农村，积累了救治脑型疟疾的经验，取得了较好的成绩；与此同时也提到有些单位偏重于实验室研究，关起门来搞提高的倾向也时有表现。会议认为今后的中医中药研究，要以研究根治药物和措施为重点，应建立长期的防治观察点以便积累经验。会议制定了 1975 年五二三中医中药研究计划表。

11 月，在北京召开青蒿研究工作座谈会，五二三领导小组成员，北京、山东、云南、广东、四川、江苏、湖北、上海等地的科研人员参加了会议并对研究成果和研究进展做了汇报。并制定了 1976 年青蒿的研究计划，包括对青蒿植物资源的调查，青蒿简易制剂的研究，青蒿有效成分的治疟效果和近期复发等问题，青蒿素 II 结构测定以及青蒿其他化学成分的研究。

11 月 30 日，中国科学院生物物理研究所梁丽等用单晶衍射法证实了青蒿素的化学结构和相对构型。

12月10—20日，在上海召开五二三化学合成药物评价鉴定会，参加会议的有北京、上海、广东、云南、四川、山东、河南、湖北、浙江、陕西以及沈阳、淮南等省市参加7项药物研究、生产和临床试用单位的37人。卫生部、石油化工部、中国科学院、总后勤部卫生部领导机关的同志、上海地区五二三领导小组各有关领导部门的同志以及北京药品生物制品检定所、上海市卫生局药品检验所的代表也出席了会议。

1976 年

2月初，中医研究院向卫生部发文，请求公开发表有关青蒿素结构一文。

2月16日，卫生部科教局科教司13号来文批复："经部领导同意，在不泄密的原则下，可按附来的文稿以简报的形式，在《科学通报》上，以青蒿素结构研究协作组名义发表。"

2月20日，北京中药所将"一种新型的倍半萜——青蒿素"稿送《科学通报》并已排出校样，准备付印，但随后突然接到卫生部科教局林福明同志的电话，表示不同意发表。

12月20日，全国五二三办向山东省中医药研究所发文并抄报卫生部科教司和抄送山东省卫生局和中医研究院。决定于次年2月下旬或3月初在山东济南开办青蒿有效成分含量测定学习班，组织有关省、市科技人员进行实地演练比较，最后讨论制定出一个适合基层卫生单位能够掌握的青蒿有效成分含量测定简易测定技术方法。该学习班由中医研究院中药研究所和山东中医中药研究所共同负责。

1977 年

2月5日，北京中药所再次向中医研究院请示发表文章一事，中医研究院以（77）中研发字第7号文向卫生部再次提出文章发表的请示，卫生部（77）卫生科字第103号批复同意发表。第一篇以青蒿素结构研究协作组名义为作者的文章"一种新型的倍半萜内酯——青蒿素"于当年发表于

《科学通报》第三期。

2 月 18—28 日，由北京中医研究院、山东省中西医结合研究院共同负责，在山东省济南市开办青蒿素含量测定技术交流学习班。参加交流的有北京中医研究院中药研究所、上海药物研究所、广东中医学院、广东省植物研究所、四川省中药研究所、云南省药物研究所、江苏省植物研究所、江苏省高邮县卫生局、河南省药品检定所、河南制药厂、湖北省医学科学院寄生虫病研究所、湖北健民制药厂、山东省中西医结合研究院、山东省药品检定所、山东省科技情报所等单位的 20 多名同志。会上个单位介绍了十多种青蒿素含量测定方法，但各种方法均存在一些问题，会上建议各单位参照比色法和容量法不断总结经验，进一步改进完善。

3 月 21—30 日，在北京召开五二三工作座谈会，出席会议的有北京、上海、广东、广西、云南、四川、江苏、山东、河南等省、市、区，昆明、广州、南京、成都军区以及广西军区、上海警备区，中国医学科学院、中医研究院、军事医学科学院，第一、二、三、四军医大学，东北制药厂等有关部门、单位和五二三办公室负责同志 71 人。会议开始与闭幕时，卫生部负责人江一真、石油化工部陶涛副部长、中国科学院科技办公室负责人田野、总后卫生部张祥副部长到会讲话。会上除了汇报工作、交流经验等，还制定了 1977—1980 年的疟疾防治研究工作规划。

4 月 22—29 日，全国五二三办公室在广西南宁召开了"中西医结合防治疟疾药物专业座谈会"，出席会议的有广东、广西、云南、四川、江苏、湖北、上海、山东、河南等省市、自治区，广州、昆明军区。军事医学科学院、中医研究院以及第二、三军医大学、总后 3526 工厂的代表共 68 人。这次会议总结评价了成都会议两年来青蒿素的研究进展，提出了成果鉴定前必须继续完成的任务要求，做了具体的部署和安排，是鉴定前的一次预备会。

6 月，在上海召开五二三化学合成药物专业会议，会上对疟疾急救药脑疟佳及治疗药羟基哌喹进行了鉴定。

12 月 14—21 日，在广州召开五二三防蚊灭蚊药械专业座谈会。出席会议的有北京、上海、广东、广西、云南、四川、江苏、山东、河南、湖北、浙江省、市、自治区，广州、南京、沈阳军区等有关科研、卫生机构和高等院校的代表共 63 人。

1978 年

蒿甲醚油针剂在广西进入临床试验。

1 月，中国科学院生物物理研究所研究人员在精细地测定反常散射强度数据的基础上确定了青蒿素的绝对构型。

3 月，在北京香山饭店召开中药青蒿（黄花蒿）治疗疟疾科研成果鉴定预备会，经与会同志讨论，提出中药青蒿（黄花蒿）治疗疟疾研究成果鉴定书（初稿）和中药青蒿治疗疟疾科研综合技术资料（摘要），并印发给有关单位征求意见。

3 月 18 日，全国科学技术大会在北京召开，华国锋、邓小平、胡耀邦、赵紫阳等党和国家领导人接见获奖代表并与代表合影留念。五二三任务中的多项成果获当年的全国科学大会奖，目前已知的有因"青蒿抗疟研究"获全国科学大会奖的中医研究院中药研究所、山东省中医药研究所和山东省寄生虫病防治研究所、云南省药物研究所、中国科学院上海有机化学研究所等；"防疟片 3 号""喹哌"和"复方磷酸咯萘啶"三项获全国科学大会重大成果奖；"羟基哌喹片"和"磷酸羟基哌喹"两项获得全国科学大会先进科技成果奖；"磷酸咯萘啶"和"常咯啉"两项获得全国科学大会奖。1978 年度奖励重大科技成果 7657 项，表扬先进集体 820 个、先进个人 1184 人。

5 月，广西桂林制药厂工程师刘旭合成 13 个青蒿素的新衍生物，其中代号 804 的化合物效果突出。

5 月 9—16 日在成都召开了疟疾免疫专业座谈会，会议总结了几年来的工作经验和进展，讨论并商定了 1978—1985 年的研究计划。

6 月 18 日，由记者王晨写的"深入宝库采明珠——记抗疟新药'青蒿素'的研制历程"有关青蒿素研制历程的第一篇国内报道在《光明日报》发表，该报道为首次发表有关抗疟新药——青蒿素的消息。

7 月，全国五二三办公室将同年 3 月在北京召开的中药青蒿（黄花蒿）

治疗疟疾科研成果鉴定预备会会后整理的中药青蒿（黄花蒿）治疗疟疾研究补充材料，包括资源、化学、药理、临床、工艺制剂等材料寄给有关单位，请各单位提出修改意见并希望同之前下发的有关征求意见的材料一并寄回卫生部科技局。

11 月 23—29 日在江苏省扬州市召开了青蒿素（黄花蒿素）治疗疟疾科研成果鉴定会。会议由全国疟疾防治研究领导小组主持，有卫生部、国家科委、中国人民解放军总后勤部的有关领导和机关干部，有关省、市、区，军区领导和全国五二三办公室、地区五二三办公室的同志，承担研究任务的"三部一院"直属单位，9 个省市区、军队所属参与青蒿、青蒿素研究的科研、医疗防疫单位、医药院校、制药厂等主要研究单位和主要协作单位的领导和科技人员参加会议。会议邀请了中华医学会、卫生部药典委员会、中央药品生物制品检定所、《新医药学杂志》的代表参加。

12 月 28 日，国务院发布重新修订的《中华人民共和国发明奖励条例》，恢复了国家发明奖。1965—1976 年间，国家科学技术奖励工作陷于停顿。

1979 年

4 月 17 日，国家发明奖评选委员会召开第一次会议，组成第二届国家发明奖评选委员会，主任委员武衡，副主任委员：何康、岳志坚、黄家驷，委员 28 位。

9 月 4 日，国家医药管理总局文件（79）国药工字第 387 号，提出按化工、医药交接会议上明确，从 1980 年期医药军工科研项目化工部不再负责。此外还提出，五二三项目近年来承担任务不多，且属军民两用项目，自 1980 年起纳入各级民用医药科研计划之中，不再另列医药军工科研项目。

9 月 18 日、20 日、21 日，国家发明奖评选委员会召开第三次会议，审定发明项目及相应的奖励等级，审查批准了十五项发明创造，并分别评定为二、三、四等发明奖。其中抗疟新药——青蒿素的制造获国家发明奖（二等）。

9 月 20—21 日，全国五二三办公室下达给四川省中药研究所和武汉市健民制药厂的关于"青蒿明胶丸"研制的科研任务在重庆市文教办公室、市科委、市卫生局的领导下，在重庆市召开了"青蒿明胶丸"评议会议，出席会议的有四川省内外有关科研、生产、医疗、防疫、药检、行政等10个单位的科技代表19人。

10月15日，《人民日报》第四版报道了卫生部中医研究院中药研究所、山东省中医药研究所、云南省药物研究所以及中国科学院生物物理所、上海有机化学研究所，以及广州中医学院发明的抗疟新药——青蒿素的制造获得国家二等发明奖。

1980 年

6月13日，卫生部黄树则副部长主持，在北京召开了全国五二三领导小组会议。国家科委、国家医药管理总局、总后勤部卫生部以及军事医学科学院等部门有关负责同志出席了会议。会上对过去13年来五二三工作方式及其成果加以了肯定，也为后面的工作方式的调整做了相应的规定，为后面撤销全国和地区疟疾防治研究领导小组和办事机构做好相应的准备工作。

8月25日，卫生部、国家科委、国家医药管理总局、总后勤部四个领导部门联合向国务院和中央军委请示——将防治疟疾科研项目纳入有关部委省市计划，撤销全国协作组织机构。该文件由黄树则、赵东宛、黄开云、贺彪签发。

8月27日，卫生部、国家科委、国家医药管理总局、总后勤部四个领导部门联合向国务院和中央军委请示——建议撤销全国疟疾防治研究领导小组，该文件由黄树则、赵东宛、黄开云、贺彪签发，钱信忠阅后再转由国务院副总理陈慕华批示并由万里和方毅同志圈阅同意。

1980年11月底，由广西壮族自治区科委、自治区区医药局、自治区区卫生局主持，在桂林召开"804"技术鉴定会通过技术鉴定。"804"被正式命名为青蒿酯。

11月25日，卫生部科技局下发了关于青蒿素发明奖奖金分配的通知，内容主要包括奖金的分配和证书相关的问题，5000元分配的结果是：中医研究院中药研究所 2200 元，山东省中医药研究所 1000 元，云南省药物研究所 1000 元，广州中医学院 400 元，中国科学院生物物理所和中国科学院有机化学研究所各 200 元。通知中还指示有关单位抽出 10%—15% 的奖金对各协作单位加以奖励，主要包括中药研究所对海南、山东对河南、云南药物研究所对云南。

1981 年

1 月 20—22 日，在全国疟疾防治领导小组办公室的主持下，蒿甲醚鉴定会在上海召开。出席会议的有国家科委、国家医药管理总局、中国人民解放军总后卫生部、全国五二三领导小组办公室、卫生部药典委员会的相关领导、工作人员以及各单位科研人员共 60 余人。

2 月，WHO 总干事 H. Mahler 致卫生部部长表明其获悉中国科学家合成了其他抗疟药，要求卫生部部长提供详细研究资料，WHO 安排使会员国知道这些重要的进展。开始筹备 WHO 化疗科学工作组有关青蒿素会议。

4 月，国务院副总理陈慕华等领导同志批准卫生部、国家医药管理总局，国家科委关于在北京召开青蒿素国际学术会议的报告，报告中提出了青蒿素有关生产、工艺、资源、制剂等作为技术保密内容。开始筹备第四届 TDR/CHEMAL 会议以中医研究院为主，会同广东、山东、上海等协作单位共同组成会议筹备组，完成中方报告和翻译 14 篇，6 月审稿会，8 月定稿。

3 月 3—6 日，在北京举行了"各地区疟疾防治研究领导小组、办公室负责同志座谈会"。会上对五二三协作组织进行了调整，五二三的组织形式发生了变化，但是疟疾防治研究任务作为医药卫生科研重点项目，纳入有关部、委、省、市、自治区和军队的经常性科研计划内。而且，鉴于五二三协作组织的调整，国家卫生部在医学科学委员会下成立了疟疾专题委员会，军队也决定由总后卫生部组织，拟定于同年 5 月在流行病专业组内成立疟疾防治专题组。卫生部、科委、医药管理总局和总后勤部给参加"五二三任务"的单位（集体）和领导小组个人联合颁发了奖状。获奖的单位（集体）共有 134 个，其中科技系统有 17 家，医务卫生系统有

55家，医药化工系统27家，部队系统26家，轻工、高教及其他系统9家；获奖个人有北京、广东、广西、南京、上海、四川、云南七个省市的85位。

3月27日，广西卫生厅批准桂林制药厂的青蒿酯和青蒿酯片生产上市。

5月，国家科委下达文件批评有关单位发表文章泄露QHS工艺机密，对QHS定为秘密级。

5月11日，卫生部、国家科委、国家医药管理总局、总后勤部作为全国疟疾防治研究领导小组联合颁发了的最后一个文件——转发《疟疾防治研究领导小组、办公室负责同志座谈会纪要》的通知。该通知除了转发疟疾防治研究领导小组、办公室负责同志座谈会纪要以外，还对整个五二三的善后工作做了总体的规划——五二三办公室的文件、技术档案、经费、物资等如何移交由地区领导小组主管部门确定；有关主管部门和原单位对长期脱离原单位专职担任五二三科研组织管理工作的工作人员要做出妥善安排。

10月6—10日，联合国计划开发署、世界银行、世界卫生组织热带病研究和培训特别规划疟疾化疗科学工作组第四次会议在北京友谊宾馆会议厅举行。WHO化疗科学工作组在北京召开"青蒿素及其衍生物的发展"会议，并在卫生部领导下与WHO/TDR商议双方就青蒿素类药品开发合作事宜并制订研究计划。

1982年

青蒿素指导委员会获得国家计划委员会200万元的经费支持。

军科院五所专家翻译WHO提供GLP/GCP资料，并用于研究实践。

1月5—8日，卫生部、国家医药管理总局在北京召开了青蒿素及其衍生物研究攻关协作会议，依据的是卫生部与WHO在1981年10月关于开发青蒿素类化合物作为新的抗疟药在世界范围内推广会谈精神，制订1982—1983年的研究攻关计划，提出了与WHO合作的建议，成立研究指导委员会。参会的有中医研究院、军事医学科学院、中国医学科学院、上海医药工业研究院、中国科学院上海药物研究所以及广东、广西、云南、山东省、市、区等有关科研、院校药厂的代表共 50 多人。青蒿素指导委员会秘书处出版"第一期"简报，即"青蒿素及其衍生物研究攻关协作会议简报"，再次组织全国协作对青蒿素类药物的开发进行合作，其中包括用 WHO 提供的技术规范进行研究。

2 月 1—14 日，WHO 疟疾化疗科学工作组指导委员会秘书 Dr. Trigg、科学顾问 Dr. Heiffer 和 Dr. C. C. Lee（李振钧）来华，参观北京、上海、广州和桂林第二制药厂，双方讨论了 1981 年 10 月确定的两年合作研究计划及其实验方案和资助等问题。

2 月，学术动态"世界卫生组织在北京召开青蒿素及其衍生物学术讨论会"，在《药学学报》第 17 卷第 2 期，158–159 页发表。

3 月 20 日，卫生部、医药管理总局联合发文［（82）卫科字第 15 号］关于成立中国青蒿素及其衍生物研究指导委员会的通知。卫生部科技局局长陈海峰担任主任委员，中医研究院副院长王佩和医药管理总局科教司工程师佘德一担任副主任委员，委员 8 名，有国家科委四局丛众、中国医学科学院副院长吴征镒、军事医学科学院副院长陈宁庆、卫生部外事局国际处处长刘锡荣、卫生部药证局傅俊一、中医研究院中药研究所所长刘静明、中国科学院上海药物研究所科研处处长张淑改、军事医学科学院周克鼎（兼秘书），科学顾问 6 名，有国家医药管理总局科教司高级工程师金蕴华、军事医学科学院基础医学研究所所长周廷冲、中国医学科学院药物研究所药理研究室主任宋振玉、中国科学院上海药物研究所副所长嵇汝运、中医研究院中药研究所分析研究室章育中、军事医学科学院微生物与流行病学研究所副所长何斌，秘书 4 名，有中医研究院中药研究所药理研究室副主任李泽琳、山东省中医药研究所主任朱海、卫生部科技局成果处干部王秀峰以及周克鼎（兼），其中秘书处设在中医研究院。

3 月，WHO/TDR/CHEMAL 会议，确认了开发青蒿酯钠静脉水溶液注射剂作为治疗脑型疟的优先项目，同时对制剂的生产工艺表示关切。青蒿素指导委员会依此进行工作调整，但"对一些未能列入 WHO 优先开发计划而我们又需要进行研究的课题，如蒿甲醚油剂注射液、青蒿素制剂、抗疟作用机理、药代动力学和药物代谢、系统药理、抗药性原虫株培育以及青蒿资源开发利用等列入国内研究计划。"

7月15—19日，青蒿素指导委员会在北京召开了青蒿素衍生物制剂评议讨论会，出席会议的有指导委员会成员、科学顾问、课题负责人等50余人。卫生部副部长郭子衡、科技局副局长周敏君、中医研究院院长季仲朴等领导出席了会议并讲话。会上重点评议了青蒿酯钠制剂的生产工艺，关键问题是GMP。同时，青蒿素指导委员会下发了青蒿素及其衍生物1983年研究计划进度表。

9月下旬，在WHO的Trigg和国内周克鼎、李泽琳的陪同下，FDA检查官Tetzlaff检查昆明制药厂、桂林第一和二制药厂以及上海信谊制药厂的GMP情况，结论是：车间不符合GMP要求。只给桂林第二制药厂做了评语。虽然是学习机会，但实际上使青蒿琥酯注射剂与WHO合作亮了红灯，中国药品不能在国际上进行临床试验，也影响了其他研究工作；卫生部官员主动约见Trigg，听取意见。当时Trigg提出：①利用国外条件加工一批青蒿琥酯注射剂，以尽快完成国际注册需要的药理毒性和临床研究资料；②在中国建造一个符合GMP车间，但要推迟3—5年。1982年11月青蒿素指导委员会同意第一建议。

11月，周敏君复信Trigg，青蒿素指导委员会（国家医药管理总局批准）同意WHO提出的利用国外条件加工一批青蒿琥酯注射剂的建议，希望CHEMAL协助联系适当的合作研究机构。

1983年

1月，TDR/CHEMAL的Trigg回信推荐美国的WRAIR合作。1983年2月Trigg专门与WRAIR进行磋商。

8月，青蒿素指导委员会在厦门召开会议，确定四川酉阳等地为重点，对青蒿资源、生态生物学特性及青蒿素的含量状况进行调查研究，为开发利用、建立高产稳产原料药生产基地及就近建厂提取青蒿素提供科学依据。1986年3月完成。

10月，请WHO五名专家来华举办"建立青蒿素及其衍生物在生物体液中含量测定方法学习班"。

卫生部文件调整青蒿素指导委员会人事，主任由陈海峰改为许文博。

11 月，向贸促会提交中、美、WHO 合作开发青蒿琥酯的协议文本。

12 月，向 WHO 致函说明中国政府已批准新建 GMP 车间，希望 WHO 从技术上予以支持，希望 WHO 保护中国开发青蒿琥酯的正当权益，还建议美国推迟发表青蒿资源调查报告。

1984 年

3 月，卫生部向国家科委、外交部申请批准与 WHO 和美国国防部（MOD）合作开发青蒿琥酯协议书。

10 月 10 日，卫生部、国家科委、外交部文件（84）卫报科教字第 52 号，谭云鹤、杨浚、钱其琛签发，向国务院报请"关于我与世界卫生组织、美国沟通开发青蒿酯的请示"。

在广州举行"青蒿素栓剂治疗疟疾的研究"的鉴定会，研究单位为中医研究院中药研究所、广州中医学院、广州白云山制药厂，主持鉴定单位：卫生部中医研究院。

11 月，在北京召开青蒿酯开发研究工作会议，50 余人参加。就针剂按照与 WHO 和国家新药申报标准提出 1985—1986 年主要任务和目标。1985 年要完成新药报批技术资料，编制 1985 年研究计划。

1985 年

2 月 5—9 日在北京召开青蒿酯学药浓度含量测定方法评价会议，共有中国医学科学院药物研究所、中医研究院中药研究所、上海医药工业研究所、广州中医学院药理研究室、广州中医学院疟疾研究室、上海药物研究所、军事医学科学院五所五室 7 个研究单位以及卫生部药证局药事处、药检处和科教司成果处的二十多名代表出席。

青蒿素指导委员会聘请青蒿酯粉针剂 I 期临床试验监督员，这在中国是第一次。

3 月，卫生部文件，关于青蒿琥酯针剂进行 I 期临床试验的批复，是首次做 I 期临床试验。

4月，青蒿素指导委员会在广州中医学院进行青蒿酯的Ⅰ期临床试验。

1986年

1月，青蒿素指导委员会向卫生部提交关于访问南斯拉夫活动计划的报告。

2月，中华人民共和国卫生部科教司司长、中国青蒿素及其衍生物开发指导委员会主任委员许文博与南斯拉夫诺弗·美托斯科尔卡制药厂管理委员会主席米洛斯科瓦契奇在南斯拉夫诺弗·美托斯市签署"合作研究开发抗疟药复方蒿甲醚协议书"，未执行。

3月，受青蒿素指导委员会委托，四川中医药研究院南川药物种植研究所、四川省涪陵地区药品检验所完成"四川省酉阳县青蒿资源、生态生物学及青蒿素含量调查研究报告"。

8月5—6日，上海市卫生局组织专家对青蒿酯的申报资料进行了初评并提出了在化学、生物与临床需要补充的实验资料。

10月，卫生部为中国中医研究院中药研究所的青蒿素栓颁发新药证书。

11月，军科院五所准备编写复方蒿甲醚制备专利《新型抗疟药：蒿甲醚－本芴醇复方》；青蒿素指导委员会与桂林二药厂签署转让青蒿琥酯针剂条件及补偿的协议。

12月，上海药物所于昆明制药厂共同填写蒿甲醚、蒿甲醚注射液的新药生产申请表。

1987年

周克鼎为酉阳武陵山青蒿素项目向三峡总公司争取130万（125万）资金，说道："青蒿素早晚会走向世界！"武陵山青蒿素厂成为三峡库区移民第一个项目。

1月6日，卫生部、国家医药管理局发文［国药联科字（87）第60号］：关于限制青蒿素类原料药出口的通知，规定黄花蒿的种子、活种苗、干鲜全草，青蒿素及青蒿素衍生物青蒿酯、蒿甲醚、蒿乙醚、双氢青蒿素的原料药禁止出口，已经批准的青蒿素类药品的制剂产品可以出口。

中国科学院上海药物所姜纪荣、昆明制药厂刘羊华、广州中医学院李国桥在青蒿素及其衍生物开发指导委员会协调下签署蒿甲醚转让备忘录。

3 月，获得昆明制药厂的资助，在青蒿素指导委员会的支持下，签署"联合开发复方蒿甲醚协议书"，按我国三类新药研究复方蒿甲醚片。

4 月，青蒿琥酯获得新药证书（卫生部颁发），共 8 家单位，桂林制药厂列第一，军科院五所第三。

周克鼎和昆明制药厂的刘羊华在酉阳与黄殿宇商谈青蒿素事宜。

注射用青蒿琥酯获得新药证书（卫生部颁发），共 3 家单位，上海医药工业研究院、桂林第二制药厂和广州中医学院。

14 日，云南省卫生厅通过药学、医学审查之后认为蒿甲醚及蒿甲醚注射液符合新药审批办法的规定，同意报卫生部申请新药证书及批准生产的文号。

5 月，军科院五所与昆明药厂签署"抗疟新药 76028（本芴醇）技术转让协议书"，转让新药证书和全套资料。

昆明药厂申请生产 QHS 并补报治疗标准与检验结果的报告。

中医研究员关于撤销青蒿素指导委员会的报告，卫生部陈敏章部长批示待任务完成后再撤；

6 月，云南省卫生厅批复昆明药厂申报的 QHS 标准。

9 月，中国科学院上海药物研究所、昆明制药厂研制的蒿甲醚注射液获得卫生部颁发的新药证书。

卫生部文件，"关于青蒿素原料药转由云南昆明制药厂生产的通知"，将原批准给予广州白云山制药厂新药生产批件转给昆明药厂。

国际第二届医疗设备展览会在北京举行，卫生部 QHS 及其衍生物新闻发布会在北京国际俱乐部举行，中国三种制剂上市销售；《中国医药报》"青蒿素及其衍生物获准投入生产"和"第 15 届国际化疗会议传喜人讯息，我首创抗疟青蒿素震惊世界医坛"，被誉为医药史上的创举、对人类的重大贡献。

1988 年

5 月，中国科学院上海药物研究所白鲁东、昆明制药厂刘羊华在青蒿素开发指导委员会、卫生部成果处和国家医药管理局成果处的支持下，签署"抗疟新药蒿甲醚技术转让协议书"。

6 月 13 日，卫生部、国家医药管理局发文 [（88）卫科教字第 25 号]："关于撤消中国青蒿素及其衍生物研究指导委员会的通知"。

1989 年

4 月 24—26 日，世界卫生组织疟疾化疗工作第 2 次会议在北京召开，主要内容为青蒿素类抗疟药。

6 月，国家科委分别下发（89）国科社字 007 号"关于申请承担青蒿素抗疟药物国际合作项目的通知"和（89）国科发社字 330 号"关于印发'加快青蒿素类抗疟药物科研成果推广和出口创汇实施计划方案'的通知"。

8 月，国家科委社会发展科技司与中信技术公司签署"关于青蒿素类抗疟药物进入国际市场合同"。

11 月，中信技术公司与昆明制药厂签署了"蒿甲醚项目合作协议"，后扩展到本芴醇－蒿甲醚复方，与军事医学科学院微生物与流行病研究所组建了科工贸联合体。

1990 年

抗疟新药本芴醇及其亚油酸胶丸制剂获国家发明一等奖。

3 月 9 日，在时任国家科委社会发展科技司抗疟药同际市场开拓事务顾问周克鼎的协调下，军事医学科学院五所和昆明制药厂，会同中信技术公司等，采取科、工、贸合作方式为一方，与瑞士诺华公司前身汽巴－嘉基公司签订了本芴醇－蒿甲醚复方的合作保密协议。

4 月，国家科委丛众，顾问周克鼎、沈家祥，及中信技术公司、昆明制药厂和军事医学科学院五所有关人员，与瑞士汽巴－嘉基公司代表团在中信公司的国际大厦首次会面。汽巴－嘉基专家提出：①所有药物均失去专利保护；②注册资料不符合国际注册要求；③所有单药均无预防作用，且治疗后复燃率太高，全部否定中国推荐合作的青蒿素及其衍生物和化学抗疟药。最后周克鼎正式向外方透露，中国还有一个可申请专利的复方药品，待签署新的保密协议后进一步交流。

8月，军事医学科学院五所向中国专利局申请"增效抗疟药复方本芴醇"专利，申请号90106722.9，申请人和专利权人为军事医学科学院五所，发明人为周义清、宁殿玺、李国福、王淑芬、单承启、丁德本、刘光裕。

中信技术公司与法国Rhone-Poulenc Rorer inc.（现为Sanofi-Aventis公司）签署在国外销售昆明制药厂的蒿甲醚注射剂和桂林制药二厂青蒿琥酯注射剂的协议，1994年法国品牌的蒿甲醚注射剂Paluther上市，而青蒿琥酯注射剂因GMP和投资难度，合作未能开展。

10月，昆明制药厂获得蒿甲醚原料正式生产批文，（90）卫药准字X-106号。

在国家科委社发司的见证下，瑞士汽巴-嘉基公司和中信技术公司、军事医学科学院五所和昆明制药厂，三方签署第一次商务谈判的会谈纪要，就开发复方蒿甲醚进行合作。

12月，WHO的技术报告（Report of a WHO Scientific Group. WHO Technical Report Series 805）未经中方正式同意披露了复方蒿甲醚技术数据，给国际专利带来了新的困难。

1991 年

卫生部颁布复方蒿甲醚片试行标准WS-167（X-113）-91。

4月，军事医学科学院微生物与流行病研究所再次向中国专利局申请"增效抗疟药复方本芴醇的制备方法"专利，申请号91102575.8，申请人和专利权人为军事医学科学院五所，发明人为周义清、宁殿玺、李国福、王淑芬、单承启、丁德本、刘光裕。1991年11月11日为公开日，公开号CN1065993A。

军事医学科学院五所签署委托书，委托中国国际贸易促进委员会专利代理部向国外申报专利，名称为：增效抗疟药复方本芴醇。优先的专利为：

申请号 91102575.8，申请日 1991 年 4 月 24 日；申请号 90106722.9，申请日 1990 年 8 月 8 日。

4 月 29 日，中方与瑞士诺华公司双方又签署本芴醇 – 蒿甲醚复方 "第一阶段风险合作协议"。开展专利合作申报和临床验证工作，由瑞方负责本芴醇 – 蒿甲醚复方国际发明专利的申请。国家科委（91）国科发社字 549 号发文 "对中信技术公司'关于申请批复复方本芴醇项目第一阶段协议的报告'的批复"。

1992 年

2 月，中信技术公司，军事医学科学院五所和昆明制药厂正式签署三方内部 "关于复方蒿甲醚片（复方本芴醇片）合作协议"。

4 月，本芴醇与蒿甲醚组成的复方蒿甲醚片，获卫生部颁发的新药证书。

7 月，中医研究院中药研究所双氢青蒿素获国家新药证书，并获得 1992 年度国家中医药管理局中医药科技进步一等奖和 1992 年国家十大科学技术成就奖，对此上海有机所的周维善和吴毓林致信国家科委，就屠呦呦自称在 1973 年即首创双氢青蒿素表示质疑，要求审查原始资料。

12 月，国家科委（92）国科发社字 830 号文件，"关于继续抓好青蒿素类抗疟疾药物开拓国际市场工作的函"，重申禁止出口种子和全草，限制出口青蒿素原料药。

12 月，国家科委社会发展科技司（92）国科社字 035 号发函 "委托中信技术公司组建青蒿素开发集团"。

1996 年

8 月，青蒿素及其衍生物研究的协作组获得香港求实科技基金会颁发的 "杰出科技成果集体奖"。获奖人员有：朱大元、李英、李国桥、周维善、梁钜忠、许杏祥、屠呦呦、刘旭、魏振兴、顾浩明，10 人合得奖金人民币 100 万元。

2004 年

1 月，中国青蒿素及其衍生物研究协作组获 2003 年度泰国马希敦亲王医学奖。

2007 年

12 月 11 日，浙江医药股份有限公司新昌制药厂的复方蒿甲醚的研发、国际化及产业化获国家科学技术进步奖二等奖。

2011 年

9 月 12 日，2011 年度拉斯克奖名单公布，中国科学家屠呦呦获得临床医学奖，获奖理由是"因为发现青蒿素——一种用于治疗疟疾的药物，挽救了全球特别是发展中国家数百万人的生命"。

9 月 19 日，屠呦呦获葛兰素史克"生命科学杰出成就奖"。

2015 年

2015 年 6 月 4 日，沃伦·阿尔珀特基金奖（Warren Alpert Foundation Prize）官网宣布，2015 年的沃伦·阿尔珀特奖授予中国中医科学院研究员屠呦呦，以表彰其在抗疟领域的突出贡献。与屠呦呦共同获奖的还有在纽约大学朗格尼医学中心任职的 Ruth S. Nussenzweig 和 Victor Nussenzweig 教授。

10 月 5 日，屠呦呦获诺贝尔生理学或医学奖。

2017 年

2017 年 1 月 9 日，在人民大会堂举行的 2016 年度国家科学技术奖励大会上，中国中医科学院研究员屠呦呦与中国科学院物理研究所研究员、中国科学院院士赵忠贤共同获得 2016 年度国家最高科学技术奖。

附录二
主要论文列表

［1］青蒿素结构研究协作组，一种新型的倍半萜内酯——青蒿素. 科学通报，1977（03）：142.

［2］赵一，李爱媛，周芳，青蒿素抗疟作用原理与增效的探讨. 广西中医药，1978（03）：52-56.

［3］吴毓林，一个奇特的植物成分——青蒿素. 自然杂志，1978（08）：483.

［4］青蒿研究协作组. 抗疟新药青蒿素的研究. 药学通报，1979（02）：49-53.

［5］中国科学院生物物理研究所青蒿素协作组. 青蒿素的晶体结构及其绝对构型. 中国科学，1979（11）：1114-1128.

［6］青蒿素治疗抗氯喹疟疾 65 例的效果观察. 新医药学杂志，1979（01）：12-16.

［7］李锐，龙达翔，李秀挺，黄桂英. 青蒿素药理初步研究（一）. 新中医，1979（06）：51-54.

［8］青蒿素治疗疟疾的临床研究. 新医药学杂志，1979（02）：49-51.

［9］赵一，李小娟，李爱媛，芳周. 青蒿素的毒性实验报告. 广西中医药，1979（01）：45-46.

［10］李国桥. 青蒿素治疗凶险型恶性疟 48 例临床报告. 新医药学杂志，1979（01）：17-19+11.

［11］中国科学院上海药物研究所抗疟研究组. 青蒿素衍生物的化学合成和药理研究. 医药工业，1979（01）：30-32.

［12］李英，虞佩琳，陈一心，李良泉，盖元珠，王德生，郑亚平. 青蒿素衍生物的合成. 科学通报，1979（14）：667-669.

［13］郭兴伯. 青蒿素治疗脑型疟疾 36 例小结. 新医药学杂志，1979（01）：20-22.

［14］刘静明，倪慕云，樊菊芬，屠呦呦，吴照华，吴毓林，周维善. 青蒿素（Arteannuin）的结构和反应. 化学学报，1979：98.

［15］赵一，李爱媛，周芳. 青蒿素抗疟作用原理与增效的探讨. 中医杂志，1979（11）：58-60.

［16］朱大元等. 青蒿素生物代谢转化物的分离鉴定 I. 人体代谢转化物的分离和鉴定. 药学通报，1980（04）：38.

［17］李锐，李秀挺，龙达翔，黄桂英. 青蒿素药理作用初步研究（二）. 新中医，1980（01）：37-40.

［18］四川省中药研究所药理室. 青蒿素的药理研究. 四川医学，1980（01）：33-36.

［19］朱汉松. 青蒿素的滴定分析法. 药学通报，1980（08）：6-8.

［20］刘旭. 青蒿素衍生物的研究. 药学通报，1980（04）：39.

［21］臧其中，齐尚斌，万尧德. 3H-青蒿素在动物体内的吸收、分布和排泄. 四川医学，1980（01）：30-31.

［22］朱大元，黄宝山，陈仲良，殷梦龙. 青蒿素生物代谢转化物的分离鉴定——I. 人体代谢转化物的分离和鉴定. 药学学报，1980（08）：509-512.

［23］万尧德，臧其中. 青蒿素伍用伯喹抗鼠疟近期复燃的研究. 药学通报，1981（01）：9-14.

［24］王同寅，唐宝璋，徐汝昌，李英，赵孝珍，徐祥英. 青蒿素衍生物"224"与"242"治疗恶性疟的临床研究. 昆明医学院学报，1981

（02）：42-46.

［25］许杏祥等. 青蒿素降解产物失碳倍半萜内酯的全合成. 科学通报，1981（13）：823-825.

［26］陈泉生，陈古荣. 青蒿素与氯喹等抗疟药对鼠疟原虫形态学变化的观察. 中药通报，1981（03）：50.

［27］王仲山等. 青蒿素及其衍生物的高压液相色谱含量测定研究. 药学学报，1981（06）：466-470.

［28］吴吉安，陈凯先，嵇汝运. 抗疟新药青蒿素及其衍生物的分子轨道研究. 分子科学学报，1981（02）：27-34.

［29］杨启超等. 青蒿素衍生物——青蒿醚抗疟活性和毒性及 ~3H- 青蒿醚在体内的过程. 广西医学，1981（03）：13-18+57.

［30］李广义等. 青蒿素诱变性的测定结果报告. 中医杂志，1981（06）：67-68.

［31］屠呦呦，倪慕云，钟裕蓉，李兰娜. 中药青蒿的化学成分和青蒿素衍生物的研究（简报）. 中药通报，1981 6（2）：31.

［32］严汉英等. ~（14)C- 甲基还原青蒿素的合成. 医药工业，1981（05）：1-3+49.

［33］王同寅. 青蒿素制剂治疗疟疾的临床研究. 中级医刊，1981（07）：19-20.

［34］胡世林等. 青蒿素的植物资源研究. 中药通报，1981（02）：13-16.

［35］丁绍风，李良训. 氚标记青蒿素衍生物—青蒿醚和青蒿酯. 中药通报，1981（04）：25-27+6.

［36］张仁斌，徐松林，李英. 反相高效液相色谱分离青蒿素及其衍生物. 药学学报，1981（06）：460-465.

［37］黄国钧，赵一. 还原青蒿素琥珀酸钠对鼠疟原虫呼吸、糖代谢及蛋白质代谢的影响. 中医杂志，1981（10）：66-70.

［38］惠柏林等. 青蒿素水混悬剂型及固体分散剂型抗疟效果的进一步观察. 青岛医学院学报，1982（01）：18-23.

［39］叶鑫生，程道新，王一琴. 青蒿素对小鼠腹腔巨噬细胞吞噬功能的

影响. 北京医学院学报，1982（02）：141–142.

[40] 许杏祥，朱杰，周维善. 青蒿素及其一类物结构和合成的研究——
Ⅸ. 全合成青蒿素中若干关键化合物的合成，有机化学，1982.

[41] 叶祖光等. 青蒿素对体外培养的红内期恶性疟原虫超微结构的影响.
药学通报，1982（04）：55–56.

[42] 许杏祥，朱杰，周维善. 青蒿素 B 的立体选择合成. 科学通报，
1982（16）：1022.

[43] 王德文，刘雪桐. 青蒿素对猴心肌超微结构的影响. 军事医学科学
院院刊，1982（04）：459–463.

[44] 于文清. 从青蒿素的独特之处谈起. 医学与哲学，1982（07）：16.

[45] 李万亥等. 青蒿素及其衍生物与血浆蛋白的结合. 药学学报，1982
（10）：783–786.

[46] 张银娣等. 血浆中甲基还原青蒿素（蒿甲醚）的薄层扫描定量法.
药学学报，1982（03）：212–217.

[47] 叶祖光等. 青蒿素和氯喹对体外培养的红内期恶性疟原虫超微结构
的影响. 中医杂志，1982（04）：65–67+81.

[48] 陈怀录等. 青蒿素对食蟹猴疟原虫的实验治疗观察. 新医学，1982
（02）：60–61.

[49] J B Jiang, G Q Li, X B Guo, Y C Kong, K Arnold. Antimalarial
activity of mefloquine and qinghaosu. Lancet，1982，2：285–288.

[50] 糜竞芳，沈春镒. 若干青蒿素合成中间体的旋光谱. 药学学报，
1982（06）：421–424.

[51] 许杏祥等. 青蒿素类似物的立体专一性合成. 化学学报，1982（11）：
1081–1083.

[52] 李英等. 青蒿素类似物的研究Ⅱ. 应用高效酰化催化剂 DMAP 合
成双氢青蒿素的羧酸酯和碳酸酯类衍生物. 化学学报，1982（06）：
557–561.

[53] 陈朝环，周维善. 青蒿素及其类似物的结构和合成Ⅷ、~1H 核磁共
振测定青蒿素降解物及有关化合物的构型. 化学学报，1983（09）：

853–856.

[54] H M Gu, D C Warhurst, W Peters. Rapid action of qinghaosu and related drugs on incorporation of [3H] isoleucine by Plasmodium falciparum in vitro. Biochemical Pharmacology, 1983, 32: 2463–2466.

[55] Z L Li, H M Gu, D C Warhurst, W Peters. Effects of qinghaosu and related compounds on incorporation of [G–3H] hypoxanthine by Plasmodium falciparum in vitro. Transactions of the Royal Society of Tropical Medicine and Hygiene 1983, 77: 522–523.

[56] 林秀云，张树德，吴伸. 青蒿素降解产物桥酮倍半萜内酯的分子和晶体结构测定. 物理学报，1983（04）：553–558.

[57] D L Klayman, A J Lin, N Acton, J P Scovill, J M Hoch, W K Milhous, A D Theoharides, A S Dobek. Isolation of artemisinin（qinghaosu）from Artemisia annua growing in the United States. Journal of Natural Products, 1984, 47: 715–717.

[58] D L Klayman. Qinghaosu（artemisinin）：an antimalarial drug from China. Science, 1985, 228: 1049–1055.

附录三
1978年参加青蒿素鉴定会人员名单

工作单位	姓名	性别	职务
中医研究院中药研究所	曾美怡	女	助理研究员
中医研究院中药研究所	甘良柏	男	所长
中医研究院中药研究所	张逵	男	副所长
中医研究院中药研究所	徐天生	男	干部
中医研究院中药研究所	张衍箴	男	实习研究员
中医研究院中药研究所	刘溥	男	实习研究员
中医研究院中药研究所	蒙光荣	女	助理研究员
中医研究院中药研究所	李泽琳	女	助理研究员
中医研究院中药研究所	屠呦呦	女	助理研究员
中医研究院中药研究所	倪慕云	女	助理研究员
中医研究院	季钟朴	男	院长
中医研究院	戴绍德	男	医生
中医研究院广安门医院	庄国康	男	副主任
中国科学院上海药物所	李英	女	助理研究员
中国科学院上海药物所	朱大元	男	助理研究员
中国科学院上海药物所	顾浩明	男	助理研究员
中国科学院上海有机所	吴照华	女	助理研究员

工作单位	姓名	性别	职务
中国科学院寄研所	袁洁平	女	研究实习员
中国科学院原子能研究所	仪明光	男	研究实习员
中国科学院生物物理所	梁丽	女	助理研究员
中国科学院生物物理所	张季平	女	实习员
中华医学会	张天禄	男	编辑
中山医学院药学系	张敏生	男	助教
卫生部	郭子恒	男	副部长
卫生部药典委员会办公室	袁士诚	男	副主任
卫生部药品生物制品检定所	宋育文	女	技师
总后卫生部	刘计晨	男	干部
全国五二三办	周克鼎	男	干部
全国五二三办	王秀峰	男	干部
上海五二三办	王焕生	男	副主任
上海五二三办	王连柱	男	副主任
广东地区五二三办	卫剑云	男	副主任
广西地区五二三办	马仲信	男	主任
广西地区五二三办	郑家骥	男	主管技师
四川地区五二三办	李广发	男	负责人
云南地区五二三办	苏发昌	男	负责人
南京五二三办	张立安	男	副主任
南京五二三办	王功垣	男	干部
四川地区五二三办	欧阳彬	男	干部
上海医药工业研究院	张秀平	女	工程师
上海医药工业研究院	盛坤贤	女	技术员
广东省海南行政区卫生局	刘通显	男	副局长
广东省海南行政区卫防站	蔡贤铮	男	主管医师
广州中医学院	李国桥	男	副主任
广州中医学院药理学教研组	李秀挺	男	副主任
广州中医学院针灸教研组	靳瑞	男	副主任
广东东方县人民医院新医科	郭兴伯	男	主任

工作单位	姓名	性别	职务
广州第七制药厂	张锡辉	男	工人
华南植物所	陈定如	男	研究实习员
桂林芳香厂	胡桂珍	女	副主任
桂林芳香厂	邓哲衡	男	工程师
桂林制药厂	刘旭	男	技术员
北京师范大学	刘正浩	男	教师
第二军医大学	龚建章	男	教授
国家科委	丛众	男	干部
山东省寄防所	李承邰	男	医师
山东中西医结合研究院基础处	刘爱如	女	医师
山东中西医结合研究院基础处	魏振兴	男	药师
山东中西医结合研究院基础处	朱海	男	主任
山东中西医结合研究院基础处	郭长强	男	药师
山东中西医结合研究院基础处	曲修垣	男	药师
山东中西医结合研究院基础处	田樱	女	药师
青岛医学院	沈松林	男	讲师
广西植物所	王桂清	女	研究实习员
广西寄研所	石维志	男	医师
广西医学院	杨启超	男	讲师
江苏省卫生局	张国义	男	副局长
江苏卫生局科研处	朱君辑	男	主任
江苏省扬州行政公署	黄云祥	男	副专员
江苏省扬州地区卫生局	吴宪	男	副局长
江苏省扬州市卫生局	金志观	男	局长
江苏省高邮县卫生局	李定国	男	副局长
江苏省高邮县卫生局	陆子遗	男	干部
江苏药品标准办公室	孙文倩	女	
江苏血防所	朱昌亮	男	干部
南京药学院	胡树深	男	教师
南京药学院	张钧寿	男	教师

工作单位	姓名	性别	职务
南京中医学院	张融瑞	男	教师
南京植物所	吴余芬	女	见习员
南京制药厂	路英	女	技术员
南京制药厂	王玉英	女	技术员
河南省卫生局科教处	张广兴	男	干部
河南省卫防站	孙文志	男	医师
河南省卫防站	李东方	男	医师
河南郑州卫防站	徐德法	男	医师
河南许昌地区卫防站	王顺祥	男	医师
湖北医科院寄研所	桂爱芳	女	主治医师
湖北武钢卫防站	曾芳	女	技师
湖北武钢职工医院	戴梅芳	男	主治医师
江西上饶地区血防站	吴国祥	男	医师
天津 3526 厂	凌鹏	男	技术员
四川中药研究所科技科	钟炽昌	男	主任
四川中药所药化室	吴慧章	女	组长
四川中药所药理室	臧其中	男	组长
重庆制药八厂	杨承忠	男	试制工
成都中医学院	罗忠友	男	教师
云南药物所	詹尔益	男	药师
云南药物所	黄衡	男	药师
云南药物所	吴华欣	男	药师
云南大理血防所	付丽芳	女	药师
昆明医学院附一院传染病科	王同寅	男	讲师副主任
昆明军区军事医学研究所	郑元若	男	军医
昆明军区后勤部卫生部	李宝泉	男	助理员

合计 103 人

附录·四

1981 年各地区疟疾防治研究领导小组办公室负责同志工作座谈会参会代表名单

各地区疟疾防治研究领导小组办公室负责同志工作座谈会代表

单位	姓名	性别	职务
卫生部	黄树则	男	副部长
卫生部科技局	陈海峰	男	局　长
卫生部科技局	周敏君	女	副局长
卫生部防疫局	张北翔	女	副处长
国家科委	武　衡	男	副主任
国家科委	李益三	男	局　长
国家科委	丛　众	男	干　部
国家医药管理总局	胡昭衡	男	局　长
国家医药管理总局	佘德一	女	干　部
总后勤部	张汝光	男	副部长
总后勤部卫生部	刘　珍	男	副部长
总后勤部卫生部科技处	冯　志	男	副处长
总后勤部卫生部科技处	刘计晨	男	副师职助理员
中国科学院生物学部	翁延年	男	副处长
全国五二三办公室	周克鼎	男	负责人
全国五二三办公室	王秀峰	男	干　部

单位	姓名	性别	职务
军事医学科学院	涂通今	男	院 长
军事医学科学院一所	陈鸿书	男	助 研
军事医学科学院五所	何 斌	男	副所长
军事医学科学院五所	邓蓉仙	女	副研究员
军事医学科学院五所	滕翕和	女	副研究员
军事医学科学院五所	朱成璞	男	副研究员
中国医学科学院科研处	汪梅仙	女	处 长
中国医学科学院药物研究所	钮心懿	女	助 研
中医研究院中药研究所	张 逵	男	副所长
中医研究院中药研究所	屠呦呦	女	副 研
卫生部生物制品研究所	陈正仁	男	所 长
卫生部生物制品研究所	高敏新	男	助 研
北京市卫生防疫站	沈维锐	男	科负责人
北京第一医学院寄生虫学教研室	程道新	女	主 任
北京第二医学院寄生虫学教研室	李慧珠	女	
上海市科委	张竹英	女	工程师
上海警备区后勤部卫生处	崔吉华	男	处 长
上海市卫生局医学科研管理处	范允中	男	处 长
上海市医药管理局	陆锦山	男	工程师
上海医药工业研究院	许文思	男	院 长
上海医药工业研究院	张秀平	女	工程师
中国科学院上海药物研究所	张淑改	女	副处长
中国科学院上海昆虫研究所	潘家复	男	技 师
第二军医大学训练部科研处	周 俊	男	处 长
上海地区五二三办公室	王焕生	男	负责人
上海地区五二三办公室	王连柱	男	负责人
上海地区五二三办公室	朱慧敏	女	
上海地区五二三办公室	金映春	女	
江苏省卫生厅科研办	陈舜英	男	
南京药学院	曹明珠	女	讲 师

单位	姓名	性别	职务
南京中医学院	张融瑞	男	助 教
南京军区后勤军事医学研究所	李振科	男	所 长
南京地区五二三办公室	张立安	男	负责人
云南省卫生厅	蒋家竹	男	副厅长
云南省卫生厅	张希昆	男	干 部
云南省思茅疟防研究所	卫全达	男	所 长
云南医药管理局科教处	王存志	男	工程师
昆明军区后勤卫生部	王 礼	男	副部长
昆明军区后勤卫生部	蔡跃三	男	副师职研究院
昆明军区后勤军事医学研究所	谭永茂	男	助 研
昆明军区后勤军医学校教务科	傅良书	男	科 长
云南省除害灭病办公室	苏发昌	男	副主任
广东省卫生厅	徐 冰	女	副厅长
广州军区后勤部卫生部	陈世华	男	副部长
海南行政区卫生局	刘通显	男	副局长
广东省卫生厅科教处	邓宜兴	男	科 长
广东省科委农医处	周兆龙	男	科 长
广东省医药管理局	杨松华	男	科 长
广州中医学院	李国桥	男	副院长
第一军医大学科研处	黄业武	男	副处长
广东地区五二三办公室	卫剑云	男	负责人
广东地区五二三办公室	江国深	男	医 生
广东地区海南五二三办公室	郑登岳	男	干 部
成都军区后勤卫生部	李文安	男	副部长
成都军区后勤卫生部防疫科	陆常澍	男	科 长
四川省卫生厅工业卫生处	刁振中	男	处 长
四川省卫生厅科教处	郝怀仁	男	干 部
广西壮族自治区卫生局	童盛昌	男	副科长
广西医学院	许政拱	男	副教授
广西壮族自治区寄生虫病研究所疟疾科	郑家骥	男	副主任

单位	姓名	性别	职务
广西地区五二三办公室	马仲信	男	负责人
广西地区五二三办公室	李锦辉	男	干部
山东省寄生虫病研究所	汪兆俊	男	教授
山东省寄生虫病研究所	郑衍瑛	男	秘书
山东省中医药研究所	朱海	男	主任
人民日报	白筠	女	记者
新华社	陈光曼	女	记者
健康报	高树楷	男	记者
健康报	李建华	男	记者
疟疾专题委员会名单			
中国医学科学院副院长	吴征鉴	男	副院长
中国医学科学院寄生虫病研究所	周祖杰	男	副所长
中国医学科学院寄生虫病研究所	刘吟龙	男	副研究员
中国医学科学院寄生虫病研究所	任道性	男	副研究员
中国医学科学院寄生虫病研究所	杨新史	男	副研究员
中国医学科学院寄生虫病研究所	盛伯梁	男	副研究员
中国医学科学院寄生虫病研究所	陈昌	男	助研
中国医学科学院寄生虫病研究所	钱会霖	男	技师
山东寄生虫病研究所	王兆俊★	男	所长
河南医学院	苏寿沠	男	教授
第二军医大学	龚建章	男	教授
军事医学科学院	陆宝麟△	男	研究员
军事医学科学院	何斌★	男	副所长
湖北省医科院	黄森琪	男	副院长
中国医学科学院基础医学研究所	刘尔翔	男	副研究员
云南省疟防所	黄耀宗	男	副所长
贵州寄研所	刘祥焜	男	副主任
江苏盐城地区防疫站	张继铭	男	副科长
广东省寄防所	李祖资△	男	副科长
安徽省防疫站	吴振友	男	科长

单位	姓名	性别	职务
上海医药工业研究院	张秀平 ★	男	工程师
广西自治区寄研所	郑家骥 ★	男	副主任
卫生部生物制品研究所	陈正仁	男	所　长
会议工作人员名单			
	成甫岐		
	陈锦石		
	焦岫卿		
	施凛荣		
	蔺建英		
	李　淑		
	司机 3 人		
★代表兼五二三会议代表；△代表未到	总计 110 人		

附录五
中国青蒿素类药物情况一览表

注册日期	药品名称	新药证书	企业名称	组方	商品名
1986年10月3日	青蒿素（原料）	（86）卫药准字 X-01 号	中药研究所		
1986年10月3日	青蒿素栓	（86）卫药准字 X-04 号	中药研究所		广州白云山制药厂，无生产
1987年4月6日	青蒿琥酯（原料）	（87）卫药证字 X-01 号	桂林制药厂、上海医药工业研究院等8家单位		
1987年4月6日	注射用青蒿琥酯	（87）卫药证字 X-02 号	上海医药工业研究院，桂林制药二厂和广州中医学院	60mg	Artesun
1987年9月5日	蒿甲醚（原料）		上海药物所，昆明制药厂		
1987年9月5日	蒿甲醚注射液	（87）卫药证字 X-14 号	上海药物所，昆明制药厂	80mg/ml	Artem, Artemidine
1988年11月16日	青蒿琥酯片	（88）卫药证字 X-62 号	桂林制药厂	50mg	
1992年4月7日	复方蒿甲醚片	（92）卫药证字 X-23 号	中国人民解放军军事医学科学院微生物流行病研究所		

注册日期	药品名称	新药证书	企业名称	组方	商品名
1992 年 7 月 20 日	双氢青蒿素（原料）	（92）卫药证字 X-66 号	中药研究所		
1992 年 7 月 20 日	双氢青蒿素片	（92）卫药证字 X-67 号	中药研究所		Cotexin
2010 年 8 月 3 日	复方双氢青蒿素片	国药准字 H20050082	重庆通和制药有限公司	双氢青蒿素 32mg，磷酸哌喹 0.32g 及甲氧苄啶 90mg	Artecom
2005 年 12 月 23 日	双氢青蒿素哌喹片	国药准字 H20059812	重庆华立岩康制药有限公司	双氢青蒿素 40mg，磷酸哌喹 0.32g	Artekin
2010 年 2 月 12 日	复方磷酸萘酚喹片	国药准字 H20050270 国药准字 H20103059	昆明制药集团股份有限公司	萘酚喹 100mg+ 青蒿素 250mg	Arco
2008 年 6 月 26 日	青蒿素哌喹片	国药准字 H20080424	广东新南方青蒿药业有限公司	青蒿素 62.5mg，哌喹 375mg	Artequick
2011 年 5 月 31 日	青蒿琥酯阿莫地喹片	国药准字 H20110054 国药准字 H20110053 国药准字 H20110052	桂林南药股份有限公司	青蒿琥酯 25mg、盐酸阿莫地喹 67.5mg 青蒿琥酯 50mg、盐酸阿莫地喹 135mg 青蒿琥酯 100mg、盐酸阿莫地喹 270mg	
2010 年 6 月 1 日	复方蒿甲醚片	国药准字 H19991414	北京诺华制药有限公司	本芴醇 0.12g，蒿甲醚 20mg	Coartem, Riamet
2010 年 8 月 31 日	复方蒿甲醚片	国药准字 H10920010	昆明制药集团股份有限公司	本芴醇：120mg，蒿甲醚：20mg	Coartemether

参考文献

主要著作与论文

［1］朱师晦编著. 梁伯强校正. 热带病学丛书之一·最新疟疾学. 中华民国三十六年十一月初版.

［2］吴毓林. 青蒿素——中药奇葩，疟疾克星. 大学化学，2010（25），增刊.

［3］吴毓林. 青蒿素——历史和现实的启示. 化学进展，2009，21（11）：2365-2371.

［4］青蒿素结构研究协作组. 一种新型的倍半萜内酯——青蒿素. 科学通报，1977（3）：142.

［5］中国科学院生物物理研究所青蒿素协作组. 青蒿素的晶体结构及其绝对构型. 中国科学，1979（11）：1114-1128.

［6］刘戟锋，刘艳琼，谢海燕. 两弹一星工程与大科学. 济南：山东教育出版社. 2004.

［7］李英，虞佩琳，陈一心，李良泉，盖元珠，王德生，郑亚平. 青蒿素类似物的研究 i. 还原青蒿素的醚类／羧酸酯类及碳酸酯类的合成. 药学学报，1981，16（6）：429-439.

［8］屠呦呦编. 青蒿素及青蒿素类药物. 北京：化学工业出版社，2009.

［9］张文虎. 创新中的社会关系：围绕青蒿素的几个争论. 自然辩证法通讯，

2009，31（184）：32-40.

［10］《中国疟疾的防治与研究》编委会编著. 中国疟疾的防治与研究. 北京：人民卫生出版社，1991.

［11］王晨. 深入宝库采明珠——记抗疟新药"青蒿素"的研制历程. 光明日报，1978.6.18

［12］杨光华，饶淑华. 青蒿素发明发现的方法学研究. 医学与哲学，1997，18（12）：641-643.

［13］奇云. 抗疟新药青蒿素传奇. 健康天地，1995-5.

［14］王丹红. 中国科学院院士周维善：青蒿素结构的测定与全合成经过. 科学时报. 2008-12-2.

［15］许苹. 漫话青蒿素. 科技视野，2005-14-12.

［16］张国，王霁红. "青蒿素"有国际盛誉研制者无分文效益，中国中医研究院中药研究所诉四川武陵山制药厂侵权. 法制日报，1994-8-31（7）.

［17］罗和谷. 青蒿素知识产权亟待保护——访青蒿素的发明者屠呦呦及中国中医研究院中药研究所. 中国中医药报，1994-4-11.

［18］中国科学技术协会编. 中国科学技术专家传略·医学编·药学卷1·屠呦呦. 北京：人民卫生出版社. 1996.

［19］马林. 青蒿素传奇. 大自然，2010-2.

［20］中华人民共和国卫生部. 疟疾防治手册. 1957.

［21］熊燕. 青蒿素的故事. 云南日报，2002-7-19.

［22］庞诚. 青蒿素——书写21世纪的传奇. 科学前沿，2006-5.

［23］李豫，杨恒林. 青蒿素类药治疗疟疾的回顾与展望. 云南中医中药杂志，2007，28（10）：46-47.

［24］何涛. 揭秘青蒿素研制史. 广州日报，2011-9-29.

［25］黄松平，朱亚宗. 科技发明权与屠呦呦青蒿素发现争端的化解. 自然辩证法研究，2012，28（1）：86-90.

［26］王满元. 青蒿素类药物的发展历史，自然杂志，2012，34（1）：44-47.

［27］叶祖光. 专利带来了什么——青蒿素类抗疟药研制的回顾与思考. 中国发明与专利，2007，7：21-23.

［28］吴军. 青蒿大战吹起淘金泡沫. 医药产业资讯，2005，2（13）：19-21.

［29］中医研究院革命委员会编. 常见病验方选编. 北京：人民卫生出版社，

1970.

[30] 张荣沭. 青蒿、黄花蒿与青蒿素. 哈尔滨：哈尔滨地图出版社，2007.

[31] 蔡仲德. 杰出的中药学家屠呦呦编. 中国中药杂志，1995，20（15）：313-
314.

[32] 李雅民. 她用小草降疟魔. 羊城晚报，2002-6-10.

[33] 路琰. 屠呦呦，用一株小草改变世界. 环球人物，2007-3.

[34] 李鹭芸. 李英，破译青蒿素"密码". 环球人物，2007-3.

[35] 梁莒. 李国桥，生死体验40年. 环球人物，2007-3.

[36] 梁德毅. 让中国青蒿素走向世界——记广州中医药大学首席教授、国际知
名疟疾防治专家李国桥. 广东科技，2007，1：35-37.

[37] 刘晓阳，周义清. 让世界尊重中国原创. 环球人物，2007.3.1-15.

[38] 青蒿情，黄花香：纪念周克鼎同志. 北京：蓝天出版社，2008.

[39] 陕西省中医研究所革命委员会编. 陕西中医验方选编. 西安：陕西人民出
版社，1972.

[40] 上海防疟研究成果突出. 文汇报，1981-6-9.

[41] 霍华德·迈克尔. 上帝的坏笑——大病毒时代来临. 罗尘译. 南京：江苏
人民出版社，2009.

[42] 顾浩明，吕宝芬，瞿志强. 青蒿素衍生物对伯氏疟原虫抗氯喹株的抗疟活
性. 中国药理学报，1980，1（1）：48-50.

[43] 周廷冲，宋振玉，周克鼎. 世界卫生组织在北京召开青蒿素及其衍生物学
术讨论会. 药学学报. 1982，17（2）：158-159.

[44] 国家药典委员会. 中华人民共和国药典. 一部. 北京：中国医药科技出版
社，2010.

[45] 中药辞海. 第二卷. 北京：中国医药科技出版社，1996.

[46] 胡世林. 青蒿的本草考证. 亚太传统医药，2006（1）：28-30.

[47] 中医研究院中药研究所. 青蒿抗疟研究（1971—1978）. 1978.

[48] 朱建平，王永炎，梁菊生. 中药名考证与规范. 上海：中国古籍出版社，
2006.

[49] 张剑方. 迟到的报告. 广州：羊城晚报出版社，2006.

[50] 李时珍. 本草纲目. 北京：人民卫生出版社，1979.

[51] 黎润红. 五二三任务与青蒿抗疟作用的再发现. 中国科技史杂志，2011，

32（4）：488-500.

[52] 刘静明，倪慕云，樊菊芬，屠呦呦，吴照华，吴毓林，周维善. 青蒿素的结构和反应. 化学学报，1979，37（2）：129-140.

[53] 青蒿素结构研究协作组. 一种新型的倍半萜内酯——青蒿素. 科学通报 1977，22（3）：142.

[54] 牛克洪. 高成长企业资本运营案例评析. 北京：中国经济出版社，2003.

[55] 中国科学院生物物理研究所青蒿素协作组. 青蒿素的晶体结构及其绝对构型. 中国科学，1979，（11）：1114-1128.

[56] 张剑方. 迟到的报告. 广州：羊城晚报出版社，2006.

[57] 中医研究院中药研究所药理研究室. 青蒿的药理研究. 新医药杂志，1979，（1）：23-33.

[58] 全国疟疾防治研究领导小组. 青蒿素鉴定书. 1978.

[59] 沈璇坤，严克东，罗泽渊，田樱，曾美怡. 紫外分光光度法测定青蒿素含量. 药物分析杂志，1983，3（1）：24-26.

[60] [美]伊丽莎白·W·伊瑟莉姬著. 健康的哨兵. 李立明主译. 北京：中国协和医科大学出版社，2005.

[61] 中华人民共和共药典. 北京：化工出版社，2000.

[62] 傅俊一. 卫生部药品审评委员会西药分委员会第一次会议——审评新药青蒿素极其栓剂. 中国临床药理学杂志，1985（3）：209.

[63] 《中国军事医学史》编审委员会. 中国军事医学史. 北京：人民军医出版社，1996.

[64] Bruce-Chwatt, L.J. Chemotherapy of malaria.World Health Organization（Geneva and Albany，N，Y，），1981.

[65] Qigui Li，Wilbur K Milhous Peter J Weina. Artemisinins in Malaria Therapy. New York: NOVA, 2007.5.

[66] D Jeremic，A Jokic，A Behbud，M stefanovic. Tetrahedron. letters. 1973：3039-3042.

[67] Elisabeth Hsu. Reflections on the 'discovery' of the antimalarial, qinghao. British Journal of Clinical Pharmacology, 2006，61: 6666-6670.

[68] Elisabeth Hsu. Artemisia annua as a herbal tea for malaria. Afr.J.Trad.CAM，2007，4（1）：121-123.

[69] Elisabeth Hsu. Diverse Biologies and Experiential Continuities: Did the Ancient Chinese Know That Qinghao Had Anti-Malarial Properties.

[70] Tu Youyou（屠呦呦）——The inventor of New Anti-Malaria Drugs of Qinghaosu（青蒿素）and Dihydroqinghaosu. Chinese Journal of integrated Traditional and Western Medici, 1999, 5（2）: 146-147.

[71] From Changshan to a New Anti-Malarial Drug: Re-Networking Chinese Drugs and Excluding Chinese Doctors.Sean Hsiang-lin Lei.Social Studies of Science, 1999, 29（3）: 323-358.

[72] Li GQ, Arnold K, Guo XB, Jian H, Fu Li. Randomised comparative study of mefloquine, qinghaosu and pyrimethamine-Sulfadoxine in patients with falciparum malaria. LANCET, 1984, Ⅱ: 360-361.

[73] H Mahler. WHO Letter to the Minister of Public Health of PRC, T16/83/M2/2. 1985.

[74] Daniel L Klayman. Qinghaosu（artemisinin）: An Antimalarial Drug from China. Science 1985, 228（4703）: 1049-1055.

[75] M R Uskokovie, T H Williams, J F Blount. The structure and absolute configuration of arteannuin B. Helv Chim Acta, 1974, 57（3）: 600-602.

[76] P Skelton-Stroud, R Mull. The Novartis Co-Artemther International Development Team. Mededias Tropicals（Marseille）, 1998, 58: 77-81.

主要档案与内部资料

[1] 原全国五二三办公室. 五二三与青蒿素资料汇集（1967—1981）. 内部资料. 2004.

[2] 原全国五二三办公室. 五二三与青蒿素资料汇集（1981—1982）. 有关 WHO 资料. 2004.

[3] 原全国五二三办公室. 五二三与青蒿素资料汇集（1983—1986）. 有关 WHO 资料. 2004.

[4] 原全国五二三办公室. 五二三与青蒿素资料汇集（1981—1988）. 2004.

[5] 原全国五二三办公室. 五二三与青蒿素资料汇集（青蒿素知识产权争议材料 1994 年）. 2004.

［6］原全国五二三办公室. 五二三与青蒿素资料汇集（1968-1980）. 内部资料. 2004.

［7］全国疟疾防治研究领导小组办公室. 疟疾研究・化学合成药与临床观察专集. 1975.

［8］全国疟疾防治研究领导小组办公室. 疟疾研究资料汇编・蚊虫防治专集. 1973.

［9］中国中医科学院中药研究所. 中国中医科学院发现青蒿素的主要历程（1969—1973），2012.

［10］中国中医科学院中药研究所. 青蒿抗疟研究. 中药所科技档案.

［11］中医研究院中药研究所. 青蒿抗疟研究（1971—1978）. 青蒿的化学研究.

［12］山东省中医药研究所. 中医药研究资料12期内部资料（黄花蒿抗疟研究专辑）. 1980.1.

致　谢

本书涉及众多的原始档案和访谈资料。在此，要特别感谢中信公司的刘天伟经理，他提供了大量的五二三办公室人员保存在他手中的原始资料和多位参与五二三任务人员的联系方式，在本书写作过程中，尤其是青蒿素指导委员会时期的工作，他提供了大量素材。要感谢接受访谈的原全国五二三办公室的张剑方、施凛荣、吴滋霖诸位先生，云南五二三办公室的傅良书，四川五二三办公室的郭安荣、刁正中，上海五二三办公室的王焕生主任以及卫生部科技局原局长陈海峰。还要感谢的是接受访谈的各单位的研究人员或当时的管理人员，他们分别是军事医学科学院的宋书元、周义清、宁殿玺、田辛、顾国明等，上海第二军医大学的瞿逢伊、管惟滨、朱定球、陈林等，中医研究院的屠呦呦、张逵、曾美怡、李泽琳、樊菊芬、刘静明、倪慕云、余亚纲、叶祖光、周钟鸣、张衍箴、谭洪根、岳凤仙等，（原）云南省药物研究所的罗泽渊、黄衡、梁钜忠、戚育芳、陆伟东、詹尔益等，昆明医学院的王同寅等，四川省中药研究所的万尧德、齐尚斌、刘鸿鸣、吴慧章、刘德炳等，山东省中药研究所的田樱，广州中医药大学的李国桥，上海有机化学研究所的吴毓林、吴照华等，上海医药工业研究院的张秀平，上海寄生虫病研究所的陈昌、郑贤育等，上海药物研究所的李英、张淑改等，生物物理所的董贻诚，广西的诸位先生不止接受一次访谈。在修改访谈稿的时候他们总是十分认真细致，多位先生都将保存在自己手中的五二三任务或青蒿素研究相关的原始资料的原件或复印件捐赠给采集工程，这使我们倍受感动。这些访谈资料与原始资料或相互印证，或相互补充，不仅为笔者了解和认识这段历史提供了很多关键线索，书写研究报道提供了大量素材，更使笔者获得了大量宝贵的历史感悟和人生阅历。

除了访谈人员以外，还要感谢军事医学科学院、山东省中药研究所、云南省药物研究所、上海寄生虫病研究所、上海有机化学研究所、中国中医科学院中药研究所、中国科协等单位和档案室提供的帮助。感谢樊菊芬提供了章国镇先生生前的工作日志，朱伟建捐赠了其父朱海先生生前的工作日志。本书的写作得到了采集工程领导小组的指导。采集过程中，得到家人、同事的支持与帮助，在此一并感谢。

老科学家学术成长资料采集工程丛书

已出版（76种）

《卷舒开合任天真：何泽慧传》　　　《此生情怀寄树草：张宏达传》

《从红壤到黄土：朱显谟传》　　　　《梦里麦田是金黄：庄巧生传》

《山水人生：陈梦熊传》　　　　　　《大音希声：应崇福传》

《做一辈子研究生：林为干传》　　　《寻找地层深处的光：田在艺传》

《剑指苍穹：陈士橹传》　　　　　　《举重若重：徐光宪传》

《情系山河：张光斗传》　　　　　　《魂牵心系原子梦：钱三强传》

《金霉素·牛棚·生物固氮：沈善炯传》　《往事皆烟：朱尊权传》

《胸怀大气：陶诗言传》　　　　　　《智者乐水：林秉南传》

《本然化成：谢毓元传》　　　　　　《远望情怀：许学彦传》

《一个共产党员的数学人生：谷超豪传》　《没有盲区的天空：王越传》

《含章可贞：秦含章传》　　　　　　《行有则　知无涯：罗沛霖传》

《精业济群：彭司勋传》　　　　　　《为了孩子的明天：张金哲传》

《肝胆相照：吴孟超传》　　　　　　《梦想成真：张树政传》

《新青胜蓝惟所盼：陆婉珍传》　　　《情系梁菽：卢良恕传》

《核动力道路上的垦荒牛：彭士禄传》　《笺草释木六十年：王文采传》

《探赜索隐　止于至善：蔡启瑞传》　《妙手生花：张涤生传》

《碧空丹心：李敏华传》　　　　　　《硅芯筑梦：王守武传》

《仁术宏愿：盛志勇传》　　　　　　《云卷云舒：黄士松传》

《踏遍青山矿业新：裴荣富传》　　　《让核技术接地气：陈子元传》

《求索军事医学之路：程天民传》　　《论文写在大地上：徐锦堂传》

《一心向学：陈清如传》　　　　　　《铃记：张兴铃传》

《许身为国最难忘：陈能宽》　　　　《寻找沃土：赵其国传》

《钢锁苍龙　霸贯九州：方秦汉传》　《虚怀若谷：黄维垣传》

《一丝一世界：郁铭芳传》　　　　　《乐在图书山水间：常印佛传》

《宏才大略：严东生传》　　　　　　《碧水丹心：刘建康传》

《我的气象生涯：陈学溶百岁自述》　　《我的教育人生：申泮文百岁自述》

《赤子丹心 中华之光：王大珩传》　　《阡陌舞者：曾德超传》

《根深方叶茂：唐有祺传》　　　　　《妙手握奇珠：张丽珠传》

《大爱化作田间行：余松烈传》　　　《追求卓越：郭慕孙传》

《格致桃李半公卿：沈克琦传》　　　《走向奥维耶多：谢学锦传》

《躬行出真知：王守觉传》　　　　　《绚丽多彩的光谱人生：黄本立传》

《草原之子：李博传》

《宏才大略 科学人生：严东生传》　　《探究河口 巡研海岸：陈吉余传》

《航空报国 杏坛追梦：范绪箕传》　　《胰岛素探秘者：张友尚传》

《聚变情怀终不改：李正武传》　　　《一个人与一个系科：于同隐传》

《真善合美：蒋锡夔传》　　　　　　《究脑穷源探细胞：陈宜张传》

《治水殆与禹同功：文伏波传》　　　《星剑光芒射斗牛：赵伊君传》

《用生命谱写蓝色梦想：张炳炎传》　《蓝天事业的垦荒人：屠基达传》

《远古生命的守望者：李星学传》